1 **Zytologie, Zellteilung und Zelltod**

2 **Genetik**

Anhang

Index

Dr. Sebastian Huss

Biologie Band 1

MEDI-LEARN Skriptenreihe

8., komplett überarbeitete Auflage

Für Jennifer

MEDI-LEARN Verlag GbR

Autor: PD Dr. med. Sebastian Huss
Fachlicher Beirat: Jens-Peter Reese

Teil 1 des Biologiepaketes, nur im Paket erhältlich
ISBN-13: 978-3-95658-072-7

Herausgeber:
MEDI-LEARN Verlag GbR
Dorfstraße 57, 24107 Ottendorf
Tel. 0431 78025-0, Fax 0431 78025-262
E-Mail support@medi-learn.de
www.medi-learn.de

Verlagsredaktion:
Jens Plasger, Dipl.-Oek./Medizin (FH) Désirée Weber, Denise Drdacky, Dr. Marlies Weier, Sabine Herold, Christian Plasger, Christian Weier

Layout und Satz:
Fritz Ramcke, Kristina Junghans, Christian Gottschalk, Lisa Seibert, Arne von Bassi

Grafiken:
Dr. Günter Körtner, Irina Kart, Alexander Dospil, Christine Marx

Illustration:
Daniel Lüdeling

Druck:
Löhnert Druck

8. Auflage 2018
© 2018 MEDI-LEARN Verlag GbR, Kiel

Das vorliegende Werk ist in all seinen Teilen urheberrechtlich geschützt. Alle Rechte sind vorbehalten, insbesondere das Recht der Übersetzung, des Vortrags, der Reproduktion, der Vervielfältigung auf fotomechanischen oder anderen Wegen und Speicherung in elektronischen Medien.
Ungeachtet der Sorgfalt, die auf die Erstellung von Texten und Abbildungen verwendet wurde, können weder Verlag noch Autor oder Herausgeber für mögliche Fehler und deren Folgen eine juristische Verantwortung oder irgendeine Haftung übernehmen.

Wichtiger Hinweis für alle Leser
Die Medizin ist als Naturwissenschaft ständigen Veränderungen und Neuerungen unterworfen. Sowohl die Forschung als auch klinische Erfahrungen führen dazu, dass der Wissensstand ständig erweitert wird. Dies gilt insbesondere für medikamentöse Therapie und andere Behandlungen. Alle Dosierungen oder Applikationen in diesem Buch unterliegen diesen Veränderungen.
Obwohl das MEDI-LEARN Team größte Sorgfalt in Bezug auf die Angabe von Dosierungen oder Applikationen hat walten lassen, kann es hierfür keine Gewähr übernehmen. Jeder Leser ist angehalten, durch genaue Lektüre der Beipackzettel oder Rücksprache mit einem Spezialisten zu überprüfen, ob die Dosierung oder die Applikationsdauer oder -menge zutrifft. Jede Dosierung oder Applikation erfolgt auf eigene Gefahr des Benutzers. Sollten Fehler auffallen, bitten wir dringend darum, uns darüber in Kenntnis zu setzen.

Vorwort

Liebe Leserin, lieber Leser,

zu viel Stoff und zu wenig Zeit – diese zwei Faktoren führen stets zu demselben unschönen Ergebnis: Prüfungsstress!

Was soll ich lernen? Wie soll ich lernen? Wie kann ich bis zur Prüfung noch all das verstehen, was ich bisher nicht verstanden habe? Die Antworten auf diese Fragen liegen meist im Dunkeln, die Mission Prüfungsvorbereitung erscheint vielen von vornherein unmöglich. Mit der MEDI-LEARN Skriptenreihe greifen wir dir genau bei diesen Problemen fachlich und lernstrategisch unter die Arme.

Wir helfen dir, die enorme Faktenflut des Prüfungsstoffes zu minimieren und gleichzeitig deine Bestehenschancen zu maximieren. Dazu haben unsere Autoren die bisherigen Examina (vor allem die aktuelleren) sowie mehr als 5000 Prüfungsprotokolle analysiert. Durch den Ausschluss von „exotischen", d. h. nur sehr selten gefragten Themen, und die Identifizierung immer wiederkehrender Inhalte konnte das bestehensrelevante Wissen isoliert werden. Eine didaktisch sinnvolle und nachvollziehbare Präsentation der Prüfungsinhalte sorgt für das notwendige Verständnis.

Grundsätzlich sollte deine Examensvorbereitung systematisch angegangen werden. Hier unsere Empfehlungen für die einzelnen Phasen deines Prüfungscountdowns:

Phase 1 = Lernen
Bereits während des Studiums kannst du die Skriptenreihe zur Erarbeitung des Lernstoffs und auch zur Klausurvorbereitung nutzen. Wir empfehlen hier nach Erarbeitung der jeweiligen Themen die passenden Fragen zu kreuzen. Durch dieses themenweise Kreuzen erkennst du die Schwerpunkte in der Prüfung und kannst das Gelernte fest im Gedächtnis verankern.

Phase 2 = Wiederholen
In der Zeit zwischen Vorlesungsende und Physikum solltest du täglich ein Skript wiederholen und parallel dazu das entsprechende Fach examensweise kreuzen. Unser „30-Tage-Lernplan" hilft dir bei der optimalen Verteilung des Lernpensums auf machbare Portionen. Den Lernplan findest du auf dem Einschlagblatt der Fächerpakete der Skripte bzw. du bekommst ihn kostenlos auf unseren Internetseiten oder im Fachbuchhandel.

Phase 3 = Generalproben
In der letzten Woche vor dem Examen steht das Kreuzen der Generalproben im Mittelpunkt (jeweils abwechselnd Tag 1 und 2 der aktuellsten Examina). Die Skripte dienen dir jetzt als Nachschlagewerke und – nach dem schriftlichen Prüfungsteil – zur Vorbereitung auf die mündliche Prüfung (siehe „Fürs Mündliche").

Kreuzen
Passend zur Skriptenreihe kannst du die Themen wahlweise kreuzen:
- auf Papier in der „MEDI-LEARN-Fragensammlung"
- mobil auf deinem Smartphone mit der App „Lass mal kreuzen" (App Store oder Google Play)
- online auf Tablet, PC oder Notebook mit „AMBOSS" unter www.miamed.de/ML

Weitere Tipps zur Optimierung deiner persönlichen Prüfungsvorbereitung findest du in dem Band „Lernstrategien, MC-Techniken und Prüfungsrhetorik".

Eine erfolgreiche Prüfungsvorbereitung und viel Glück für das bevorstehende Examen wünscht dir

Dein MEDI-LEARN Team

Inhalt

1	**Allgemeine Zytologie, Zellteilung und Zelltod**	**1**	1.7	Zellvermehrung und Keimzellbildung	30
			1.7.1	Zellzyklus	30
			1.7.2	Mitose	33
1.1	Aufbau einer menschlichen Zelle – Überblick	1	1.7.3	Meiose	35
1.2	Membranen der Zellen	1	1.7.4	Stammzellen	39
1.2.1	Aufgaben der Zellmembran	2	1.8	Adaptation von Zellen an Umwelteinflüsse	39
1.2.2	Aufbau der Membranen	2	1.9	Zelltod	39
1.2.3	Zell-Zell-Kontakte	5	1.9.1	Nekrose	40
1.2.4	Zell-Matrix-Kontakte	8	1.9.2	Apoptose	40
1.3	Zytoskelett	10			
1.3.1	Komponenten des Zytoskeletts	10	**2**	**Genetik**	**45**
1.3.2	Amöboide Zellbewegung	13			
1.3.3	Zytoskelett der Erythrozyten	14	2.1	Organisation eukaryontischer Gene	45
1.3.4	Zytoskelett der Thrombozyten	15	2.1.1	Übersicht	45
1.4	Zellkern	16	2.1.2	Struktur der DNA	45
1.4.1	Nukleolus	17	2.1.3	Genetischer Code	47
1.5	Zytoplasma	17	2.1.4	Struktur der RNA	47
1.5.1	Caspasen	17	2.1.5	Replikation	48
1.5.2	Proteasom	18	2.1.6	Transkription	49
1.6	Zellorganellen	18	2.1.7	Translation	51
1.6.1	Mitochondrien	18	2.1.8	Posttranslationale Modifikation	51
1.6.2	Ribosomen	20	2.2	Chromosomen	52
1.6.3	Endoplasmatisches Retikulum (ER)	20	2.2.1	Karyogrammanalyse	54
1.6.4	Golgikomplex (Golgi-Apparat)	23	2.2.2	Chromosomenaberrationen	55
1.6.5	Exkurs: Rezeptorvermittelte Endozytose	23	2.2.3	Epigenetik	56
1.6.6	Exkurs: Phagozytose	24			
1.6.7	Lysosomen	24			
1.6.8	Peroxisomen	25			

1 Allgemeine Zytologie, Zellteilung und Zelltod

Fragen in den letzten 10 Examen: 142

Dieses umfangreiche Kapitel beinhaltet eine ganze Reihe relevanter Punkte für das Physikum. Zunächst wird hier der allgemeine Aufbau der Zelle vorgestellt, anschließend geht es um die Prinzipien der Zellvermehrung und am Ende steht der Zelltod. Also ein Kapitel beinahe wie das richtige Leben ...

1.1 Aufbau einer menschlichen Zelle – Überblick

Abb. 1, S. 1 zeigt stark vereinfacht die Bestandteile einer menschlichen Körperzelle. Die einzelnen Strukturen werden in den kommenden Kapiteln näher besprochen.

1.2 Membranen der Zellen

Zellen sind nach außen hin durch eine Zellmembran abgegrenzt. Weitere Membransysteme unterteilen eine Zelle in bestimmte **Kompartimente**. Da alle biologischen Membranen im Prinzip denselben Aufbau haben, nennt man sie auch **Einheitsmembranen**. Bestandteile solcher Einheitsmembranen sind verschiedene Lipide wie Phospholipide, Cholesterin oder Proteine und Zucker.

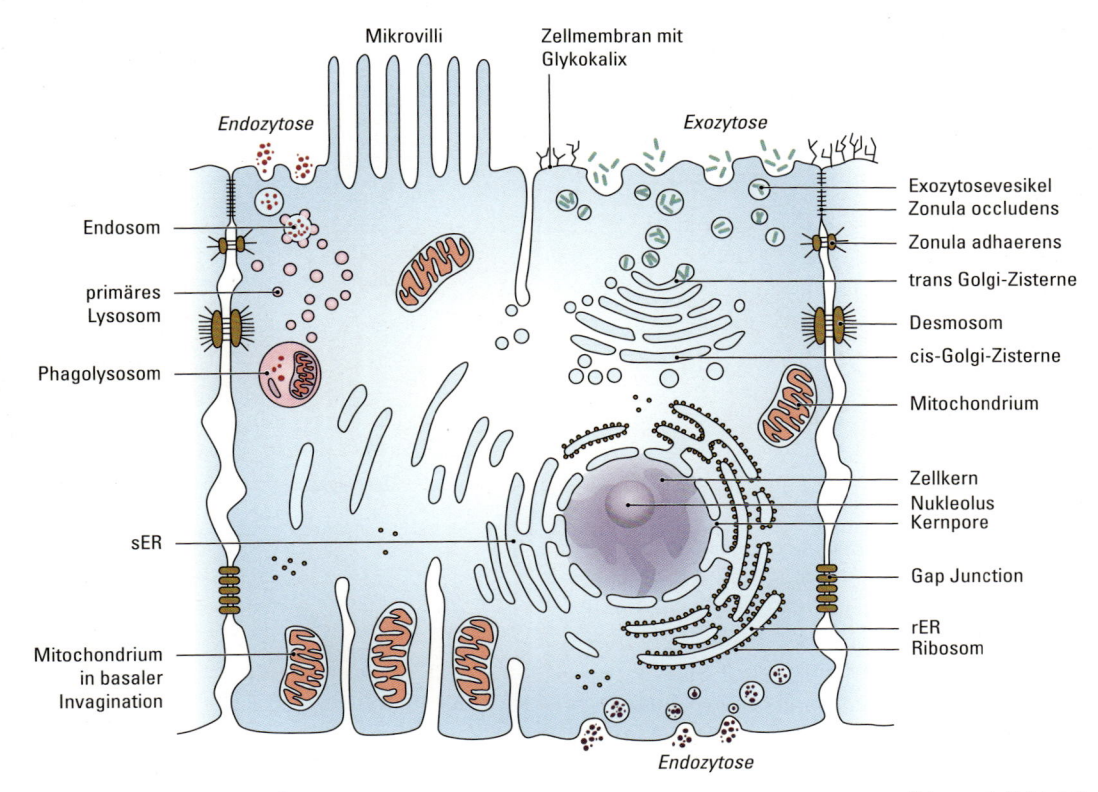

Abb. 1: Menschliche Zelle, Überblick

medi-learn.de/8-bio1-1

1 Allgemeine Zytologie, Zellteilung und Zelltod

1.2.1 Aufgaben der Zellmembran

Zu den Aufgaben und dem Aufbau der (Zell-) Membranen (s. 1.2.1, S. 2 und s. 1.2.2, S. 2) werden zwar relativ wenige Fragen gestellt, die Inhalte sind jedoch wichtig, um die Gesamtzusammenhänge im Bereich der Zytologie besser zu verstehen. Die Zellmembran stellt einen **mechanischen Schutz** gegen Umwelteinflüsse dar. Diese Abgrenzung des Zellinhalts gegen die Umwelt ist auch die Voraussetzung dafür, dass innerhalb der Zelle ein **spezifisches Milieu** aufrechterhalten werden kann. Die Kommunikation mit anderen Zellen und Botenstoffen wird über **Rezeptoren** auf der Zellmembran ermöglicht.

1.2.2 Aufbau der Membranen

Die wichtigsten Grundbausteine der Einheitsmembranen sind die Phospholipide. Das häufigste Phospholipid in Membranen ist das **Lecithin**.

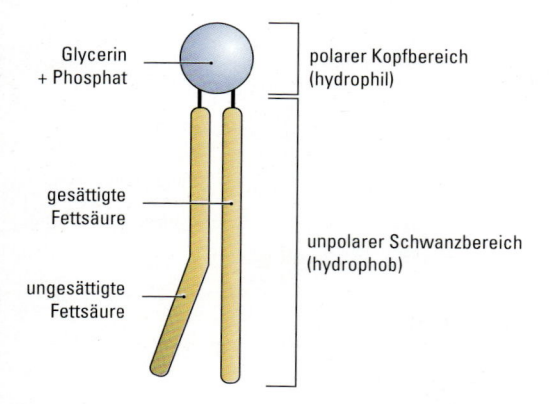

Abb. 2: Phospholipide   medi-learn.de/8-bio1-2

Phospholipide zeichnen sich durch einen hydrophilen Kopf und einen lipophilen Schwanz aus. Ein Stoff ist hydrophil (wasserliebend) oder lipophob (fettfeindlich), wenn er polar ist. Ist ein Stoff lipophil (fettliebend) oder hydrophob (wasserfeindlich), dann ist er unpolar und löst sich nur schlecht in Wasser. Eine Substanz, die sowohl polar als auch unpolar ist, bezeichnet man als **amphipathisch** (oder amphiphil).

> **Merke!**
> - hydrophil = lipophob
> - hydrophob = lipophil
> - Phospholipide sind amphipathisch.

Der polare Kopf hat die Möglichkeit, Wasserstoffbrückenbindungen mit ihn umgebenden wässrigen Medien zu bilden, der hydrophobe Schwanzteil wird die Berührung mit Wasser meiden. Somit haben die Phospholipide verschiedene Möglichkeiten, sich im Wasser anzuordnen (s. Abb. 3 a, S. 2 und Abb. 3 b, S. 3).

Der gezeigte **Monolayer** an der Grenzfläche Wasser/Luft zeichnet sich dadurch aus, dass die hydrophilen Bereiche der Phospholipide in Richtung Wasser zeigen. Der Monolayer an der Grenzfläche Öl/Luft orientiert sich genau andersherum: Die hydrophoben = lipophilen Bereiche zeigen in Richtung Öl.

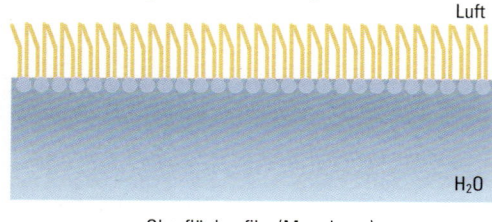

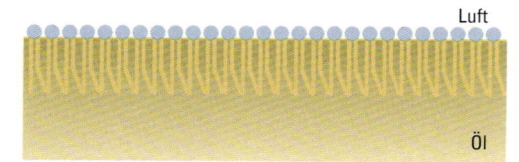

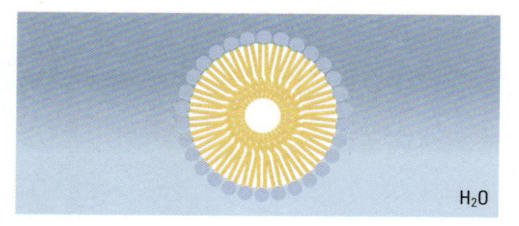

Abb. 3 a: Monolayer   medi-learn.de/8-bio1-3a

1.2.2 Aufbau der Membranen

Mizellen hingegen sind kugelförmige Gebilde. Ihre hydrophilen Domänen sind in Richtung Wasser ausgerichtet, die hydrophoben Bereiche nach innen.

Bei der **Doppelmembran** sind die hydrophilen Köpfe nach außen gerichtet und können Wasserstoffbrückenbindungen mit der wässrigen Umgebung eingehen. Die hydrophoben Schwänze sind zueinander gerichtet und durch Van-der-Waals-Kräfte verbunden. Kugelig zusammengeschlossene Doppelmembranen bezeichnet man als **Vesikel** (oder Liposomen).

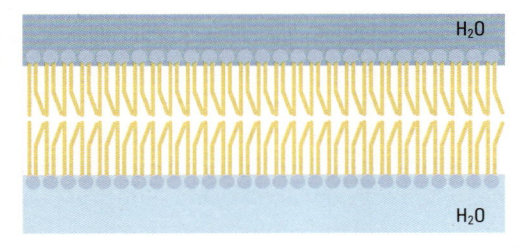

> **Merke!**
>
> Der Bilayer ist der Grundbauplan aller biologischen Einheitsmembranen.

Die laterale Diffusion verleiht der Membran einen nahezu flüssigen Charakter. Diese **Fluidität** wird durch mehrere Faktoren beeinflusst:

1. Je höher die Umgebungstemperatur ist, um so höher ist auch der Grad der Fluidität. Unterhalb einer bestimmten Übergangstemperatur liegt die Membran in einer viskoskristallinen Form vor.
2. Fettsäuren beeinflussen durch ihren **Sättigungsgrad** und durch ihre **Kettenlänge** den Grad der lateralen Diffusion. Lange Ketten bilden mehr Van-der-Waals-Kräfte aus, der Zusammenhalt wird stabiler und die Fluidität sinkt. Ungesättigte Fettsäuren bilden aufgrund der cis-Doppelbindungen „Knicke". Diese „Knicke" bewirken, dass die Ketten nicht mehr eng zusammenliegen. Daher können weniger Van-der-Waals-Kräfte ausgebildet werden und die Fluidität steigt.
3. Cholesterin wirkt bei hohen und niedrigen Temperaturen als **Fluiditätspuffer** und verhindert bei thermischen Belastungen den Zusammenbruch der Membran.

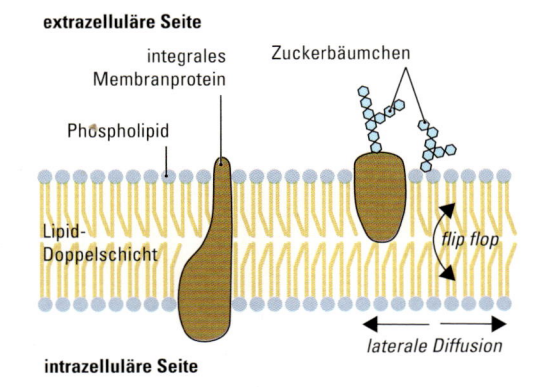

Doppelmembran (Bilayer)

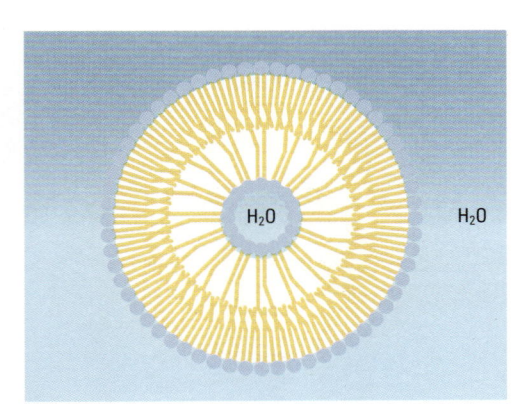

Vesikel / Liposom (Bilayer)

Abb. 3 b: Bilayer medi-learn.de/8-bio1-3b

Wichtig ist, dass KEINE kovalenten Atombindungen zwischen den Phospholipiden bestehen, sondern nur schwächere Anziehungskräfte (Van-der-Waals-Kräfte). Dadurch wird verständlich, dass es in der Einheitsmembran eine **laterale Diffusion** gibt (eine seitliche Bewegung der einzelnen Moleküle).

Abb. 4: Plasmamembran medi-learn.de/8-bio1-4

1 Allgemeine Zytologie, Zellteilung und Zelltod

> **Merke!**
>
> Je kürzer und ungesättigter die Fettsäuren sind, desto höher ist die Fluidität einer Membran.

Ein **Flip-Flop** – also ein Wechsel der Membranseite eines Phospholipids (s. Abb. 4, S. 3) – findet nur sehr selten statt, es sei denn, er wird durch geeignete Enzyme (Flipasen) katalysiert. Hinsichtlich der Verteilung von Proteinen und Zuckern lassen sich folgende Aussagen machen:

- Zucker befinden sich NIE auf der zytoplasmatischen Seite der Membran, sie ragen immer nach extrazellulär. Dadurch entsteht ein Zuckermantel, den man **Glykokalix** nennt.
- Proteine können auf der Außen- und Innenseite lokalisiert sein oder auch ein- oder mehrmals durch die Membran reichen. Transportproteine bilden z. B. einen Tunnel, der die Durchschleusung von verschiedenen Stoffen (Aminosäuren, Zuckern usw.) durch die ansonsten fast unpermeable Membran ermöglicht. An der Membran sind die Proteine durch unterschiedliche lipophile Anker befestigt, z. B. durch **Isoprene**, bestimmte Fettsäuren (C14 = Myristinsäure oder C16 = Palmitinsäure) oder den **GPI-Anker** (Glykosyl-Phosphatidylinositol).
- **Phosphatidylserin** findet man nur auf dem inneren Blatt der Zellmembranen. Gibt es einen Zellschaden und gelangt Phosphatidylserin in der Folge auf das äußere Blatt der Zellmembranen, so kann eine Apoptose ausgelöst werden.

Fluid-Mosaik-Modell

In diesem Zusammenhang taucht oft der Begriff **Fluid-Mosaik-Modell** auf. Er beschreibt die Membran als eine Art flüssiges Mosaik. Der Begriff Mosaik bezieht sich darauf, dass einige Proteine durchaus ortsgebunden sind (an bestimmten Membranregionen verbleiben) und damit keiner lateralen Diffusion über die gesamte Membran unterworfen sind. Das Ergebnis ist eine Art Flickenteppich (einer der Gründe dafür = Zonula occludens, s. S. 5).

Zonula occludens

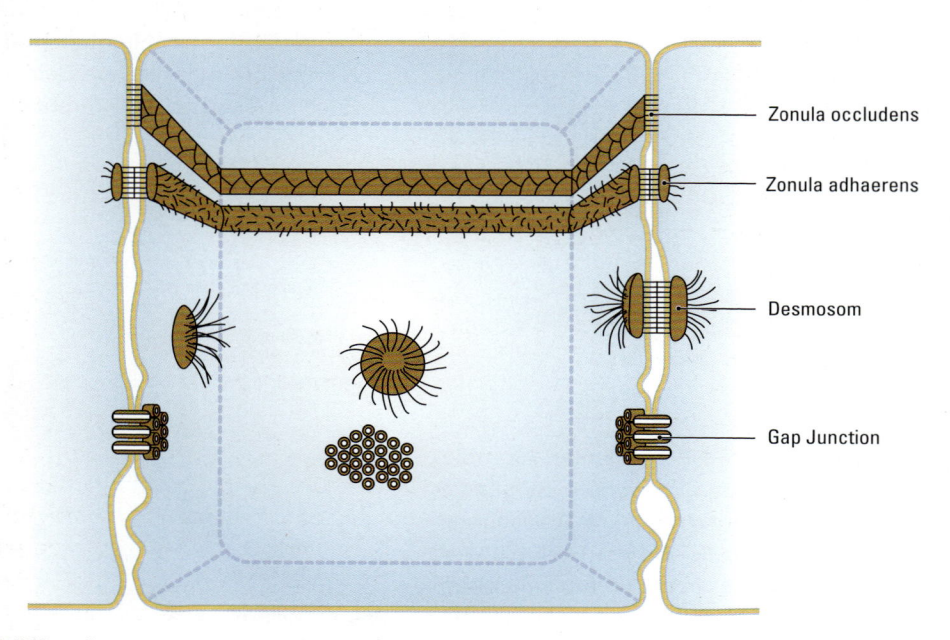

Zonula adhaerens

Desmosom

Gap Junction

Abb. 5: Zell-Zell-Kontakte

Caveolae

Caveolae sind sehr kleine (50–100 nm), sackförmige Einbuchtungen einer Zellmembran. Da sie wie Flöße (engl.: rafts) auf der Zellmembran schwimmen, gehören sie zu den **Lipid Rafts**. So nennt man cholesterinreiche Mikrodomänen in einer Doppelmembran. **Caveolin** ist das wichtigste Protein der Caveolae. Zu ihren Aufgaben gehören der Membrantransport und regulatorische Funktionen.

1.2.3 Zell-Zell-Kontakte

Und weiter geht's mit den verschiedenen Zell-Zell-Kontakten am Beispiel einer Epithelzelle. Dieses Thema ist zwar umfangreich und auch etwas trocken, mit den entsprechenden Kenntnissen lassen sich aber viele Punkte erzielen, denn die vermittelten Inhalte werden teilweise auch in der Anatomie geprüft. Die hier investierte Zeit lohnt sich also doppelt!

Zonula occludens (Tight Junction)

Die Zonulae occludentes (verschließende Gürtel oder englisch Tight Junctions) bilden ein komplexes System aus anastomosierenden (sich verbindenden) Proteinleisten, die am oberen Zellpol lokalisiert sind. Die beteiligten **integralen Membranproteine** nennt man **Occludine** und **Claudine**. Über Adapterproteine besteht auch ein Verbindung nach intrazellulär mit Aktinfilamenten. Es entsteht eine Naht aus Proteinverschlusskontakten, wodurch der Interzellularraum quasi verschwindet. Die Anlagerung der Epithelzellen aneinander ist also sehr dicht.

Die Tight Junctions bilden eine **Permeabilitätsbarriere** aus und behindern den parazellulären Transport. Je nach Gewebetyp ist diese Fähigkeit unterschiedlich ausgeprägt. Im Harnblasenepithel gibt es z. B. sehr viele anastomosierende Leisten, sodass das Epithel hier hochgradig dicht ist. Dies ist auch funktionell erwünscht, da der Harn nicht ins interstitielle Gewebe ablaufen soll. Beim Dünndarmepithel findet man dagegen wesentlich weniger Leisten. Dies wird verständlich, wenn man sich die Hauptaufgabe dieses Organs vor Augen hält: die Resorption. Ionen und Wasser sollen und können hier parazellulär aufgenommen werden.

Zusätzlich zu ihren verschließenden Aufgaben stellt die Zonula occludens eine **Zellpolarität** her. Der Interzellularraum verschwindet und die Zellmembranen zweier Zellen sind quasi verschmolzen. Dies verhindert die laterale Diffusion von Membranproteinen über diese Grenze hinweg. So unterteilen die Tight Junctions die Zelle (im Sinne des Fluid-Mosaik-Modells, s. S. 4) in einen apikalen (oberen) und einen basolateralen (unteren) Zellpol.

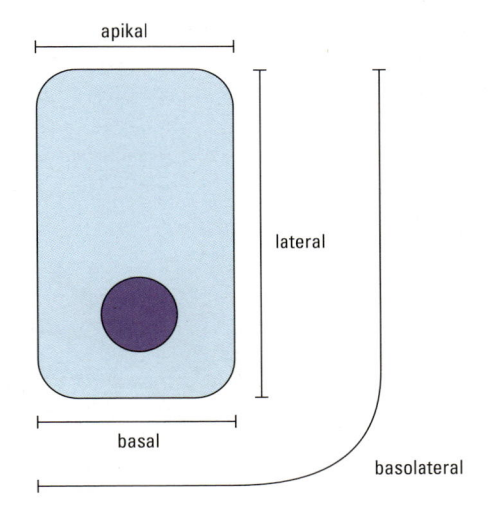

Abb. 6: Zellpolarität   *medi-learn.de/8-bio1-6*

Zonula adhaerens

Die Zonulae adhaerentes (Gürteldesmosomen) verlaufen bandförmig und meistens in geringem Abstand unterhalb der Zonulae occludentes im lateralen Bereich der Zelle. Ihre Hauptaufgabe ist die mechanische Befestigung der Zellen. Der Interzellularspalt wird durch die Zonulae adhaerentes nicht verschmälert.

1 Allgemeine Zytologie, Zellteilung und Zelltod

Zu einer Zonula adhaerens gehören integrale Proteine, die die Verbindung der beiden Epithelzellen herstellen. Diese Proteine heißen **Cadherine**. Je nach Gewebe gibt es unterschiedliche Isotypen, bei unserer Epithelzelle kommen z. B. die E-Cadherine zum Einsatz.

> **Merke!**
>
> **E**-Cadherine → **e**pitheliale Zellen
> **N**-Cadherine → **N**ervenzellen
> **P**-Cadherine → **P**lazentazellen

Des Weiteren sind Haftplatten am Aufbau beteiligt. Sie verstärken die Zellmembran und bestehen hauptsächlich aus den Proteinen α-Aktinin und Vinculin. An diesen Haftplatten sind zum einen die Cadherine befestigt, zum anderen Aktinfilamente verankert, die eine Verbindung ins Innere der Zelle herstellen. Dies garantiert besondere Strapazierfähigkeit.

Abb. 7: Zonula adhaerens *medi-learn.de/8-bio1-7*

> **Übrigens ...**
> Zellen maligner epithelialer Tumoren können in das umliegende Gewebe wandern (Invasion) und Absiedlungen bilden (Metastasierung). Diese Fähigkeit der Zellen wird häufig begünstigt durch eine verminderte Expression von Transmembranproteinen, die bei Zell-Zell-Kontakten wichtig sind (z. B. E-Cadherin).

Desmosomen

Desmosomen (Maculae adhaerentes) sind runde Zellhaftkomplexe, die den Interzellularspalt nicht verschließen. Sie sind vergleichbar mit besonders starken Druckknöpfen, die die Zellen zusammenhalten.

Der Aufbau ähnelt den Zonulae adhaerentes, jedoch werden andere Proteine verwendet:
- **Desmogleine** (eine Klasse von Cadherinen) stellen die Verbindung der beiden Zellen her.
- Die Haftplaques bestehen aus Plakoglobin und Desmoplakin.
- Die Verbindung ins Innere der Zelle wird durch Intermediärfilamente gewährleistet.

Desmosomen (s. IMPP-Bild 5, S. 65) kommen in Epithelien und im Herzen an den Glanzstreifen vor. Hemidesmosomen werden im Kapitel 1.2.4, S. 8 besprochen.

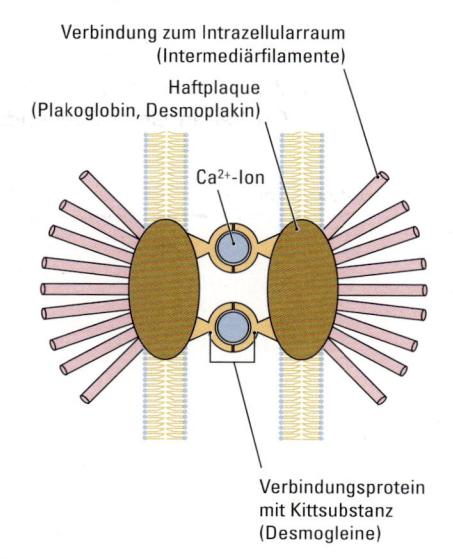

Abb. 8: Desmosomen *medi-learn.de/8-bio1-8*

1.2.3 Zell-Zell-Kontakte

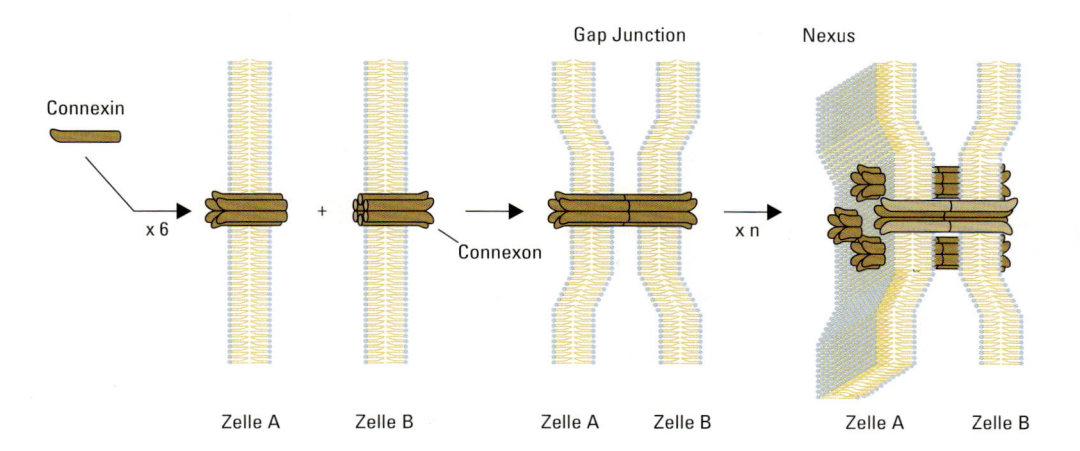

Abb. 9: Nexus

Übrigens ...
Der **Pemphigus vulgaris** ist eine Erkrankung, bei der Auto-Antikörper gegen Desmogleine gebildet werden. Dadurch werden die Desmosomen zerstört, die Zellen weichen auseinander und intradermal bilden sich Bläschen. Aufgrund dieser Bläschen wird der Pemphigus vulgaris auch Blasensucht genannt.

Nexus (Gap Junctions)
Nexus sind Verbindungen zwischen Zellen. Sie sind – mit Ausnahme von freien Zellen (z. B. Makrophagen) und Skelettmuskelzellen – ubiquitär verbreitet. Oft liegen sie zu Tausenden in bestimmten Arealen, wodurch der Interzellularspalt stark verkleinert wird, ohne dass er jedoch ganz verschwindet (s. Abb. 9, S. 7).

Der Grundbaustein der Gap Junctions ist ein Connexin. Sechs solcher Connexine lagern sich zu einem Conn**ex**on (Merkhilfe: **Po**re) zusammen. Zwei solcher Connexone verschiedener Zellen bilden dann einen Proteintunnel. Damit sind die Intrazellularräume der beiden Zellen miteinander verbunden, und Ionen sowie Moleküle bis zu einer Größe von 1,5 kDa können frei von einer Zelle zur anderen diffundieren. Gap Junctions erfüllen verschiedene Aufgaben:
– **elektrische Kopplung:**
  Herz → Reizweiterleitung

Zell-Zell-Kontakt	Interzelluläre Verbindungsproteine	Haftplaques	Verankerung von Zytoplasmafilamenten	Funktion
Zonula occludens	Occludine, Claudine	keine	Aktinfilamente	– Zellpolarität – Verhinderung von parazellulärem Transport
Zonula adhaerens	Cadherine	α-Aktinin Vinculin	Aktinfilamente	mechanisch
Desmosom	Desmogleine (eine Klasse von Cadherinen)	Plakoglobin Desmoplakin	Intermediärfilamente	mechanisch
Gap Junction	Connexine	keine	keine	funktionelle Kopplung von Zellen

Tab. 1: Tabellarische Zusammenfassung (Zell-Zell-Kontakte)

1 Allgemeine Zytologie, Zellteilung und Zelltod

- **metabolische Kopplung:**
  Nährstoffaustausch
- **Informationskopplung:**
  Embryonalentwicklung → Wachstumsfaktoren

In Tab. 1, S. 7 sind die wichtigsten Fakten noch einmal in einer Lerntabelle zusammengefasst.
Zur Veranschaulichung der Zell-Zell-Kontakte folgt ein kleiner Ausflug in die Histologie (s. Abb. 10, S. 8):
Zur histologischen Orientierung: Zunächst sieht man hier ein hochprismatisches (Zylinder-)Epithel. Eine einzelne Zelle hiervon nennt man Darmzelle oder **Enterozyt**. Man erkennt ihre dunklen ovalen Zellkerne (ZK) und das etwas heller gefärbte Zytoplasma.
Das Epithel grenzt mit einer etwas dunkler angefärbten Schicht (MV für Mikrovilli) an ein Lumen (L). Bei der dunklen Schicht handelt es sich um einen Mikrovillibesatz, den man auch Bürstensaum nennt (s. 1.3.1, S. 10). Ferner gibt es im Epithel einige „helle Stellen"(BZ). Hier handelt es sich um schleimproduzierende Becherzellen, die im Darmepithel eingestreut vorkommen. Deren Schleim ist allerdings durch die Präparation des Schnittes herausgelöst, wodurch sie hell erscheinen.
Sieht man nun ganz genau hin, so erkennt man am apikalen Zellpol der Enterozyten kleine dunkle Verdickungen an der Grenze zwischen zwei Zellen (SL). Hier erscheinen **Zonula occludens, Zonula adhaerens** und **Desmosomen** gemeinsam als „schwarze Punkte" und werden somit als **Schlussleistenkomplex** (junktionaler Komplex) bezeichnet. Die einzelnen Proteinbestandteile des Schlussleistenkomplexes kann man lichtmikroskopisch nicht differenzieren. Dafür bräuchte man ein Elektronenmikroskop.

1.2.4 Zell-Matrix-Kontakte

Neben Zell-Zell-Kontakten gibt es auch noch Zell-Matrix-Kontakte, die die Zelle mit der Umgebung verbinden. Die folgenden zwei Kontakte sind physikumsrelevant.

Hemidesmosomen

Hemidesmosomen sehen aus wie halbe (griech. hemi: halb) Desmosomen. Sie sind als punktförmige Kontakte an der basalen Seite von Epithel- und Endothelzellen zu finden und befestigen diese an der Basalmembran. Somit wird verhindert, dass die Zellen in Bewegung geraten oder sich ablösen. Abb. 11, S. 9 zeigt den strukturellen Aufbau eines Hemidesmosoms.

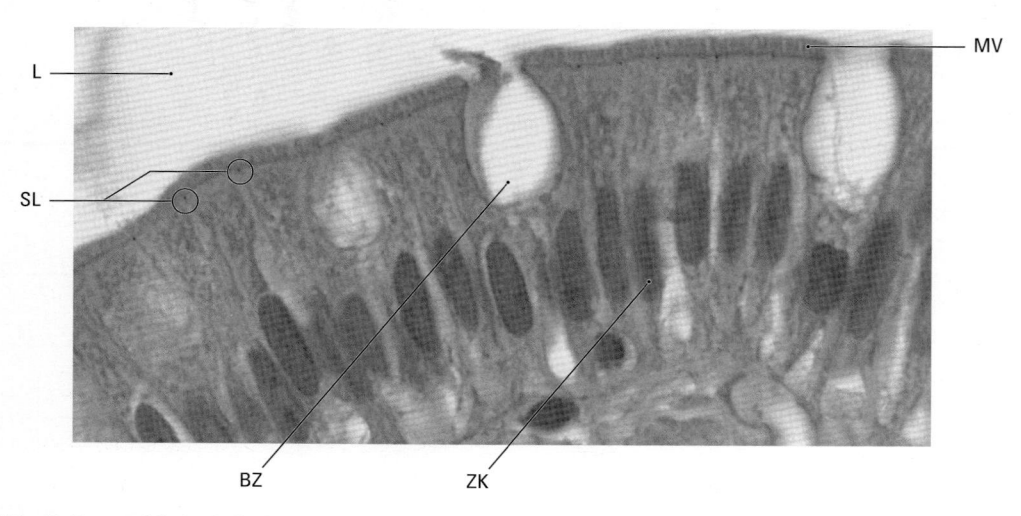

Abb. 10: Darmepithel mit Schlussleisten

1.2.4 Zell-Matrix-Kontakte

Die Verstärkung im Zellinneren erfolgt auch hier durch Haftplaques. Genau wie bei den Desmosomen sind daran auf der zytoplasmatischen Seite **Intermediärfilamente** befestigt. Die Verbindung nach extrazellulär wird durch **Integrine** gewährleistet, die wiederum an Fibronektin binden. Fibronektin seinerseits kann an **Kollagen** binden. Da Kollagen ein Bestandteil der extrazellulären Matrix ist, ist damit der Zell-Matrix-Kontakt hergestellt.

Eine Zelle kann sich also nicht ohne weiteres an Kollagen verankern, sondern benötigt dazu eine ganze Reihe spezialisierter Proteine.

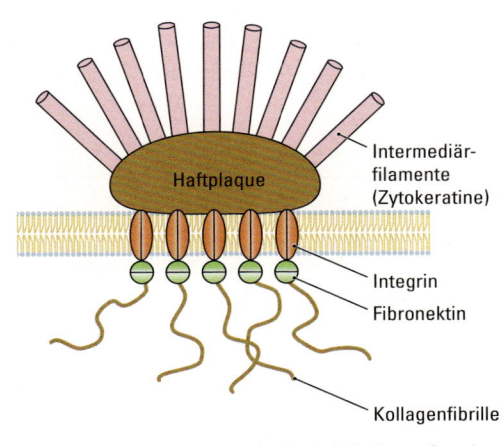

– Integrine sind Heterodimere und setzen sich aus einer α- und einer β-Untereinheit zusammen. Diese Untereinheiten existieren in verschiedenen Isoformen. Für Hemidesmosomen ist beispielsweise das $α_6β_4$-**Integrin** charakteristisch.
– Auch Fibronektin ist ein Dimer.

Fokale Kontakte

Fokale Kontakte sind den Hemidesmosomen sehr ähnlich. Wie Abb. 12, S. 9 zeigt, sind beide Zell-Matrix-Kontakte aus den gleichen Proteinen aufgebaut. Der Unterschied ist, dass die Haftplaques der fokalen Kontakte auf der zytoplasmatischen Seite mit Aktinfilamenten assoziiert sind.

Funktionell unterscheiden sich fokale Kontakte jedoch von Hemidesmosomen: Während Hemidesmosomen besonders stabile Kontakte sind, können sich die fokalen Kontakte lösen und neu formieren. Daher findet man diese Form der Zell-Matrix-Kontakte auch weniger bei Epithelzellen sondern u. a. bei bewegungsfähigen Zellen, z. B. Makrophagen.

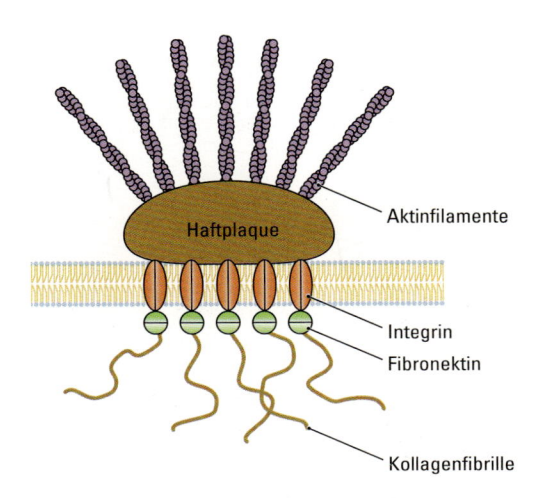

Sowohl Fibronektin als auch Integrin sind als dimere Proteine dargestellt.

Abb. 11: Hemidesmosom   medi-learn.de/8-bio1-11

Übrigens ...
Erworbene blasenbildende Hauterkrankungen vom Typ des **bullösen Pemphigoids** beruhen auf Autoantikörpern gegen Komponenten von Hemidesmosomen. In der Folge lösen sich Hautschichten ab und es entstehen Blasen (Bullae).

Merke!

– Die Intermediärfilamente einer Epithelzelle heißen auch **Zytokeratine** oder **Tonofilamente** (s. a. Intermediärfilamente, S. 11).

Sowohl Fibronektin als auch Integrin sind als dimere Proteine dargestellt.

Abb. 12: Fokaler Kontakt   medi-learn.de/8-bio1-12

1 Allgemeine Zytologie, Zellteilung und Zelltod

1.3 Zytoskelett

Ebenso wie das vorherige Thema Zell-Zell-Kontakte ist das Thema Zytoskelett ziemlich trocken. Aber auch hier gilt: Ein passables Wissen über diesen Teilbereich sichert wertvolle Punkte im schriftlichen Examen.

> **Merke!**
>
> Durchmesser der folgenden Protein-Filamente: Mikrotubuli > Intermediärfilamente > Mikrofilamente.

1.3.1 Komponenten des Zytoskeletts

Das Zytoskelett ist ein kompliziertes intrazelluläres Netzwerk aus verschiedenen Proteinen, das der Strukturaufrechterhaltung, intrazellulären Transportvorgängen und der Zellteilung dient. Außerdem ist es noch an der amöboiden Fortbewegung bestimmter Zellen (s. 1.3.2, S. 13) beteiligt.
Die Protein-Filamente sind – je nach Art – unterschiedlich in der Zelle angeordnet (s. Abb. 13, S. 10):

- **Mikrofilamente** bilden ein quervernetztes System, das unter der Zellmembran besonders dicht ist (= peripheral dense bands). Dadurch entsteht ein wabenartiges Relief. Auch in den Mikrovilli sind die Mikrofilamente so angeordnet.
- **Intermediärfilamente** sind recht gleichmäßig über die Zelle, vom Kern bis zur Zellmembran, verteilt.
- **Mikrotubuli** weisen ein sternförmiges Muster auf. Ausgehend vom paranukleären MTOC bilden sie Strahlen aus, die in Richtung Peripherie ziehen.

> **Merke!**
>
> Mit **MTOC** (microtubule organizing center) bezeichnet man einen Ort, an dem das Wachstum von Mikrotubuli (s. S. 11) beginnt. Charakteristisch ist eine 9 · 3 + 0-Struktur. Die wichtigsten beiden MTOCs sind die Basalkörperchen und die Zentriolen.

Mikrofilamente

Die kleinsten der Filamente sind die Mikrofilamente. Sie bestehen aus polymerisiertem **Aktin** und weiteren assoziierten Proteinen wie z. B. Fimbrin und Villin. Aktinfilamente sind **polar**, das bedeutet, dass sie einen Minus- und

A Mikrofilamente   B Intermediärfilamente   C Mikrotubuli

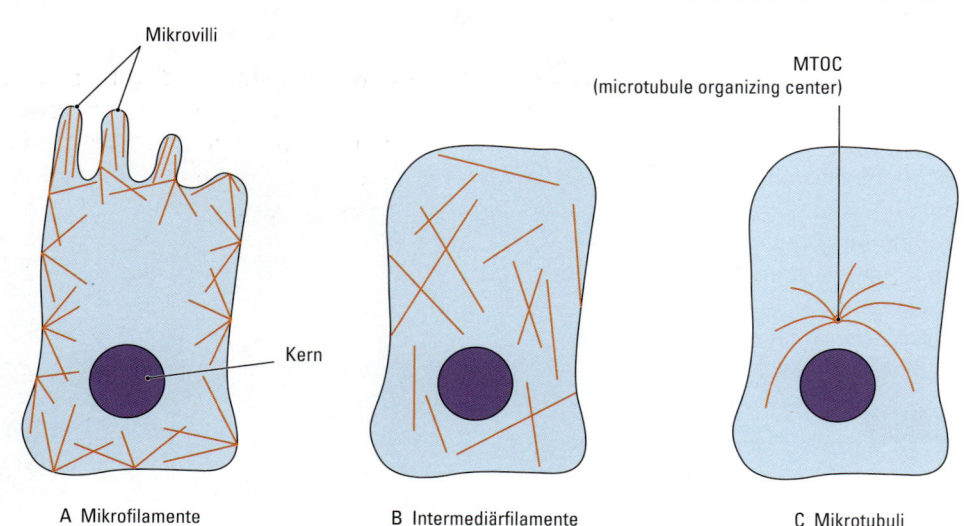

Abb. 13: Intrazelluläre Anordnung des Zytoskeletts

medi-learn.de/8-bio1-13

1.3.1 Komponenten des Zytoskeletts

einen Pluspol besitzen. Die wichtigste Aufgabe der Mikrofilamente ist die Aufrechterhaltung der Strukturintegrität einer Zelle. Man findet sie z. B. in Mikrovilli, den fingerförmigen Ausstülpungen der Zytoplasmamembran am apikalen Zellpol. Daneben gibt es Mikrofilamente in **Stereozilien**. Stereozilien sind extrem lange Mikrovilli, die man im Ductus epididymidis (Anteil an der Spermienreifung) und im Innenohr (Signaltransduktion) findet. Mikrovilli dienen der Oberflächenvergrößerung, daher findet man sie vor allem dort, wo viele Resorptionsprozesse stattfinden, z. B. im Dünndarm.

Intermediärfilamente

Intermediärfilamente entstehen durch Polymerisation von einzelnen fibrillären Untereinheiten. Die dabei gebildeten Polymere sind stabil und weisen im Gegensatz zu Mikrofilamenten und Mikrotubuli **KEINE Polarität** auf. Ihre Aufgabe besteht in der Aufrechterhaltung der strukturellen Integrität der Zelle. Da Intermediärfilamente **gewebespezifische** Strukturproteine sind, kann man verschiedene Klassen unterscheiden. Die folgende Tabelle ist absolut prüfungsrelevant. Du solltest sie am besten auswendig lernen:

Gewebe	Intermediärfilament
Epithelien	Zytokeratine (Tonofilamente)
Mesenchym (Binde- und Stützgewebe)	Vimentin
Muskelzellen	Desmin
Nervenzellen	Neurofilamente
Neuronale Stammzellen	Nestin
Astrozyten	Glial Fibrillary Acidic Proteine (GFAP)
Kernlamina (keine Gewebespezifität, sondern alle Zellen, s. a. Zellkern, S. 16)	Lamine

Tab. 2: Gewebespezifität der Intermediärfilamente

Eine Analyse der Intermediärfilamente kann bei einer histologischen Tumordiagnose hilfreich sein, beispielsweise würde ein GFAP-anfärbbarer Tumor im ZNS auf ein Astrozytom hinweisen.
Viele Tumoren gehen auch aus Epithelgewebe hervor. Diese exprimieren folglich Zytokeratine. Da es unterschiedliche Unterfamilien von Zytokeratinen gibt, kann auch ein spezifisches **Zytokeratinmuster** auf einen bestimmten Tumor hinweisen und einen anderen eher ausschließen. Das ist besonders bei der Untersuchung von Metastasen hilfreich, denn es ist überaus wichtig zu wissen, woher der Primärtumor kommt.

> **Übrigens ...**
> Die autosomal-dominant vererbte Erkrankung **Epidermiolysis bullosa simplex hereditaria** beruht auf Mutationen in der (Zyto-)Keratinfamilie. Dies führt dazu, dass sich bereits bei minimalen Traumata zwischen den basalen Keratinozyten Spalten und auf der Haut Blasen bilden. Diese Erkrankung manifestiert sich oft bereits im Säuglings- und Kleinkindesalter, bessert sich aber mit zunehmendem Alter.

Mikrotubuli

Bevor es darum geht, wie die Mikrotubuli ihren Dienst an der Zelle verrichten, beschreiben wir dir zunächst ihren ultrastrukturellen Aufbau.
Die Mikrotubuli bestehen aus Proteinen, die wie Bauklötze zu immer höheren Funktionseinheiten zusammengesetzt sind. Die Grundeinheiten (Bauklötze) sind die **Tubuline**. Von ihnen gibt es Alpha- und Betatubuline, die sich zu einem Heterodimer zusammenlagern. Aus den Heterodimeren bilden sich Protofilamente, die wiederum durch seitliche Anlagerung weiter zu den eigentlichen Mikrotubuli aggregieren. Ein komplettierter Mikrotubulus (**Singulette**) besteht aus 13 solcher Protofilamente.

1 Allgemeine Zytologie, Zellteilung und Zelltod

α- β-
Tubulin

α- / β-
Heterodimer

Protofilament

A-Tubulus
(Mikrotubulus)

Singulette
13 Protofilamente

Duplette
13 + 10 Protofilamente

Triplette
13 + 10 + 10 Protofilamente

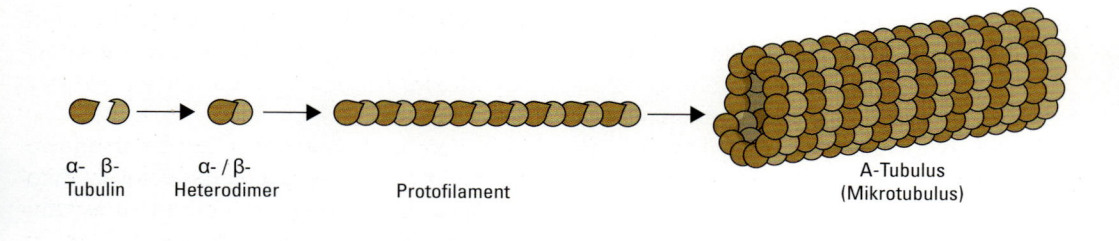

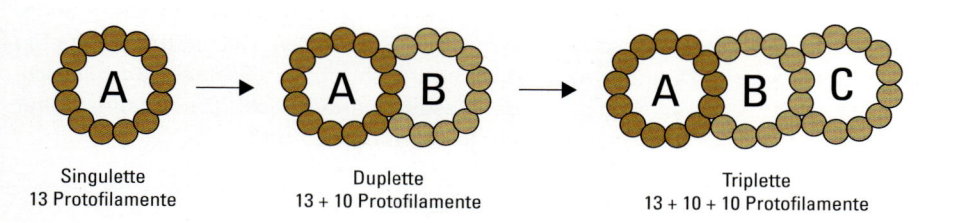

Abb. 14: Mikrotubuli *medi-learn.de/8-bio1-14*

Es gibt aber auch zelluläre Strukturen, bei denen sich zwei Mikrotubuli zusammenlagern. Der erste (A-Tubulus) besteht dann aus 13 Protofilamenten, der angelagerte B-Tubulus nur aus zehn Protofilamenten. A- und B-Tubulus zusammen nennt man **Duplette**. Analog dazu kann sich auch eine Triplette bilden, bei der der dritte Tubulus, der C-Tubulus, ebenfalls nur zehn Protofilamente enthält. Solche kombinierten Mikrotubuli findet man z. B. in Kinozilien (s. u.).

Welche Eigenschaften und Aufgaben haben nun die Mikrotubuli?

Mikrotubuli sind **reversible** und **polare** Strukturen. Das bedeutet
- sie können schnell auf- und abgebaut werden,
- sie haben einen Plus- und einen Minuspol.

Mikrotubuli dienen als Gleitschienen innerhalb der Zelle. Bildlich kann man sie sich als Autobahnen der Zelle vorstellen. Mit den Motorproteinen **Dynein** und **Kinesin** können auf diesen Mikrotubuli-Autobahnen z. B. Zellorganellen transportiert werden. Anhand der Neurotubuli – den Mikrotubuli der Nervenzellen – stellen wir nun diese beiden Motorproteine etwas genauer vor:

Perikaryon Kinesin anterograd Synapse
retrograd Dynein
Mikrotubuli

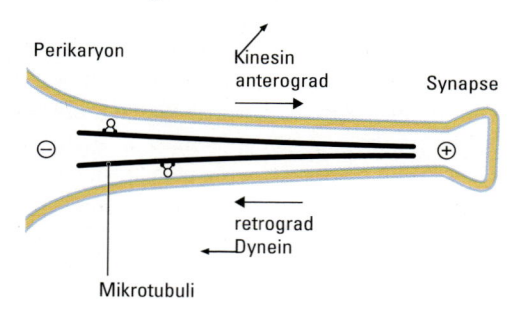

Abb. 15: Neurotubuli *medi-learn.de/8-bio1-15*

Kinesin sorgt für den anterograden mikrotubulusassoziierten Transport, Dynein für den retrograden. Ein anterograder Transport vollzieht sich vom Perikaryon zur Synapse, der retrograde Transport von der Synapse zurück zum Perikaryon.

> **Merke!**
>
> - Kinesin → anterograder Transport
> - Dynein → retrograder Transport

Übrigens ...
In Gegenwart der Pflanzengifte **Colchizin**, **Vincristin** oder **Vinblastin** können keine Mikrotubulusfilamente aufgebaut werden. Diese „Mitosespindelgifte" binden an freie Tubuline und hemmen so den Zusammenbau des Spindelapparats. Dies macht man sich bei der Chromosomenanalyse zu Nutze (s. Karyogrammanalyse, S. 54).

Rolle der Mikrotubuli bei den Zilien und der Mitosespindel

Kinozilien enthalten Mikrotubuli und das Motorprotein Dynein, das für den Zilienschlag benötigt wird. Kinozilien kommen z. B. im Respirationstrakt vor, wo sie Staub über einen oralwärts gerichteten Schlag nach draußen befördern.

An einer Kinozilie lassen sich – anhand der elektronenmikroskopisch sichtbaren Organisationsmuster der Mikrotubuli – drei Zonen unterscheiden (s. IMPP-Bild 4, S. 64).
- Eine 9 · 2 + 2-Struktur bedeutet, dass sich neun Dubletten (9 · 2) um zwei zentrale Mikrotubuli (+ 2) anordnen. Diese Anordnung befindet sich im oberen Bereich der Kinozilie – dem Achsenfaden. Hier findet man auch die nach innen strahlenden radialen **Speichenproteine** und das Protein **Nexin**, das die einzelnen Dubletten untereinander verbindet (s. Abb. 16).
- Eine 9 · 2 + 0-Struktur heißt, dass sich wiederum neun **Dubletten** ringförmig anordnen. Die zwei zentralen Mikrotubuli (+ 0) fehlen jedoch. Dies ist in der Intermediärzone der Fall.
- Im Basalkörperchen (Kinetosom) findet man eine 9 · 3 + 0-Struktur. Hier ordnen sich neun Tripletten (9 · 3) kreisförmig an.

Übrigens ...
Die Reinigungsfunktion der Kinozilien nennt man auch mukoziliäre Clearance. Beim **Kartagener-Syndrom** kann es aufgrund einer Mutation im Dynein-Gen zu einer Funktionsbeeinträchtigung der Kinozilien kommen. Die Folge sind Sekretverhalt und/oder chronische Bronchitis.

Neben dem Zilienschlag sind die Mikrotubuli auch an der Ausbildung der Mitosespindel beteiligt. Diese Mikrotubuli werden an den **Zentriolen** gebildet, weisen eine 9 · 3-Struktur auf und wandern während der Mitose zu den Zellpolen (s. 1.7.2, S. 33).

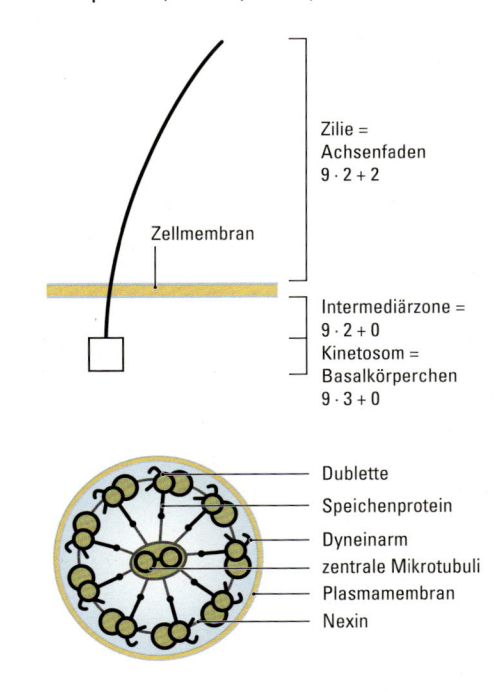

Abb. 16: Zilien *medi-learn.de/8-bio1-16*

1.3.2 Amöboide Zellbewegung

Amöboide Bewegung findet nicht durch Zilienschlag, sondern durch Zytoplasmafluss statt. Doch wie funktioniert das? Bei Amöben können zwei Zonen in ihrem Zytoplasma unterschieden werden:
- das randständige Ektoplasma,
- das zentral gelegene Entoplasma.

Das Ektoplasma hat eine gelartige festere Konsistenz und ist zur Ausbildung von **Pseudopo-**

1 Allgemeine Zytologie, Zellteilung und Zelltod

dien (Scheinfüßchen) befähigt. Das Entoplasma hat eine flüssigere Konsistenz und fließt daher der veränderten Form nach. Als Folge kann sich die Amöbe bewegen. Der zugrunde liegende molekulare Mechanismus beruht auf der Tätigkeit ATP-verbrauchender kontraktiler Filamente (Aktin und Myosin). Doch nicht nur Amöben nutzen diese Art der Fortbewegung, auch menschliche Zellen können auf diese Weise wandern. Zu diesen nichtsesshaften Zellen gehören z. B. embryonale Zellen, Makrophagen, Granulozyten und Lymphozyten.

> **Merke!**
>
> Unter **Chemotaxis** versteht man die Fähigkeit von Zellen, eine gerichtete amöboide Bewegung – ausgelöst von chemischen Reizen – auszuführen. Zum Beispiel können Leukozyten auf diese Weise in eine bestimmte Richtung gelockt werden, in der gerade eine Immunabwehrreaktion stattfindet.

1.3.3 Zytoskelett der Erythrozyten

Das Zytoskelett der roten Blutkörperchen hat einige Besonderheiten zu bieten, da sich ein Erythrozyt durch Milzsinus und enge Kapillaren bewegen muss. Für diese enorme Verformbarkeit sorgen spezielle Proteine, die in Abb. 17, S. 14 dargestellt sind. Das wichtigste dieser Proteine ist das **Spektrin**. Es besteht aus **α- und ß-Untereinheiten** und wird mittels **Ankyrin** und dem **Protein 4.2** an der Zellmembran (genauer an einem integralen Membranprotein namens **Band 3**) befestigt. Spektrin kann sich aber auch an **Aktin** anlagern, Aktin befestigt sich dann an **Protein 4.1** und dieses wieder an der Zellmembran. Dieses recht spezifische Wissen ist nicht unwichtig, denn an jedem dieser Zytoskelettbestandteile kann durch Mutation eine **Sphärozytose (Kugelzellanämie)** verursacht werden. Dabei verlieren die Erythrozyten ihre spezifischen Verformungseigenschaften und ihre charak-

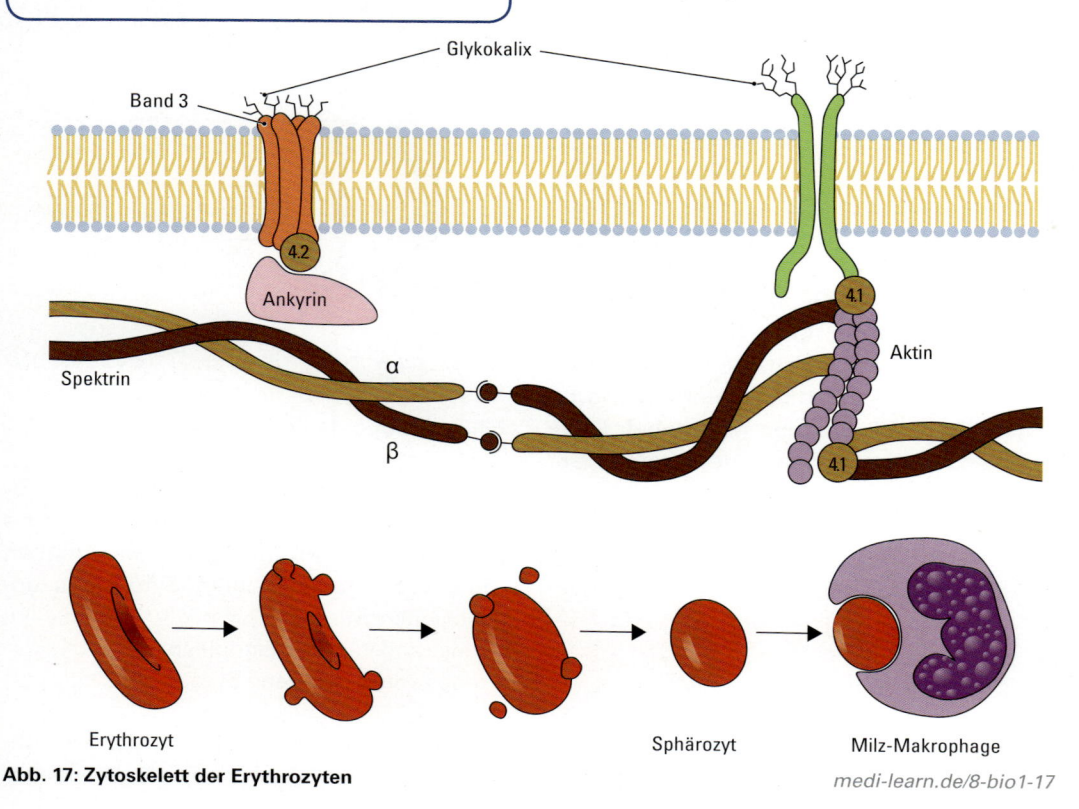

Abb. 17: Zytoskelett der Erythrozyten

teristische bikonkave Form. Folge: Die roten Blutkörperchen runden sich ab und werden vermehrt in der Milz abgebaut, was zur Anämie führt.

> **Merke!**
>
> Über unspezifische Alterungsprozesse dieser Zytoskelettanteile erklärt man sich auch die **120-tägige Lebensdauer** der Erythrozyten. Da Erythrozyten keinen Zellkern besitzen, fehlt ihnen die Grundvoraussetzung dafür, fehlerhafte Proteine nachzubauen. Folge: Fehlerhafte Proteine häufen sich an, die Erythrozyten sind nicht mehr optimal verformbar, bleiben in den Milzsinus stecken und finden ihr Ende in Makrophagen.

1.3.4 Zytoskelett der Thrombozyten

Unterhalb von Thrombozytenmembranen findet man einen breiten mit Zytoskelettanteilen angefüllten Saum. Darin befinden sich neben Aktin und Spektrin auch **Mikrotubuli**. Dieser Saum ist einerseits formgebend, andererseits wird durch ihn auch verhindert, dass die in den Thrombozyten enthaltenen diversen Granula und Organellen mit der Membran verschmelzen und ihre Inhaltsstoffe so unkontrolliert freigeben.

PAUSE

Pause

Gib´ jetzt deinen Zellorganellen Wasser ...
Zeit für eine kleine Pause!

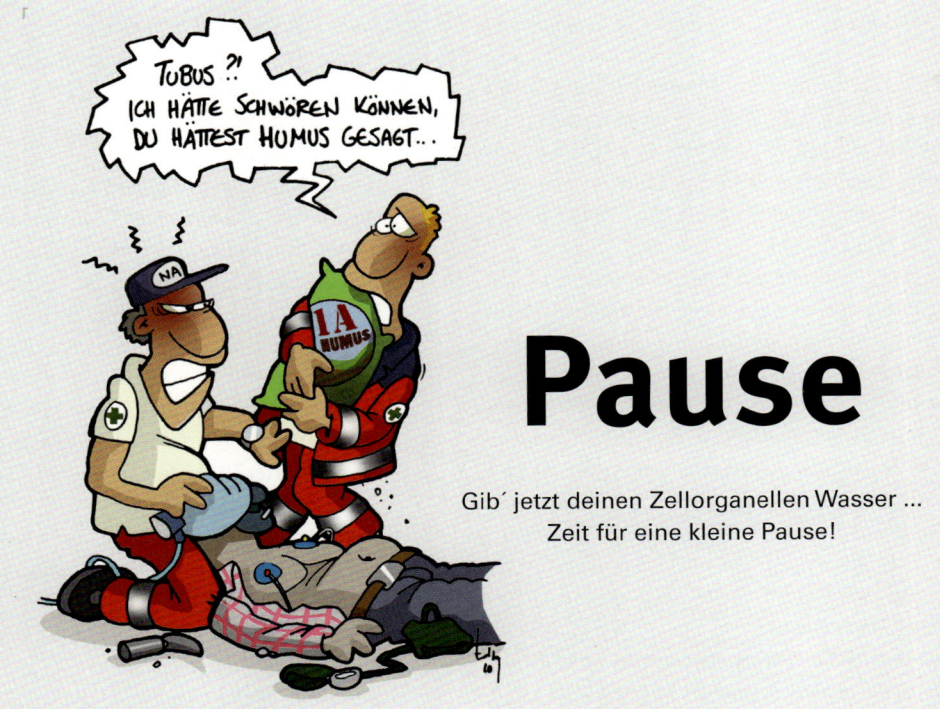

Mehr Cartoons unter www.medi-learn.de/cartoons

1.4 Zellkern

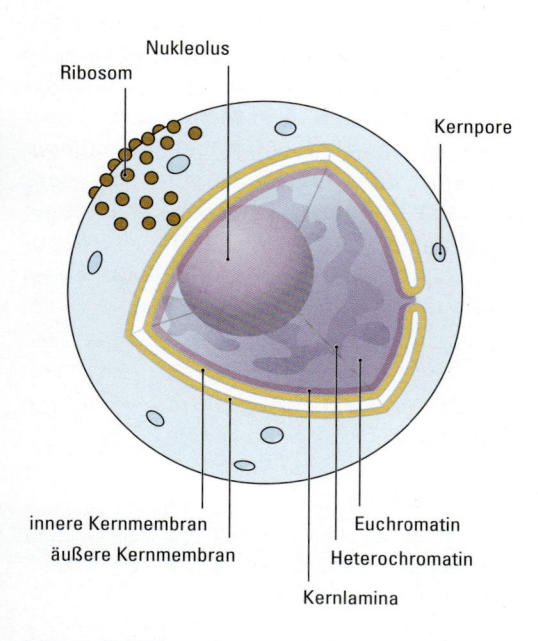

Abb. 18: Zellkern — *medi-learn.de/8-bio1-18*

Labels: Ribosom, Nukleolus, Kernpore, innere Kernmembran, äußere Kernmembran, Euchromatin, Heterochromatin, Kernlamina

Der Zellkern ist das übergeordnete Steuerungszentrum der Zelle. Hier wird die genetische Information in Form von Chromosomen gespeichert sowie das Genom repliziert (kopiert) und transkribiert (in RNA umgeschrieben).
Liegt das genetische Material locker und entspiralisiert vor, spricht man von **Euchromatin**, der aktiven Form des Chromatins. Bei einer stark stoffwechselaktiven Zelle kann man daher eine funktionelle Zellkernschwellung und ein vermehrtes Auftreten des Euchromatins erwarten. **Heterochromatin** hingegen ist stärker spiralisiert und erscheint im Mikroskop dunkler. Aufgrund der höheren Spiralisierung wird es nicht abgelesen und ist somit inaktiv. Man unterscheidet unterschiedliche Arten von Heterochromatin:

- **konstitutives Heterochromatin** besteht unter anderem aus vielen repetitiven DNA-Sequenzen. Man findet es vor allem im Zentromerbereich.
- **fakultatives Heterochromatin** kommt z. B. in Folge des Gen-Dosis-Ausgleichs bei der Inaktivierung eines X-Chromosoms bei der Frau vor (vgl. Lyon-Hypothese in Abschnitt nummerische Chromosomenaberration → s. S. 55). Man bezeichnet es daher auch als Sexchromatin.
- **funktionelles Heterochromatin** entsteht, wenn eine Zelle bestimmte Genbereiche von sich aus z. B. im Rahmen einer Differenzierung stilllegt.

Der Inhalt des Zellkerns ist durch die **Kernhülle** vom Rest der Zelle abgegrenzt. Diese besteht aus einer inneren und einer äußeren (Kern-)Membran. Solch eine Doppelmembran findet man übrigens auch bei den Mitochondrien.
Die äußere Kernmembran steht mit dem rauen endoplasmatischen Retikulum in Verbindung. Hier können membrangebundene Ribosomen lokalisiert sein. Direkt unter der inneren Membran liegt eine Schicht aus Intermediärfilamenten (Laminen), die die Kernlamina bilden. Diese Schicht ist u. a. für die Kernform verantwortlich und erfüllt daher mechanische Aufgaben.

> **Übrigens …**
> Beim **Hutchinson-Gilford-Syndrom** (Progerie: „frühes Alter") vergreisen betroffene Patienten bereits im Kindesalter. Die Erkrankung ist auf eine Mutation im **Lamin-A-Gen** zurückzuführen. Wenn man weiß, dass Lamine die Intermediärfilamente der Kernhülle sind, kann man sich herleiten, dass ein Kennzeichen dieser Erkrankung deformierte Zellkerne sind.

Zwischen dem Kerninnenraum und dem Rest der Zelle besteht ein reger Stoffaustausch durch die Kernporen:
- mRNAs, rRNAs und tRNAs gelangen so in das Zytoplasma.
- **Importine** sind Proteinkomplexe, die den Transport bestimmter Proteine vom Zytoplasma in den Zellkern erleichtern. Hierzu erkennen sie **Kernlokalisierungssigna-**

le (nuclear localization signals, kurz: NLS). Nukleäre Proteine (z. B. Histone) – die wie alle Proteine für den Eigenbedarf im Zytoplasma an freien Ribosomen synthetisiert werden – werden durch diesen Transportweg in den Kern eingeschleust.

Die Kernhülle ist nur während der Interphase existent. Bei der Zellteilung wird sie in kleine Bläschen abgebaut und muss so später in den Tochterzellen nicht komplett neu synthetisiert werden, da die Bläschen wieder zur Kernhülle recycelt werden können.

1.4.1 Nukleolus

Der Nukleolus (Kernkörperchen) fällt histologisch durch eine starke Anfärbung auf. In ihm wird ribosomale RNA (rRNA) hergestellt, die für die Ribosomenbildung notwendig ist. Im Nukleolus findet sich noch eine weitere RNA-Art: die snoRNA (small nucleolar RNA). Diese RNA codiert nicht für Proteine, sondern ist an der Prozessierung der rRNA beteiligt.

Die Nukleoli können nur von den **NORs** (Nucleolus-Organizer-Regions, bestimmten Regionen auf den **akrozentrischen Chromosomen** 13, 14, 15, 21 und 22) gebildet werden. Hier liegen die Gene, die für die rRNA codieren, in vielen Kopien (redundant) vor.

Im Nukleolus selbst sind die für die Transkription der rRNA wichtigen Enzyme und Proteine in sogenannte **fibrillären Zentren** lokalisiert. Daher kann man sich auch ableiten, dass stoffwechselaktive Zellen auch mehrere solcher fibrillären Zentren in einem Nukleolus aufweisen können. Bei sehr stark stoffwechselaktiven Zellen (z. B. Hepatozyten) können in einem Kern auch mehrere Nukleoli vorhanden sein, wodurch dann unter dem Strich noch mehr Ribosomen für die Translation gebildet werden können.

> **Merke!**
>
> – Die Nukleoli sind von KEINER Membran umgeben.
> – Nukleoli sind nur in der Interphase vorhanden.

Bei der Zellteilung (Mitose, s. 1.7.2, S. 33) verschwinden sie, da die Chromosomen maximal kondensieren und somit keine Möglichkeit besteht, weiterhin rRNA abzulesen.

Einige Proteine des Nukleolus sind auch zusätzlich klinisch interessant. Bei der **Sklerodermie**, einer **Kollagenose** (Bindegewebserkrankung), die mit Verhärtung der Haut und/oder innerer Organe einhergeht, werden Autoantikörper gegen die Nukleolusproteine **Fibrillarin**, **Nukleolin** oder die **RNA-Polymerase I** gebildet. Da bei der Sklerodermie Antikörper gegen körpereigenes Material gebildet werden, zählt sie zu den **Autoimmunerkrankungen**.

1.5 Zytoplasma

Das Zytoplasma ist ein mit Proteinen, Wasser, Nukleinsäuren, Zuckern (auch Glykogen!), Ionen und anderen Metaboliten angefüllter Raum. Dazu zählen auch die Zellorganellen, aber nicht der Zellkern, welcher spezielles Karyoplasma besitzt. **Glykogen** wird im Zytoplasma in Form elektronendichter Granula gespeichert.

In diesem Zusammenhang ist der Begriff **Kern-Plasma-Relation** von Bedeutung. Er beschreibt das Verhältnis zwischen Kernvolumen und Zytoplasmamenge der Zelle. So kann man bei besonderen Leistungen der Zelle eine funktionelle Kernschwellung und die Ausbildung mehrerer Nukleoli (s. 1.4.1, S. 17) beobachten. Es gilt: Je mehr Kernvolumen, desto mehr Leistung kann der Kern als Steuerungszentrale vollbringen.

1.5.1 Caspasen

Caspasen sind spezifische, im Zytoplasma lokalisierte Proteasen, die nach Aktivierung zur Apoptose (programmierter Zelltod) führen (s. a. 1.9.2, S. 40). Sie spalten zahlreiche andere Proteine und aktivieren DNAsen, die das Genom zerstören. Ferner ist die Freisetzung von **Cytochrom c** aus den Mitochondrien für eine Apoptose charakteristisch.

1 Allgemeine Zytologie, Zellteilung und Zelltod

1.5.2 Proteasom

Das zytoplasmatisch lokalisierte Proteasom dient der kontrollierten intrazellulären Proteolyse. Überalterte oder fehlgefaltete Proteine werden hierbei mit einem Markerprotein – dem **Ubiquitin** – versehen. So als Abfallprodukte gekennzeichnet, werden sie in das fassförmige Proteasom aufgenommen und dort abgebaut. Weitere intrazelluläre Proteasen findet man in den Lysosomen (s. 1.6.7, S. 24).

1.6 Zellorganellen

Nun geht es um die einzelnen Organellen, die in der Zelle zu finden sind. Für eine orientierende Übersicht schaut man sich am besten noch einmal die Zellskizze in Abb. 1, S. 1 an, da hier die wichtigsten Zellorganellen eingezeichnet sind.

1.6.1 Mitochondrien

Das Thema Mitochondrien wird sehr oft im schriftlichen Examen geprüft. Das liegt daran, dass es eine Fülle von interessanten Fakten zu dieser Organelle gibt – das Mitochondrium hat sogar eine eigene (!) DNA. Doch nun der Reihe nach …
Mitochondrien sind die Kraftwerke der Zellen. Sie kommen in **fast** allen eukaryontischen Zellen in unterschiedlicher Anzahl vor.
Eine bedeutsame **Ausnahme** stellen reife **Erythrozyten** da. Wie kann man sich das erklären? Die roten Blutkörperchen haben im Laufe ihres Fertigungsprozesses ihren Kern ausgestoßen. Als Folge dieses Verlustes der übergeordneten Steuerzentrale sind auch Organellen wie das endoplasmatische Retikulum (s. a. 1.6.3, S. 20) oder eben Mitochondrien verloren gegangen.
Mitochondrien haben zwei Membranen:
– Die äußere Membran ist relativ glatt und enthält **Porine**, die Moleküle bis zu einer Größe von 10 kDa durchlassen,
– die innere Mitochondrienmembran ist stark gefaltet und relativ undurchlässig.

Man unterscheidet den **Tubulus- und den Cristae-Faltungstyp**, die beide Oberflächenvergrößerungen darstellen.
– Der Cristae-Typ ist für stark stoffwechselaktive Zellen (z. B. Herzmuskelzellen) charakteristisch.
– Den Tubulus-Typ findet man in Zellen, die Steroidhormone produzieren (z. B. im Ovar).

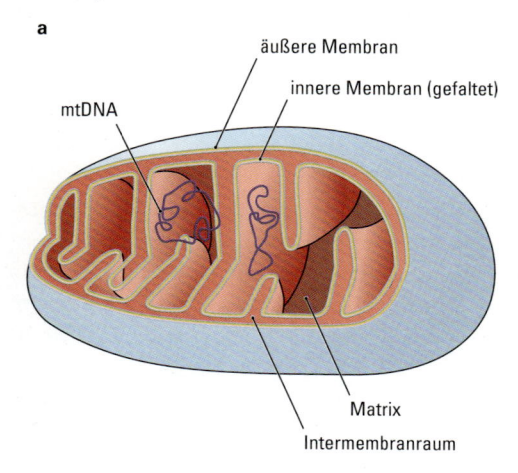

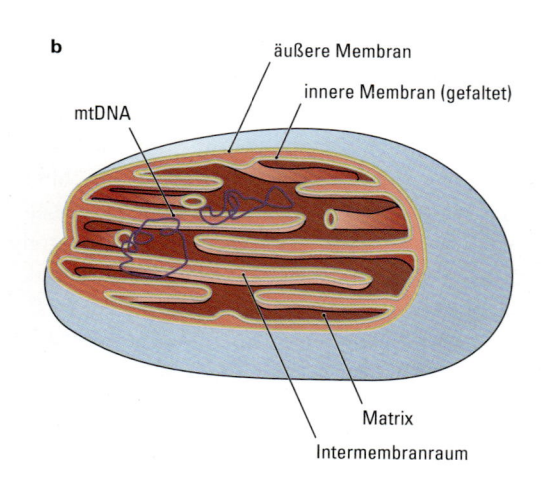

Abb. 19: Mitochondrium   a) Cristae-Typ
b) Tubulus-Typ

medi-learn.de/8-bio1-19

1.6.1 Mitochondrien

Eingebettet in der inneren Membran liegen die Enzyme der **Atmungskette** und der **ATP-Synthese**. Den Raum, den die innere Mitochondrienmembran umschließt, nennt man Matrixraum. Hier sind die Enzyme der **β-Oxidation** und des **Citratzyklus** lokalisiert. In der äußeren Mitochondrienmembran befinden sich z. B. die zwei für den Abbau von Katecholaminen wichtigen Enzyme **Monoaminooxidase (MAO) und Catechol-O-Methyltransferase (COMT)**.

> **Übrigens …**
> Zyankali, das Salz der Blausäure, ist ein Gift, das in der Atmungskette das Enzym **Cytochrom-c-Oxidase** hemmt.

Innerhalb der Membranen sitzen außerdem zahlreiche Transporterproteine (u. a. TIM und TOM = transporter inner membrane und transporter outer membrane), die für den Austausch von Metaboliten (Stoffwechselprodukten) zuständig sind. Die für die Mitochondrien bestimmten Proteine, die im Zytoplasma synthetisiert wurden, tragen z. B. eine spezifische Signalsequenz (Erkennungssequenz, Adressaufkleber) und werden damit in das Mitochondrium eingeschleust. Im Matrixraum wird dieses Signalpeptid durch eine Signalpeptidase entfernt.

Die innere Mitochondrienmembran ist reich an einem besonderen Fett, dem Cardiolipin, das sonst nur in Bakterienmembranen vorkommt. Die Antwort auf die Frage, warum es dann im Mitochondrium lokalisiert ist, gibt die **Endosymbiontentheorie**:

Diese Hypothese nimmt an, dass Mitochondrien ursprünglich Bakterien waren, die in andere Zellen aufgenommen wurden und dort fortan in einer symbiotischen Beziehung lebten. Die Bakterien sollen durch Endozytose in die Wirtszellen gelangt sein. Dies würde auch das Vorhandensein von **zwei Membranen** erklären, wobei die innere Membran sich von den Bakterien ableitet und daher passender Weise auch das spezifische **Bakterienlipid Cardiolipin** beinhaltet. Auch andere spezifische Eigenschaften der Mitochondrien lassen sich mit dieser Endosymbiontentheorie erklären:

- Mitochondrien haben ihr eigenes Genom (eine doppelsträngige zirkuläre DNA), die mehrfach vorhanden ist. Diese mtDNA zeichnet sich dadurch aus, dass sie quasi nackt (ohne Histonschutz) vorliegt; eine Eigenschaft, die auch bakterielle DNA hat (s. Skript Biologie 2). Die mtDNA besitzt etwa 16,5 kB (nicht kilobyte sondern kiloBasenpaare also 16 500 Basenpaare …) und codiert für 13 Proteine, die für die Atmungskette wichtig sind. Die Atmungskette wird aber nur teilweise über das mitochondriale Genom codiert, den Rest übernimmt die Kern-DNA. Weiterhin codiert die mtDNA für eigene tRNAs und rRNAs.
- Der genetische Code der mtDNA unterscheidet sich von dem der Kern-DNA, das bedeutet, dass teilweise andere Codons für Aminosäuren codieren.
- Mitochondriale Ribosomen zeigen ebenfalls einen bakterienähnlichen Aufbau. Es sind 70S-Ribosomen, während normale eukaryontische Ribosomen 80S-Ribosomen sind (s. a. 1.6.2, S. 20).
- Mitochondrien vermehren sich **azyklisch** (bezogen auf den Zellzyklus) durch einfache Teilung. So kann die Zelle auf vermehrte Belastungen reagieren und ihren Stoffwechsel anpassen.

> **Merke!**
>
> Zu Mitochondrien und Endosymbiontentheorie:
> - zwei Membranen, in der inneren Membran Bakterienlipid Cardiolipin,
> - eigene mtDNA, teilweise anderer genetischer Code,
> - 70S-Ribosomen.

Aufgrund der relativen Nähe der Atmungskette mit ihren gefährlichen Sauerstoff-Metaboliten, dem fehlenden Histonschutz und einem ineffi-

1 Allgemeine Zytologie, Zellteilung und Zelltod

zienten Reparaturmechanismus resultiert eine 10 mal höhere Mutationsrate der mtDNA als bei der Kern-DNA. Das ist eine mögliche Erklärung für bestimmte mitochondriale Erkrankungen. (Genaueres zu diesen Krankheiten wurde bislang im Physikum nicht gefragt.) Jedoch sollte man den Begriff **Heteroplasmie** kennen. Darunter versteht man ein Gemisch normaler und mutierter mtDNA innerhalb einer Zelle. Angenommen, eine Zelle habe 100 Mitochondrien. Mutiert in einem die mtDNA, enthält diese Zelle unterschiedliche mtDNA-Sequenzen, was als Heteroplasmie bezeichnet wird.

> **Merke!**
>
> – Die Aufteilung der Mitochondrien auf die beiden Tochterzellen bei der Zellteilung erfolgt zufällig.
> – Mitochondrien werden maternal (von der Mutter) vererbt (s. Abschnitt Spermatogenese S. 36).

1.6.2 Ribosomen

Ribosomen bestehen aus **rRNA** und **Proteinen**. Das eukaryontische 80S-Ribosom setzt sich aus einer 60S- und einer 40S-Untereinheit zusammen. Es ist üblich, die Sedimentationskoeffizienten der Ribosomen anstatt der Masse anzugeben. Diese S-Werte sind **NICHT additiv** (denn 60 + 40 gibt nicht 80).

Die beiden ribosomalen Untereinheiten lagern sich an einem Strang mRNA zusammen. An diesem Komplex können dann Proteine entstehen (s. 2.1.7, S. 51). Je nachdem, wo die zusammengesetzten Ribosomen lokalisiert sind, haben sie unterschiedliche Funktionen – Ribosom ist also nicht gleich Ribosom.

> **Merke!**
>
> Eukaryontische (80S-) und prokaryontische (70S-) Ribosomen sind unterschiedlich aufgebaut (s. Skript Biologie 2).

Lokalisation	Funktion
Zytoplasma	Hier liegen freie Ribosomen vor. An ihnen werden zytoplasmatische und nukleäre Proteine hergestellt. Freie Ribosomen, die mit demselben Strang mRNA assoziiert sind, nennt man auch **Polysomen**. Da sie alle dieselbe mRNA ablesen, produzieren sie das gleiche Protein.
rER	An den membrangebundenen Ribosomen werden Exportproteine, Membranproteine und lysosomale Proteine synthetisiert. Viel rER findet man z. B. in aktiven Drüsenzellen, da diese viele Exportproteine benötigen.
Mitochondrium	Die hier lokalisierten Ribosomen lesen die mRNA der mitochondrialen DNA (mtDNA) ab.

Tab. 3: Lokalisation von Ribosomen

1.6.3 Endoplasmatisches Retikulum (ER)

Das endoplasmatische Retikulum ist ein dreidimensionales, aus Membranen aufgebautes Hohlraumsystem innerhalb der Zelle. Das ER befindet sich im ständigen Umbau, so schaffen Membranen neue Formen und Vesikel werden abgegeben. Vereinfacht ausgedrückt dient das ER der Kompartimentierung von Stoffwechselräumen (für die Protein- und Steroidsynthese), dem Membranfluss und dem Transport von Stoffen. Zum Aufbau muss man sich merken, dass das ER im Bereich des Zellkerns in die äußere Kernmembran übergeht. Auf der anderen Seite steht es mit dem Golgi-Apparat in Verbindung.
Morphologisch unterscheidet man
– das **rER** = rough ER = raues ER und
– das **sER** = smooth ER = glattes ER.
Diese beiden unterschiedlichen Arten des ER werden im Folgenden näher besprochen.

1.6.3 Endoplasmatisches Retikulum (ER)

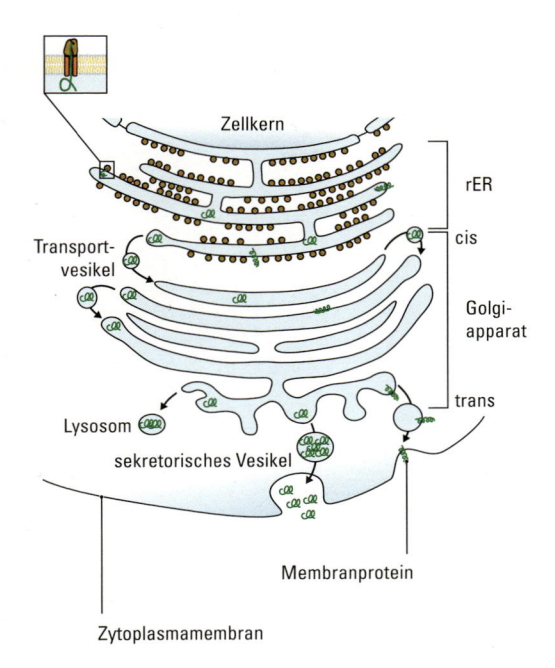

Abb. 20: Endoplasmatisches Retikulum

medi-learn.de/8-bio1-20

rER (raues endoplasmatisches Retikulum)

Die Aufgabe des rER ist es, Exportproteine, Membranproteine und auch lysosomale Proteine herzustellen. Zur Erinnerung: Proteine, die für das Zytoplasma oder den Zellkern bestimmt sind, werden von Polysomen synthetisiert (s. 1.6.2, S. 20 und Tab. 3, S. 20).
Das rER ist deshalb rau, weil es membrangebundene Ribosomen besitzt, die seine Oberfläche unter dem Elektronenmikroskop körnig aussehen lassen. Die Nissl-Schollen in den Nervenperikarien sind ebenfalls rER. Man nennt sie auch Tigroid, da sie unter dem Elektronenmikroskop ähnlich wie ein Tigerfell aussehen.

Doch wie gelangen die Ribosomen überhaupt auf das ER?
Zunächst muss sich ein Ribosom an einer mRNA zusammengesetzt haben, die ein **Signalpeptid** (eine Signalsequenz, Adressaufkleber) für das ER trägt. Solch eine Erkennungssequenz tragen die mRNAs, die für Proteine codieren, die – im Gegensatz zur polysomalen Translation – für den Export, die Membran oder für Lysosomen bestimmt sind.

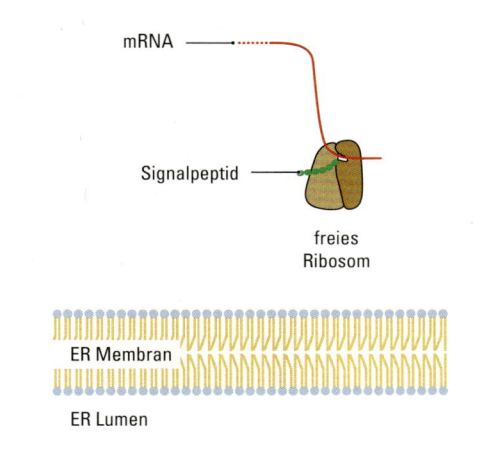

Abb. 21 a: Ribosom und Signalpeptid

medi-learn.de/8-bio1-21a

An dieses Signalpeptid bindet ein SRP (Signal Recognition Particle). Das SRP besteht u. a. aus einer speziellen RNA, der scRNA (small cytoplasmic RNA, s. Tab. 9, S. 48).

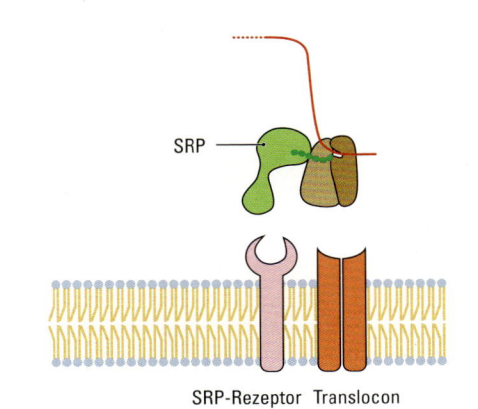

Abb. 21 b: Ribosom und SRP

medi-learn.de/8-bio1-21b

Dieses SRP bindet wiederum an einen SRP-Rezeptor, der in der Membran des ER sitzt. Dadurch wird das Ribosom auf einem Translocon (ein integrales Membrantunnelprotein)

1 Allgemeine Zytologie, Zellteilung und Zelltod

positioniert, durch das anschließend die synthetisierte Polypeptidkette ins Innere des rER abgegeben wird.

Translocon, SRP und SRP-Rezeptor

Polypeptidkette

Signalpeptidase

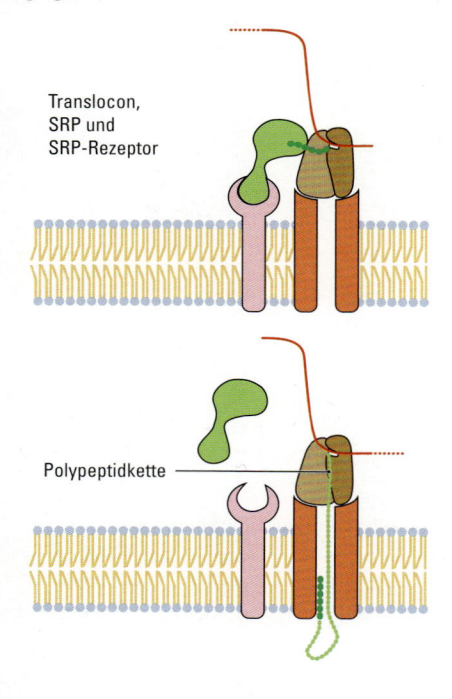

Abb. 21 c: Ribosom auf Translocon

medi-learn.de/8-bio1-21c

posttransl. Modifizierung

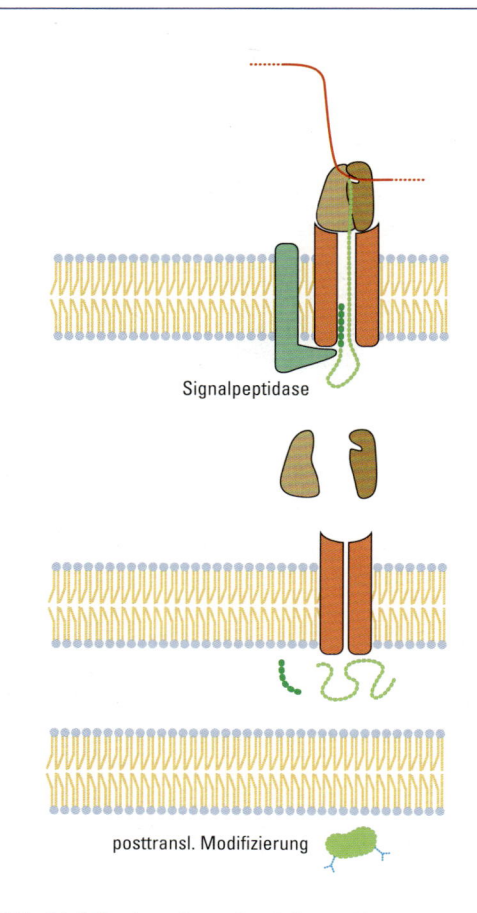

Abb. 21 d: Fertigstellung des Polypeptids

medi-learn.de/8-bio1-21d

Da das SRP reversibel bindet, kann es nach getaner Arbeit wieder abdissoziieren. Die Signalsequenz wird noch während der Translation abgespalten, die fertige Polypeptidkette schließlich noch gefaltet und posttranslational modifiziert (z. B. N-Glykosylierung, s. 2.1.8, S. 51).

sER (glattes endoplasmatisches Retikulum)

Dort, wo keine Ribosomen gebunden sind, hat das ER eine glatte Oberfläche und wird daher sER (smooth ER) genannt.
Folgende Aufgaben des sER sind im schriftlichen Physikum von Bedeutung:
- **Biotransformation:** Entgiftung von schädlichen Stoffen sowie Inaktivierung von Arzneimitteln. Es kann aber auch zu einer Giftung, also einer Erhöhung der Toxizität, kommen. Das Enzym **Cytochrom P450** spielt bei der Biotransformation eine große Rolle. Es kann durch bestimmte Stoffe induziert (mengenmäßig vermehrt) werden. Solche Induktoren sind z. B. **Barbiturate** und **Rifampicin**. Ein Beispiel für die klinische Bedeutung dieses Wissens: Orale Kontrazeptiva werden über das Cytochrom P450-System abgebaut. Wird dieses System induziert, so werden die Kontrazeptiva schneller abgebaut und somit unwirksam. Als Folge kann es zu einer unerwünschten Schwangerschaft kommen. Das Cytochrom P450 hat seinen Namen übrigens daher, dass es bei einer Wellenlänge von

450 nm fluoresziert. Weiteres zur Biotransformation findet ihr im Skript Biochemie 7.
- **Fettstoffwechsel:** Synthese von Steroidhormonen und Phospholipiden.
- **Calciumspeicher**, vor allem in der Muskulatur. Im Muskelgewebe nennt man das glatte ER auch sarkoplasmatisches Retikulum (von griech. sarkos: Muskelfleisch).

> **Merke!**
> Das sER kann jederzeit durch Anlagerung von Ribosomen in ein rER umgewandelt werden.

1.6.4 Golgikomplex (Golgi-Apparat)

Der Golgi-Apparat setzt sich aus mehreren Stapeln glattwandiger Membransäckchen zusammen. Diese einzelnen Stapel bezeichnet man als Diktyosomen oder Zisternen. Der Golgi-Apparat ist polar aufgebaut und besitzt eine Bildungs(cis)-Seite und eine Abgabe(trans)-Seite. Er dient der Reifung, Sortierung und Verpackung von Proteinen. Zur cis-Seite werden Vesikel mit Proteinen vom rER transportiert. Innerhalb des Golgi-Komplexes wird die schon im rER begonnene posttranslationale Proteinmodifizierung fortgeführt (z. B. eine O-Glykosylierung, Sulfatierung oder Phosphorylierung). Diese Aufgabe übernehmen die Enzyme des Golgi-Apparats, u. a. das Leitenzym Galactosyl-Transferase. Vesikel, deren Inhalt zur Exozytose bestimmt ist, werden durch den Golgi-Apparat per vesikulärem Transport bis zur trans-Seite weitergeleitet. Dort schnüren sich die Vesikel ab und wandern zur Zytoplasmamembran, mit der sie verschmelzen. Dabei wird ihr Inhalt (z. B. Hormone oder Sekrete) freigesetzt. Aufgrund der Membranverschmelzung werden bei der Exozytose ständig neue Membrananteile in die Zellmembran integriert. Auf diese Weise können auch Transporter und Rezeptoren in die Zytoplasmamembran eingebaut werden. Der zytoplasmatische Teil eines Proteins bleibt dabei zum Zytoplasma gerichtet, während der Anteil des Proteins, der in die Vesikel ragt, später in den Extrazellulärraum weist. Für **glykosylierte Proteine**, die ihren Zuckerbaum im Inneren des Vesikels tragen, wird dadurch gewährleistet, dass dieser später auch korrekt nach außen gerichtet ist. Doch woher wissen die Proteine, wo sie hin sollen? Diese Zielsteuerung geschieht über **Signalpeptide** und **Signalzucker**, die von Rezeptoren erkannt werden und so den weiteren Weg eines Proteins festlegen.

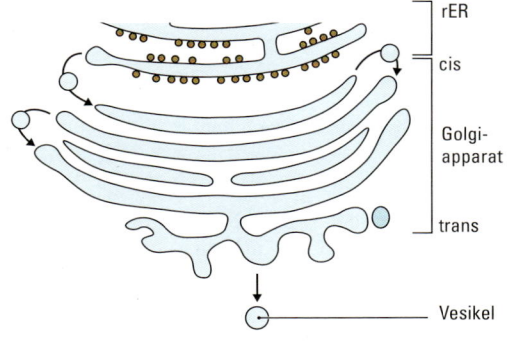

Abb. 22: Golgi-Apparat *medi-learn.de/8-bio1-22*

Nach Erfüllung ihrer Aufgabe werden diese Signalsequenzen durch Signalpeptidasen abgespalten. Mannose-6-Phosphat stellt z. B. eine solche Signalgruppe für lysosomale Proteine dar. Diese werden dadurch sicher zu ihrem Ziel – den Lysosomen – geleitet.

> **Merke!**
> Die Hauptzielorte der Proteine aus dem Golgi-Apparat sind der Extrazellulärraum, die Plasmamembran und die Lysosomen.

1.6.5 Exkurs: Rezeptorvermittelte Endozytose

Die rezeptorvermittelte Endozytose läuft in charakteristischen Schritten ab:
1. Zunächst binden sich in einer bestimmten Region der Zellmembran die aufzunehmenden Stoffe an spezifische Rezeptoren.

1 Allgemeine Zytologie, Zellteilung und Zelltod

2. Diese Bindung bewirkt, dass sich **Clathrinmoleküle** auf der zytoplasmatischen Seite der Membran anlagern, was zu einer Einfaltung führt, die man **Coated Pit** nennt.
3. Die Clathrinmoleküle haben das Bestreben, eine hexagonale, fast kugelige Struktur auszubilden, wodurch ein Vesikelbläschen, ein **Coated Vesicle,** entsteht, das in die Zelle schwimmt.
4. Dort angekommen, diffundieren die Clathrinmoleküle von der Vesikelmembran ab (uncoating) und der Vesikel reift dadurch zum Endosom heran.

> **Merke!**
>
> - Als **Transzytose** bezeichnet man einen vesikulären Transport durch die Zelle (z. B. durch einen Enterozyten) hindurch. Auf der einen Seite werden die Stoffe mittels Endozytose aufgenommen, auf der anderen Seite durch Exozytose abgegeben.
> - Als **Pinozytose** bezeichnet man den Transport flüssiger Stoffe in die Zelle hinein.

1.6.6 Exkurs: Phagozytose

Durch Phagozytose können Makrophagen und immunkompetente Leukozyten größere feste Partikel und sogar ganze Zellen ab einem Durchmesser von ca. 250 nm aufnehmen. Dazu umfließen die phagozytierenden Zellen den aufzunehmenden Partikel und schnüren ihn anschließend nach intrazellulär ab. Eine Voraussetzung zur Phagozytose ist das koordinierte Zusammenspiel der kontraktilen Filamente Aktin und Myosin, die das Umfließen erst ermöglichen.

1.6.7 Lysosomen

Die Lysosomen werden vom Golgi-Apparat gebildet. Sie sind membranumgrenzte Organellen, die für den Materialabbau zuständig sind.

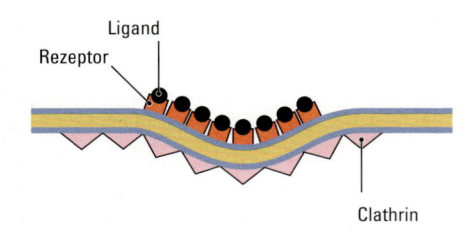

Coated Pit

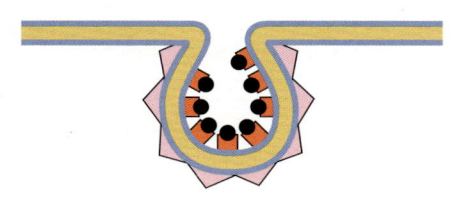

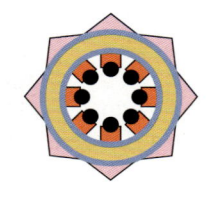

Coated Vesicle

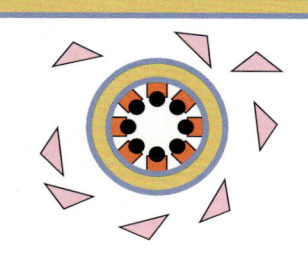

Abdiffusion der Clathrinmoleküle = uncoating

Abb. 23: Rezeptorvermittelte Endozytose

medi-learn.de/8-bio1-23

Zu diesem Zweck enthalten sie als Enzyme **saure Hydrolasen**. Diese Enzyme arbeiten – wie der Name schon vermuten lässt – im sauren pH-Bereich (pH 4–5), welcher in der Organelle durch eine **H⁺-ATPase** generiert wird. Wird ein Lysosom zerstört und die enthaltenen Enzyme freigesetzt, so ist der Schaden in der Regel nicht allzu groß, da diese Enzyme im Zytosol (pH ~ 7) nicht in ihrem pH-Optimum arbeiten. Desweiteren kommen auch **Kathepsine** vor. Das sind Endoproteasen, die besonders wirksam u.a. die extrazelluläre Matrix abbauen können.

Je nachdem welche Stoffe aufgenommen werden, unterscheidet man:
- **Autolysosomen** bauen überaltertes zelleigenes Material ab und
- **Heterolysosomen** verdauen unerwünschtes Fremdmaterial.

Leere Lysosomen, die noch nicht mit „Abfall" gefüllt sind, nennt man **primäre** Lysosomen. Aus diesen entstehen nach Aufnahme von abzubauendem Material die **sekundären** Lysosomen.

Unverdauliches oder unverwertbares Material landet in den **Telolysosomen**, die auch als **Residualkörper** oder **tertiäre Lysosomen** bezeichnet werden. Telolysosomen können als Pigmente in der Zelle endgelagert werden und akkumulieren mit zunehmendem Alter einer Zelle (z. B. in alten Nervenzellen). Bekanntestes Beispiel ist das braungelbe Alterspigment **Lipofuszin**. Es besteht aus nicht mehr für den Körper verwertbaren Granula, die von einer Doppelmembran umgeben sind. Man findet es besonders in **älteren Zellen**, die sich nicht mehr teilen und sich damit in der G_0-Phase befinden.

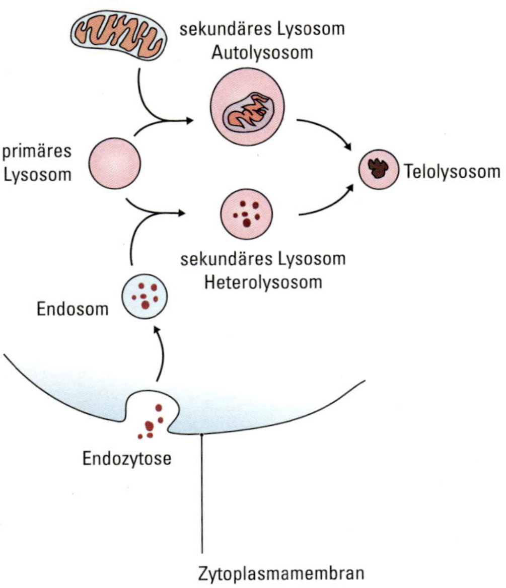

Akrosomen sind eine Sonderform von Lysosomen, die im Spermienkopf vorkommen, sprich die Lysosomenäquivalente der Spermien. Sie besitzen ebenfalls hydrolysierende Enzyme, die sie allerdings für die Durchdringung der Corona radiata und der Zona pellucida der Eizelle benötigen.

Melanosomen sind ebenfalls Verwandte der Lysosomen. Sie speichern das Pigment Melanin und werden von Melanozyten in der Haut gebildet. Die Melanozyten geben die Melanosomen an die sie umgebenden (Haut-) Keratinozyten ab, die dadurch vor UV-Strahlen geschützt werden.

1.6.8 Peroxisomen

Peroxisomen (Microbodies) sind membranbegrenzte Organellen, die besonders zahlreich in Leber- und Nierenzellen vorkommen. Sie enthalten die Enzyme **Katalase** und **Peroxidase**, die dem Abbau von intrazellulär entstandenem H_2O_2 (Wasserstoffperoxid) dienen. Leberperoxisomen sind daneben auch in den **Fettstoffwechsel** involviert und bauen besonders lange Fettsäuren ab.

> **Merke!**
>
> Die durch die Katalase enzymatisch katalysierte Reaktionsgleichung lautet: $2\ H_2O_2 \rightarrow 2\ H_2O + O_2$

Daneben werden in Peroxisomen auch **Plasmalogene (Etherlipide)** synthetisiert. Sie gehören zu den häufigsten Phospholipiden der Myelinscheiden von Axonen.

Abb. 24: Lysosomen *medi-learn.de/8-bio1-24*

DAS BRINGT PUNKTE

Das Thema Zytologie erfreut sich regelmäßig großer Beliebtheit unter den fragenformulierenden Professoren. Unbedingt merken sollte man sich daher zum Unterthema **Zell-Zell-Kontakte**, dass
- die Zonula occludens (Strukturproteine = Occludine) zwei Hauptfunktionen hat, und zwar:
  - als Permeabilitätsbarriere und
  - zur Zellkompartimentierung.
- die Zonula adhaerens und die Macula adhaerens prinzipiell gleichartig aufgebaut sind (interzelluläres Kittmaterial – Plaque – Verbindung nach intrazellulär), Unterschiede aber zum einen in der Ultrastruktur der Proteinkomponenten liegen und zum anderen die Macula adhaerens punktförmig und die Zonula adhaerens streifenförmig aufgebaut ist.
- die Gap Junctions aus je zwei Connexonen bestehen (ein Connexon ist wiederum aus sechs Connexinen aufgebaut). Gap Junctions verbinden die Zytoplasmaräume verschiedener Zellen miteinander und können sie so metabolisch und elektrisch koppeln.

Für das Unterthema **Zytoskelett** ist absolut wissenswert, dass
- nach zunehmender Größe Mikrofilamente < Intermediärfilamente < Mikrotubuli unterschieden werden.
- Mikrofilamente hauptsächlich aus Aktin bestehen und mechanische Aufgaben erfüllen.
- Intermediärfilamente ortsspezifisch sind (s. Tab. 2, S. 11) und ebenfalls mechanische Aufgaben haben.
- Mikrotubuli aus Tubulinen bestehen und dass sie zum einen für Transportprozesse (Motorproteine Dynein und Kinesin) aber auch für die strukturelle Integrität der Zelle wichtig sind. Außerdem sind Mikrotubuli an der Ausbildung von Kinozilien (Oberflächendifferenzierung) und des Spindelapparats (Zellteilung) beteiligt.

Bei den Themen **Zellkern** und **Zytoplasma** sollte man sich folgende Fakten gut merken:
- Der Zellkern ist die Steuerzentrale der Zelle; er enthält die DNA.
- Der Zellkern ist durch eine Doppelmembran – die Kernhülle – vom Zytoplasma abgegrenzt. Diese Hülle kann auf der Außenseite mit dem rER in Verbindung stehen, auf der Innenseite wird sie durch die Kernlamina unterstützt. In der Hülle befinden sich Kernporen.
- Der Nukleolus (Kernkörperchen) ist nicht (!) von einer Membran umgeben. Er besteht aus RNA und Proteinen.
- Caspasen sind spezielle Proteasen, die nach ihrer Aktivierung zur Apoptose führen.
- Das Proteasom ist ein fassförmiger Komplex, der ubiquitinmarkierte Proteine abbaut. Es werden solche Proteine markiert, die alt oder fehlgefaltet sind.

Zu den **Zellorganellen** ist folgendes Wissen unabdingbar:
- Mitochondrien haben zwei Membranen, dadurch entstehen der Matrixraum und der Intermembranraum (s. Abb. 19, S. 18).
- Mitochondrien enthalten Enzyme der Atmungskette, der β-Oxidation und des Citratzyklus.
- Mitochondrien haben ihre eigene DNA – die mtDNA.
- Als Heteroplasmie bezeichnet man einen mutationsbedingten intraindividuellen Mix verschiedener mtDNA-Sequenzen.
- Man unterscheidet 70S- (prokaryontische) und 80S- (eukaryontische) Ribosomen.
- Man unterscheidet freie (zytoplasmatisch lokalisierte) und membrangebundene (am rER) Ribosomen. Freie Ribo-

DAS BRINGT PUNKTE

somen synthetisieren Proteine für den Eigenbedarf, membrangebundene Ribosomen meist Exportproteine (aber auch z. B. lysosomale Proteine).
- Das sER (glattes endoplasmatisches Retikulum) ist in die Biotransformation und den Fettstoffwechsel involviert. Zusätzlich dient es als Calciumspeicher.
- Der Golgi-Apparat dient der Reifung und Sortierung von Proteinen. Man unterscheidet eine cis-(Bildungs-) und eine trans-(Abgabe-)Seite.
- Lysosomen bauen zelleigenes oder fremdes Material ab. Man nennt sie folglich Autolysosomen oder Heterolysosomen. Für den Materialabbau benutzen sie saure Hydrolasen.
- Die Akrosomen der Spermien und auch Melanosomen sind Lysosomen-Äquivalente.
- Peroxisomen bauen intrazellulär entstandenes H_2O_2 ab. Dafür benutzen sie die Enzyme Katalase und Peroxidase.

FÜRS MÜNDLICHE

Zu den aufgeführten Unterkapiteln der Zytologie findest du hier nun die Fragen aus unserer mündlichen Prüfungsprotokoll-Datenbank. Nutze die Fragen für dich allein oder zusammen mit deiner Lerngruppe.

1. Erklären Sie bitte, wie eine Zellmembran aufgebaut ist.
2. Nennen Sie bitte die wichtigsten Zell-Zell-Kontakte einer Epithelzelle.
3. Erläutern Sie mir bitte, wie eine Zonula occludens aufgebaut ist.
4. Wo finden Sie Desmosomen und welche Aufgaben haben diese Zell-Zell-Kontakte?
5. Sagen Sie, was ist das Zytoskelett?
6. Erläutern Sie bitte, wie eine Kinozilie aufgebaut ist.
7. Wie sehen Ihrer Meinung nach die einzelnen Zytoskelettanteile morphologisch in der Zelle aus?
8. Erläutern Sie bitte den Unterschied zwischen Euchromatin und Heterochromatin.
9. Welche mitochondrialen Eigenschaften bringen Sie mit der Endosymbiontentheorie in Verbindung?
10. Erklären Sie bitte den Ablauf einer rezeptorvermittelten Endozytose.
11. Was sind Lysosomen? Nennen Sie bitte ihre Aufgabe.

Fragen Antworten

1. Die Zellmembran besteht aus einer Phospholipiddoppelschicht. In diese Schicht sind Proteine wie bei einem Flickenteppich eingewebt (Fluid-Mosaik-Modell). (Man kann natürlich noch weiter ausholen und den Aufbau eines Phospholipids sowie von Mono- und Bilayern beschreiben, s. 1.2.2, S. 2.)

FÜRS MÜNDLICHE

2. – Zonula occludens (Tight Junction)
   – Zonula adhaerens
   – Macula adhaerens (Desmosomen)
   – Gap Junction (Nexus)

3. Eine Zonula occludens (Tight Junction) ist eine Zell-Zell-Verbindung, die den Interzellulärraum stark einengt. Solch eine Verbindung besteht aus Occludinen und Claudinen. Eine Zonula occludens kann zum einen eine Zellpolarität (apikal vs. basolateral) aufbauen und zum anderen den parazellulären Transport von Molekülen einschränken.

4. Desmosomen kommen z. B. im Herzgewebe an den Glanzstreifen oder auch in der Epidermis der Haut vor. Sie haben mechanische Aufgaben und stellen eine starke und belastbare Zell-Zell-Verbindung dar.

5. Das Zytoskelett besteht aus verschiedenen Proteinen, die innerhalb der Zelle für Stabilität sorgen. Einige Proteine haben auch spezifische Aufgaben. Im Einzelnen unterscheidet man:
   – Mikrofilamente
   – Intermediärfilamente
   – Mikrotubuli

6. Kinozilien enthalten Mikrotubuli, Speichenproteine, Nexin und das Motorprotein Dynein. Letzteres wird für den Zilienschlag benötigt. Ultrastrukturell lassen sich drei Zonen unterscheiden: Basalkörperchen (Kinetosom), Intermediärzone und Achsenfaden. Kinozilien kommen z. B. im Respirationstrakt vor, wo sie mittels gerichtetem Schlag den Schleim aus den Atemwegen transportieren. Beim Kartagener-Syndrom sind die Kinozilien beeinträchtigt und es kommt z. B. zu chronischen Bronchitiden.

7. Mikrofilamente bilden ein wabenartiges Muster, sie sind an den Zellgrenzen konzentriert. Intermediärfilamente sind recht gleichmäßig angeordnet. Mikrotubuli hingegen weisen ein sternförmiges Wuchsmuster auf.

8. Euchromatin ist die aktive Form des Chromatins. Das genetische Material liegt relativ locker vor und kann gut abgelesen werden. Heterochromatin hingegen ist wesentlich höher spiralisiert. Da es nicht abgelesen wird, kann man es als inaktives genetisches Material beschreiben. Euchromatin erscheint im Mikroskop heller als Heterochromatin.

9. Die Endosymbiontentheorie besagt, dass Mitochondrien ursprünglich Bakterien waren, die in andere Zellen aufgenommen wurden. Von diesem Zeitpunkt an lebten sie in einer symbiotischen Beziehung. Mitochondrien haben also noch einige Relikte aus ihrer prokaryontischen Vergangenheit zu bieten:
   – Mitochondrien haben ihr eigenes Genom. Dieses ist, wie bei Bakterien, doppelsträngig und ringförmig.
   – Mitochondriale Ribosomen zeigen ebenfalls einen bakterienähnlichen Aufbau (70S-Ribosomen).
   – (Weitere Relikte s. 1.6.1, S. 18).

10. Die Stoffe, die aufgenommen werden sollen, binden sich zunächst über spezifische Rezeptoren an die Zellmembran. Durch diese Bindung lagern sich Clathrinmoleküle an der Innenseite der Membran an. Sie bewirken eine Einfaltung – ein Coated Pit entsteht. Diese Einfaltung rundet sich nun zu einem Vesikelbläschen ab – ein Coated Vesicle entsteht. Im Anschluss diffundieren die Clathrinmoleküle vom Membranbläschen ab.

FÜRS MÜNDLICHE

11. Lysosomen sind Organellen in denen zelleigenes oder fremdes Material abgebaut wird (Auto- vs. Heterolysosomen). Zu diesem Zweck besitzen die Lysosomen saure Hydrolasen.

Ein Lysosom, das noch keine Abbaustoffe aufgenommen hat, bezeichnet man als primäres Lysosom, nach Aufnahme abzubauender Stoffe wird es zum sekundären Lysosom.

KREUZEN

Hier findest du zum bisher Gelernten passende IMPP-Fragen:

Papier: **Examensfragen**
von MEDI-LEARN
→ Im Skript

Online: **AMBOSS**
von MIAMED
→ www.miamed.de/ML

App: **Lass mal Kreuzen**
von apoBank & MEDI-LEARN
→ Im Lernmodus

Von **Allgemeine Zytologie, Zellteilung und Zelltod** – **Membranen der Zellen**
bis **Allgemeine Zytologie, Zellteilung und Zelltod** – **Zellorganellen**

Von **Allgemeine Zytologie, Zellteilung und Zelltod** – **Membranen der Zellen**
bis **Allgemeine Zytologie, Zellteilung und Zelltod** – **Zellorganellen**

Fach **Biologie**
Kapitel **Zytologie**

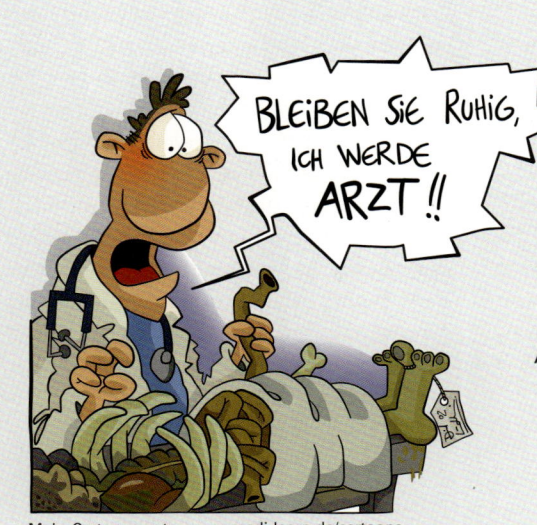

PAUSE

Pause

Alles nur eine Frage der Perspektive ...
Zeit für eine lange Pause!

Mehr Cartoons unter www.medi-learn.de/cartoons

1 Allgemeine Zytologie, Zellteilung und Zelltod

1.7 Zellvermehrung und Keimzellbildung

In diesem Kapitel geht es um die Methoden, mit denen sich Zellen vermehren können. Dieser Abschnitt ist absolut prüfungsrelevant, da Fragen zur Mitose und/oder Meiose bislang in nahezu jedem Physikum vorkamen.
Beginnen wir daher den munteren Reigen mit dem Zellzyklus …

1.7.1 Zellzyklus

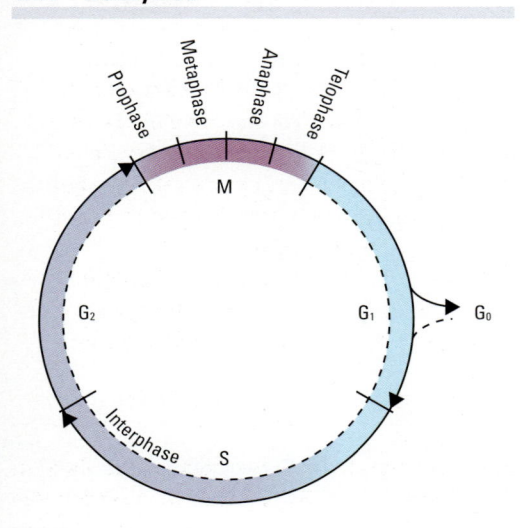

Abb. 25: Zellzyklus   medi-learn.de/8-bio1-25

Zellen, die sich vermehren, durchlaufen einen Zellzyklus. Man teilt ihn in vier verschiedene Phasen ein: **G_1 → S → G_2 → M**. Zusätzlich gibt es ein **G_0**-Stadium. Die Phasen G_1, S und G_2 bezeichnet man auch als **Interphase**.
Ein Zellzyklus kann je nach Zellart unterschiedlich lange dauern. Zwei Beispiele aus dem Epithelbereich: Das Darmepithel braucht drei bis vier Tage, das verhornte Plattenepithel der Haut bis zu 30 Tage, um sich vollständig zu erneuern.

> **Übrigens …**
> Bei einer Krebsbehandlung mit Zytostatika gehen neben den Tumorzellen auch solche Zellen zugrunde, die physiologischerweise eine hohe Teilungsrate haben. Eine gefürchtete Nebenwirkung sind daher heftigste, blutige Durchfälle.

G_1-Phase	S-Phase	G_2-Phase	M-Phase
"**G**ap" (engl. Lücke)	**S**ynthese	"**G**ap" (engl. Lücke)	**M**itose
	Interphase		
Wachstumsphase oder → G_0-Stadium	DNA-Verdopplung	Kontrollphase	Zellteilung

Tab. 4: Übersicht Zellzyklus

G_1-Phase

Die G_1-Phase ist eine Wachstumsphase von variabler Dauer. Sie beginnt direkt im Anschluss an die Zellteilung und ist durch eine hohe Protein- und RNA-Syntheserate gekennzeichnet. Dabei werden neben Strukturproteinen auch die Proteine hergestellt, die für die anschließende S-Phase von Nöten sind, z. B. Replikationsenzyme für die DNA und Proteine des Spindelapparats.
Am Ende der G_1-Phase befindet sich der G_1/S-Kontrollpunkt. Nur wenn alle Voraussetzungen für die Synthesephase erfüllt sind, kann die Zelle ihn passieren und in die S-Phase eintreten.
Zellen, die sich nicht weiter teilen, können von der G_1-Phase in ein G_0-Stadium gelangen. In diesem Ruhestadium können sie geraume Zeit verweilen und anschließend wieder zurück in den Zellzyklus eintreten. Nur den Zellen, die eine **terminale Differenzierung** durchgemacht haben (z. B. adulte Nervenzellen), bleibt der Weg zurück für immer versperrt …

1.7.1 Zellzyklus

Bevor du dich der S-Phase des Zellzyklus widmest, hier noch die Definition zweier sehr wichtiger Buchstaben: Was bedeuten „**n**" und „**C**" im Zusammenhang mit Zellvermehrung?
- **n** steht für den **Chromosomensatz**: 1n ist die Bezeichnung für einen haploiden (einfachen) Chromosomensatz, 2n bezeichnet einen diploiden (doppelten) Chromosomensatz.
- **C** steht für **Chromatide**. Als Chromatide bezeichnet man einen DNA-Strang, der ein Chromosom aufbaut. Ein Chromosom kann aus einem oder zwei Chromatiden bestehen. Folgerichtig bezeichnet man es dann auch als ein- oder zweichromatidiges Chromosom (s. a. Abb. 26, S. 31).

Die Chromosomen einer Körperzelle in der Interphase werden durch den Term 2n 2C charakterisiert. 2n 2C bedeutet zunächst, dass wir Menschen einen diploiden Chromosomensatz haben (2n).

Da in der Interphase einchromatidige Chromosomen vorliegen, könnte man fälschlicherweise denken, dass im Term 1C stehen müsse. Richtig ist jedoch 2C, da wir einen diploiden Chromosomensatz haben, und die einchromatidigen Chromosomen folglich zweimal vorliegen.

In der S-Phase wird die DNA verdoppelt. Zu beachten ist, dass der Chromosomensatz sowohl in der G_1-Phase als auch in der S-Phase **diploid** (2n) vorliegt. Es haben sich nämlich nur die Chromatiden verdoppelt (von 2C zu 4C). Neben der DNA werden auch ein paar Proteine in der S-Phase produziert. Hier sollte man sich die Histone merken.

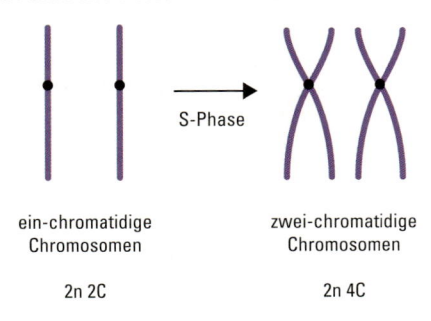

Abb. 26: S-Phase   *medi-learn.de/8-bio1-26*

ein-chromatidige Chromosomen — 2n 2C → zwei-chromatidige Chromosomen — 2n 4C

Merke!

In der G_1- und G_0-Phase besteht ein Chromosom aus einem, in der G_2-Phase aus zwei Chromatiden. Eine Reduktion auf einen haploiden Chromosomensatz findet nur bei der Meiose (s. 1.7.3, S. 35) statt.

Übrigens …

Das Tumorsuppressorgen (Anti-Onkogen) p53 verhindert mittels seines Genproduktes Protein p53 bei DNA-Schäden den Eintritt der betroffenen Zellen in die S-Phase des Zellzyklus und damit die Vermehrung der Zellen. Defekte des p53-Gens erhöhen daher das Tumorrisiko. Bei Keimbahnmutationen des p53-Gens, wie z. B. dem Li-Fraumeni-Syndrom, erkranken die Betroffenen überdurchschnittlich häufig an Krebs, z. B. an Mammakarzinom.

G_2-Phase

Nach der Synthesephase gelangt die Zelle in die relativ kurze G_2-Phase. Hier werden die letzten Vorbereitungen für die anstehende Mitose getroffen. Analog zur G_1-Phase gibt es wieder einen wichtigen Kontrollpunkt = G_2/M-Kontrollpunkt. Nur wenn die DNA einwandfrei repliziert oder nach fehlerhafter **Replikation** in der G_2-Phase repariert wurde, wird die Mitose eingeleitet.

M-Phase

In der Mitose-Phase kommt es zur Zellteilung. Die einzelnen Stadien werden nach einem kleinen Exkurs im folgenden Kapitel ausführlich besprochen.

1 Allgemeine Zytologie, Zellteilung und Zelltod

Exkurs: Regulation des Zellzyklus durch CDKs und Cycline

Der Zellzyklus wird in seinem Ablauf sehr genau reguliert. Hieran sind **Cyclin-abhängige Kinasen** (engl. = **cyclin-dependent kinases**, kurz: **CDKs**) beteiligt. Die unterschiedlichen CDKs sind zwar den gesamten Zellzyklus über exprimiert, werden aber nur bei Komplexbildung mit passenden Cyclinen aktiv und phosphorylieren dann eine Vielzahl anderer Proteine.

Beim Übergang von der G_2-Phase in die M-Phase ist **CDK1/Cyclin B** beteiligt. Dieser Komplex wird auch **mitosis promoting factor (MPF)** genannt. In seiner aktiven Form phosphoryliert MPF verschiedenste Proteine, die an der Mitose beteiligt sind: Proteine der Mitosespindel, Histon H1 und weitere Enzyme. Dieser Komplex kann durch drei Wege inaktiviert werden:
– durch proteolytischen Abbau,
– durch weitere Phosphorylierung eines Threonin- und Tyrosinrests oder
– durch einen CDK-Inhibitor.

Die Regulation der CDK1 wird exemplarisch für die anderen CDKs in Abb. 27, S. 32 verdeutlicht.

Beim Übergang von der G_1-Phase zur S-Phase sind CDK4/Cyclin D beteiligt.

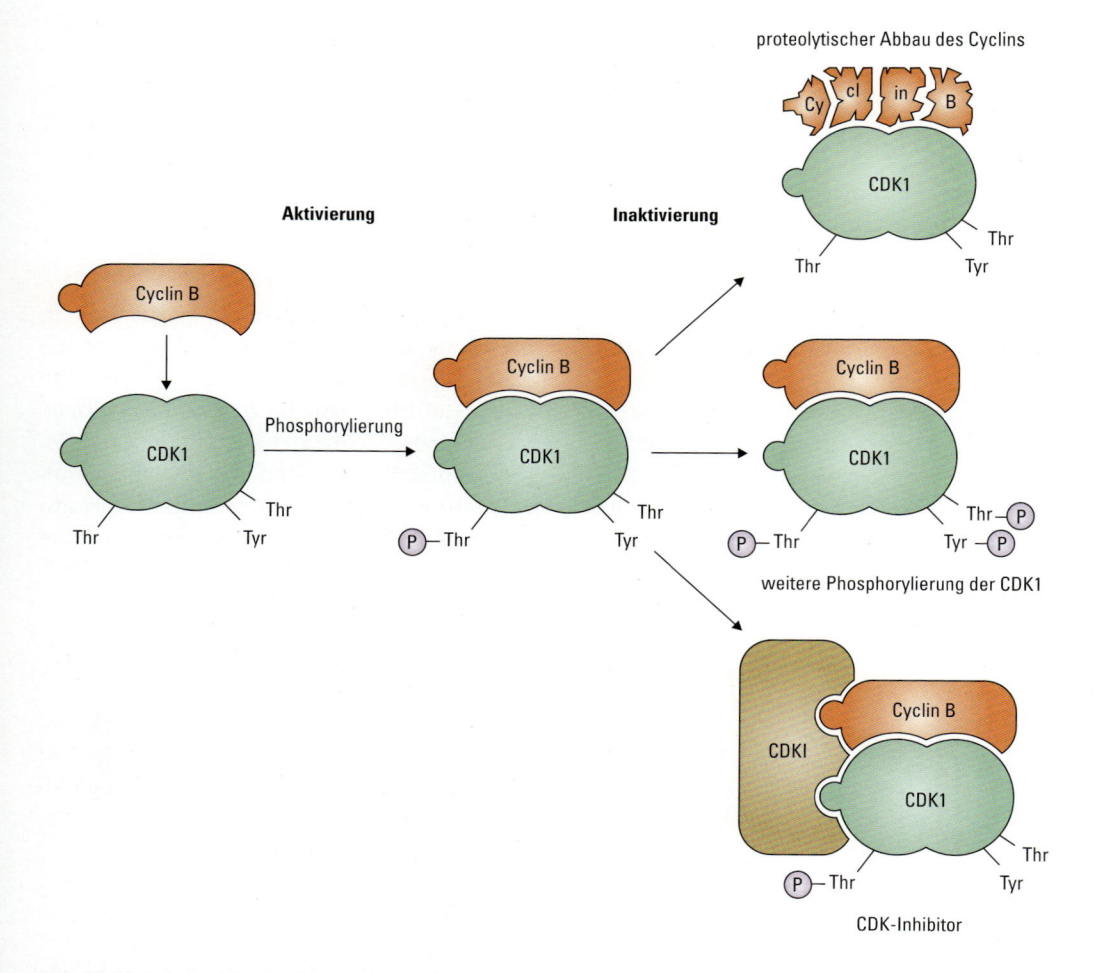

Abb. 27: Regulation der Cyclin-abhängigen Kinase 1 (CDK1)

1.7.2 Mitose

Die Mitose führt zur Ausbildung von zwei genetisch identischen Tochterzellen. Sie kann nur ablaufen, wenn vorher im Rahmen des Zellzyklus das genetische Material verdoppelt wurde. Somit liegt zu Beginn der Zellteilung (nach der S-Phase) ein diploider (zweichromatidiger) Chromosomensatz vor:

	Chromosomensatz	DNA-Gehalt
Körperzelle	2n	2C
Körperzelle nach S-Phase	2n	4C
Tochterzellen	2n	2C

Tab. 5: Mitose

Morphologisch und funktionell lässt sich die Mitose in fünf Stadien einteilen (s. IMPP-Bild 2, S. 62):

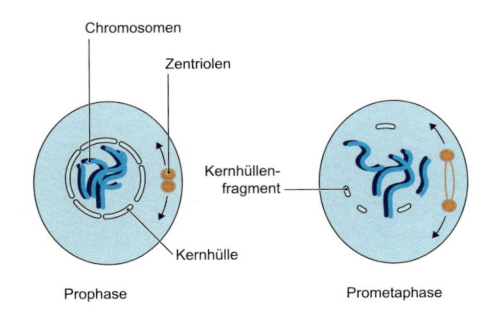

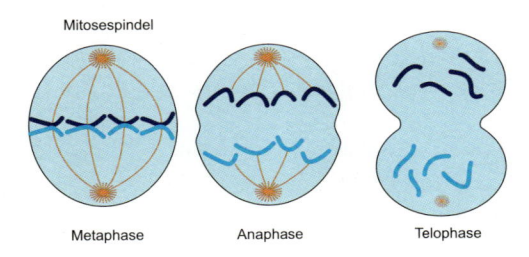

Abb. 28: Mitosestadien   *medi-learn.de/8-bio1-28*

1. **Prophase**
   – Kondensation der Chromosomen.
   – Zentriolen beginnen sich zu teilen.
   – Auflösung des Nukleolus.

2. **Prometaphase**
   – Auflösung der Kernhülle.
   – Spindelapparat formiert sich.

3. **Metaphase**
   – Maximale Kondensation der Chromosomen.
   – Anordnung der Chromosomen in der Teilungsebene/Äquatorialebene.
   – Spindelapparat ist fertig ausgebildet (ausgehend von den Zentriolen bis zu den Kinetochoren, s. a. Tab. 11, S. 53).

4. **Anaphase**
   – Trennung der Schwesterchromatiden.
   – Bewegung der Chromatiden in Richtung Spindelpole.

5. **Telophase**
   – Ausbildung neuer Kernhüllen.
   – Ausbildung von Nukleoli.
   – Entspiralisierung des genetischen Materials.
   – Formierung des Nukleolus und damit Wiederaufnahme der rRNA-Synthese.

Am Ende schließt die **Zytokinese** die Mitose ab. Dabei schnüren kontraktile Aktin- und Myosinfilamente die Zelle auf Höhe der Äquatorialebene in der Hälfte ab. Die Zytokinese fängt schon parallel zur späten Telophase an.
Bislang fehlte in der deutschen Lehrbuchliteratur meist die Prometaphase, da die Fragmentierung der Kernhülle zur Prophase gerechnet wurde. Somit gab es auch nur vier Stadien. Mittlerweile wird allerdings genau diese Kernhüllenfragmentierung als Alleinstellungsmerkmal einer fünften Phase – der Prometaphase – gesehen.

Übrigens ...
Als **Mitoseindex** versteht man die Rate an Mitosen pro z. B. 100 oder

1000 Zellen. Sie ist ein Maß für die Proliferation eines Gewebes. Bei Krebszellen ist der Mitoseindex je nach Malignitätsgrad mitunter sehr stark erhöht.

Endomitose

Bei der Endomitose wird **KEINE Zellteilung** durchgeführt. Der Chromosomenverdopplung folgt daher weder die Auflösung der Kernhülle noch die Spindelbildung. Somit verbleiben alle Tochterchromosomen im Mutterkern, der nun die doppelte Chromosomenanzahl enthält.

> **Merke!**
>
> Endomitose findet beim Menschen häufig in funktionell stark beanspruchten Zellen statt, z. B. in den Hepatozyten der Leber und den Megakaryozyten des Knochenmarks.

Amitose

Unter Amitose versteht man die Bildung von Tochterzellen durch **Zellkerndurchschnürung**. Auch hier wird weder die Kernhülle aufgelöst, noch ein Spindelapparat gebildet, vielmehr wird der Kern fraktioniert.

Synzytium

Synzytien (mehrkernige Zellverbände) entstehen durch sekundäre Zellfusion, bei der die Zellmembranen der beteiligten Zellen miteinander verschmelzen. Dies findet z. B. an der quergestreiften Muskulatur statt und führt dazu, dass eine solche Zelle mehrere Hundert Kerne haben kann.

Exkurs: Praktische Anwendung

Stellen wir uns folgendes Gedankenexperiment vor: Würde man 1 000 000 menschliche Bindegewebszellen auf ihren DNA-Gehalt untersuchen, so würde dieser 2C sein, wenn sich alle Zellen in der G_1- oder G_0-Phase befänden. Das wird aber in unserem Körper kaum der Fall sein, denn die Bindegewebszellen teilen sich natürlich. Somit sind von den 1 000 000 Zellen einige in der S-Phase, andere in der G_2-Phase und wieder andere in der M-Phase. In der S-Phase ist die DNA im Begriff verdoppelt zu werden. Der DNA-Gehalt einer Zelle in der S-Phase liegt daher zwischen 2C und 4C. Die Zellen, die die S-Phase durchlaufen haben (G_2-Phase und M-Phase), haben den doppelten DNA-Gehalt von 4C. Wird die Zellteilung mit der Zytokinese vollzogen, beträgt der DNA-Gehalt einer einzelnen Zelle wieder 2C.

Isoliert man solche Bindegewebszellen (Fibroblasten) und lässt sie in einer Zellkultur wachsen, so kann man beobachten, dass sich die einzelnen Phasen, wie in Tab. 6, S. 34 dargestellt, zeitlich wie folgt unterteilen:

Phase	Zeitdauer	Generations-zyklusdauer
G_1	9–10 h	
S	7 h	22–24 h
G_2	5–6 h	
M	1 h	

Tab. 6: Zellzyklus – Phasendauer von Fibroblasten

Würde man (beispielsweise mittels eines Durchflusszytometers) den DNA-Gehalt der einzelnen Zellen bestimmen, so würde man ein Bild wie in Abb. 29, S. 35 erwarten, wenn sich alle Zellen in der G_1- oder G_0-Phase befänden. So etwas kann man experimentell beispielsweise durch einen Nährmediumzug erreichen. Die mit a bezeichnete Fraktion weist einen DNA-Gehalt von 2C auf und befindet sich somit in der G_1- oder G_0-Phase.

Unter optimalen Bedingungen (s. Abb. 30, S. 35) fangen die Zellen an sich zu teilen. Die a-Fraktion bezeichnet in diesem Piktogramm wieder die 2C-Fraktion. Zellen, die in der b-Fraktion liegen, weisen einen DNA-Gehalt zwischen 2C und 4C auf, somit sind sie in der S-Phase. Die c-Fraktion stellt mit dem 4C-DNA-Gehalt die G_2- und M-Phase dar.

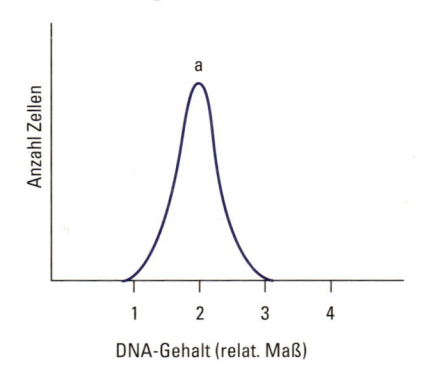

Abb. 29: Nährmediumentzug

medi-learn.de/8-bio1-29

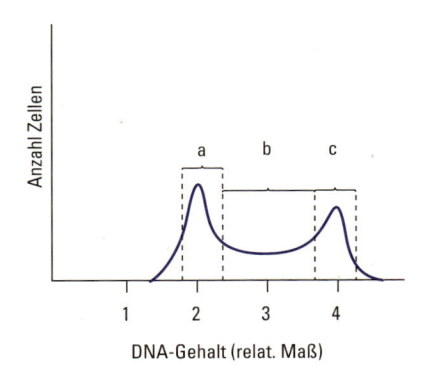

Abb. 30: Normale Kultur

medi-learn.de/8-bio1-30

	Chromosomensatz	DNA-Gehalt
Geschlechtszelle	2n	2C
Geschlechtszelle nach der letzten S-Phase	2n	4C
nach der 1. Reifeteilung	1n	2C
nach der 2. Reifeteilung	1n	1C
nach Verschmelzung (Zygote)	2n	2C

1n = haploid = 23 Chromosomen,
2n = diploid = 46 Chromosomen, 1C = eine Chromatide

Tab. 7: Meiose

1.7.3 Meiose

Die meiotische Teilung findet in den **Geschlechtszellen** statt. Durch die Meiose entstehen haploide (1n) Eizellen und Spermien. Wenn diese miteinander verschmelzen, bildet sich wieder eine diploide (2n) Zygote. So wird gewährleistet, dass die Körperzellen der jeweils folgenden Generation auch wieder einen diploiden Chromosomensatz haben.

Letzte prämeiotische Interphase

Bevor die Zellen in die Meiose eintreten können, durchlaufen sie eine **S-Phase**, in der ihr genetisches Material verdoppelt wird. Auf diese Phase folgen zwei Reifeteilungen.

1. Reifeteilung (RT)

Während der 1. RT wird der diploide Chromosomensatz getrennt und ein haploider Satz entsteht (1n, 2C). Merken sollte man sich besonders, dass dabei die **homologen Chromosomen** voneinander getrennt werden.
Die Prophase der ersten meiotischen Teilung kann man noch in folgende Stadien weiter unterteilen:
Leptotän→ Zygotän→ Pachytän→ Diplotän →Diakinese

Mit folgendem Merkspruch kann man sich die Reihenfolge dieser Stadien gut merken:

> **Merke!**
> **L**iebe **Z**elle **p**aare **d**ich **d**och.

Im Leptotänstadium werden die einzelnen Chromosomen durch Spiralisierung sichtbar und sind nur locker organisiert. Im Zygotän kommt es zur Paarbildung. Im Pachytän sind die Chromosomen gespannt und stark kondensiert. Da die gepaarten Chromosomen (Bivalente) mit jeweils vier Chromatiden vorlie-

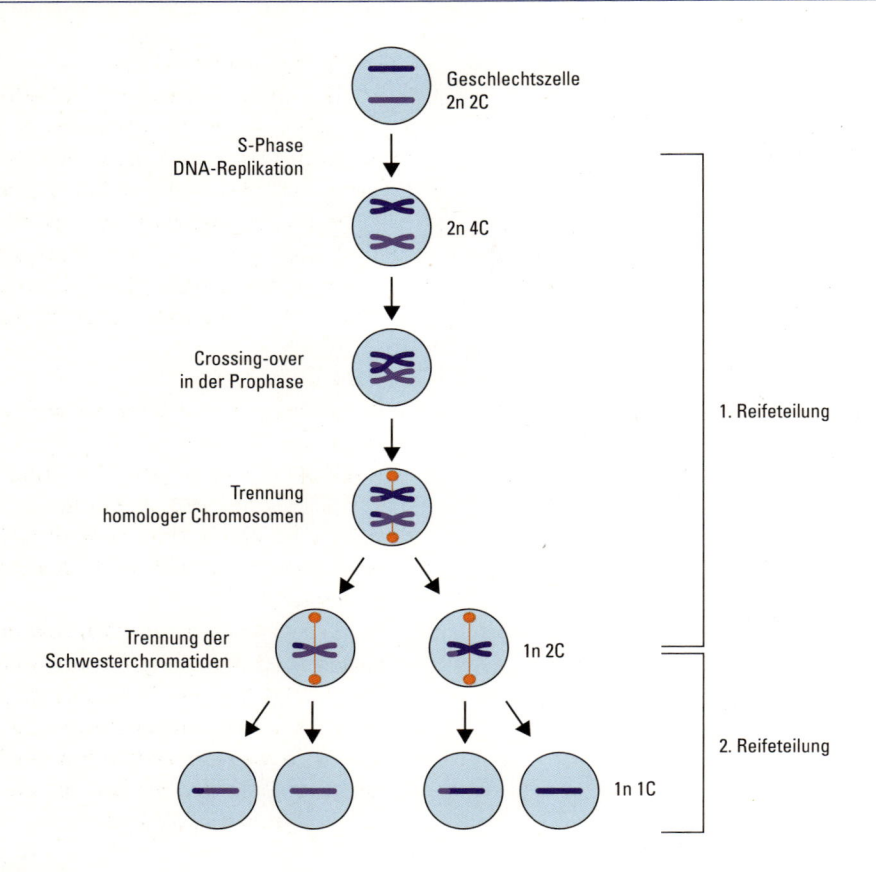

1 Allgemeine Zytologie, Zellteilung und Zelltod

Abb. 31: Meiose

medi-learn.de/8-bio1-31

gen, spricht man auch vom Tetradenstadium. Im Diplotän werden die Parallelkonjugationen wieder aufgelockert und in der Diakinese trennen sich die homologen Chromosomen. In der Prophase der ersten meiotischen Teilung findet bei der beschriebenen Paarbildung der Chromosomen das Crossing-over statt. Dabei wird genetisches Material zwischen väterlichen und mütterlichen Chromosomen ausgetauscht. Lichtmikroskopisches Korrelat des Crossing-over sind die **Chiasmata**, sie treten mehrfach pro Chromosomenpaar auf. Diese Rekombination genetischer Information erhöht die genetische Vielfalt.

2. Reifeteilung

Die 2. RT schließt sich der 1. RT unmittelbar an. Es kommt daher **NICHT** zu einer weiteren S-Phase, sondern die Schwesterchromatiden werden – wie bei einer normalen Mitose – voneinander getrennt.

Spermatogenese

Die Geschlechtszelle, die beim Mann in die Meiose eintritt, nennt man **Spermatozyte 1. Ordnung**. Nach der 1. RT entstehen daraus zwei **Spermatozyten 2. Ordnung**. Daraus bilden sich bei der 2. RT dann vier **Spermatiden** mit je 22 Autosomen und einem Gonosom (s. Chromosomen, 2.2, S. 52).

1.7.3 Meiose

> **Merke!**
>
> Bei der Spermatogenese dauert die Prophase I am längsten (ca. 3 Wochen).

Diese Spermatiden sind aber noch lange keine Spermien sondern vielmehr kleine rundliche Zellen. Die Spermien entwickeln sich aus den Spermatiden. Erst sie haben einen fertig ausdifferenzierten Kopf, einen Halsteil, ein Mittelstück und einen Schwanz. In diesen Abschnitten befinden sich wichtige prüfungsrelevante Strukturen, die in Abb. 32, S. 37 zusammengefasst und im Folgenden erläutert werden.

Erläuterungen:
- Das **Kernäquivalent** trägt die genetische Information (1n, 1C).
- Die **Zentriole** dient dem Spermium als Ursprungsort für sein Axonema.
- Das aus Mikrotubuli zusammengesetzte **Axonema** des Spermiums dient der Fortbewegung.
- Das **Akrosom** ist ein **Lysosomenäquivalent** und wird vom Spermium zum Öffnen der Eizelle bei der Befruchtung benötigt. Da Spermien vorwärts schwimmen, erklärt sich auch die Lokalisation am Kopfteil …
- Die **Mitochondrien** finden sich beim Spermium nur im **Mittelstück**.

Bei der Befruchtung verschmilzt das Spermium am Kopfteil mit der Eizelle und das Kernäquivalent, die Zentriole und auch ein paar paternale Mitochondrien treten in die Eizelle über. Letztere werden aber in der Regel zügig in der Eizelle abgebaut. So kann man sich gut erklären, dass mitochondriale Erkrankungen **maternal** vererbt werden (s. Abschnitt 1.6.1, S. 18 und Skript Biologie 2).

> **Übrigens …**
> Ab der Pubertät werden Spermien das gesamte Leben lang gebildet. Sie reifen aber erst im weiblichen Geschlechtstrakt komplett aus. Diesen Vorgang nennt man **Kapazitation**. Begünstigt durch den Zervixschleim wird dabei ein Glykoproteinüberzug vom Spermienkopf entfernt, was Voraussetzung für die Befruchtung der weiblichen Eizelle ist.

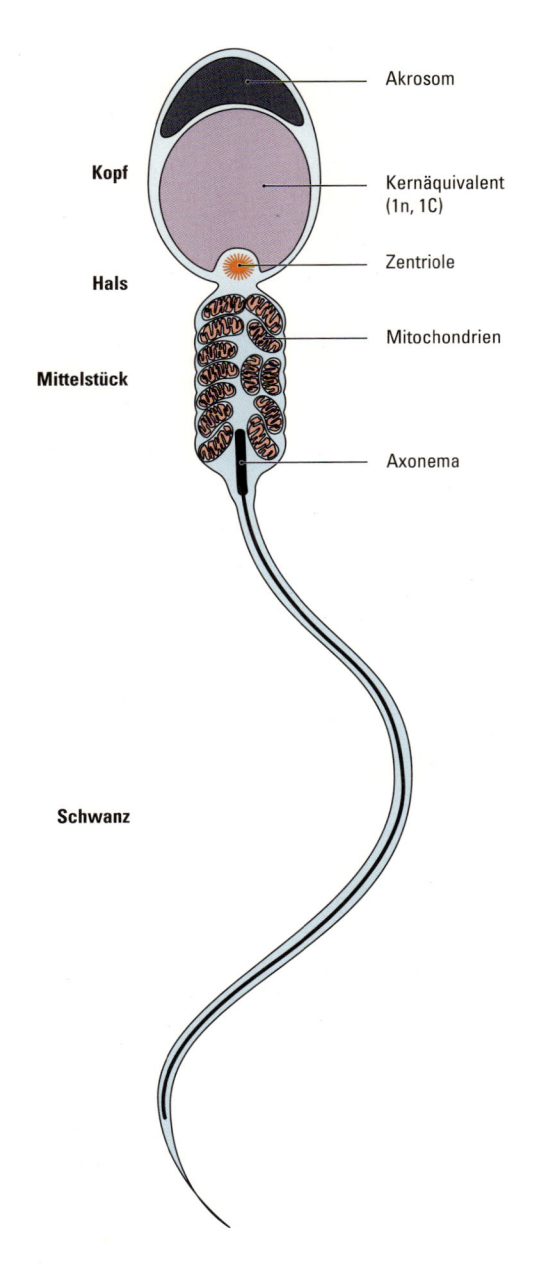

Abb. 32: Spermium   medi-learn.de/8-bio1-32

Labels: Kopf, Hals, Mittelstück, Schwanz — Akrosom, Kernäquivalent (1n, 1C), Zentriole, Mitochondrien, Axonema

Oogenese

Bei der Frau startet die **Oozyte 1. Ordnung** die Meiose. Analog zur Spermatogenese gibt es auch **Oozyten 2. Ordnung**. Allerdings entsteht am Ende nur eine **Eizelle**, die anderen Zellen bilden sich zu degenerierten **Polkörperchen** zurück. Beim zeitlichen Verlauf gibt es wichtige Besonderheiten:
- Die Meiose der Frau beginnt im Gegensatz zu der des Mannes bereits in der Embryonalentwicklung. Etwa ab dem 3. Entwicklungsmonat treten die Oozyten 1. Ordnung in die 1. RT ein. Diese wird jedoch nicht vollendet, sondern stoppt in der Prophase, genauer im **Diktyotän**-Stadium (s. IMPP-Bild 3, S. 63).
- Weiter geht es erst mit Beginn der **Pubertät**, in der dann zyklusabhängig einige Dutzend Eizellen die Meiose fortsetzen. Erst zu diesem Zeitpunkt wird die 1. RT vollendet. Doch auch der weitere Verlauf der Oogenese gestaltet sich stockend, da die 2. RT in der Metaphase arretiert wird.
- Die 2. RT wird erst beendet, wenn ein Ei im Eileiter befruchtet wurde.

> **Merke!**
> Die 1. RT endet kurz vor der Ovulation, die 2. RT wird erst nach der Befruchtung vollendet (s. IMPP-Bild 3, S. 63).

> **Übrigens ...**
> Normalerweise verlässt nur ein Ei bei der Ovulation den Eierstock und wandert durch den Eileiter in Richtung Uterus. Es kann auch mal den falschen Weg einschlagen und in die Bauchhöhle gelangen. Dadurch kommt es zu einer Bauchhöhlenschwangerschaft.

Non-Disjunction

Unter einer Non-Disjunction versteht man die „Nichttrennung" von Chromosomen. Passiert dies während der 1. RT, werden homologe Chromosomen nicht voneinander getrennt, tritt es während der 2. RT auf, findet keine Trennung der Schwesterchromatiden statt. Solche Chromosomenfehlverteilungen können in beiden Teilungen der Meiose und bei beiden Geschlechtern auftreten. Wissenswerte Ausnahmen gibt es bei den Geschlechtschromosomen:
- Eine Non-Disjunction von zwei X-Chromosomen kann im Regelfall in allen Teilungsstadien vorkommen, **außer während der 1. meiotischen Teilung beim Mann**. Der Grund dafür heißt xy: Bei der 1. RT werden die homologen Chromosomen getrennt, wobei der Mann im Regelfall nur ein und nicht, wie die Frau, zwei homologe X-Chromosomen besitzt.
- Eine Non-Disjunction von zwei Y-Chromosomen kann **nur bei der 2. RT und nur beim Mann geschehen**. Die Frau besitzt kein Y-Chromosom, somit gibt es bei ihr auch keine Non-Disjunction zweier Y-Chromosomen. In der 1. RT beim Mann paart sich sein Y-Chromosom mit dem X-Chromosom. Da hier nur ein Y-Chromosom vorhanden ist, kann es zu diesem Zeitpunkt auch keine Y-Non-Disjunction geben. Diese Fehlverteilung ist erst während der 2. RT möglich, bei der die Schwesterchromatiden des Y-Chromosoms voneinander getrennt werden.

> **Merke!**
> - Bei Männern gibt es KEINE Non-Disjunction von zwei X-Chromosomen während der 1. RT.
> - Eine Non-Disjunction von zwei Y-Chromosomen gibt es nur beim Mann und nur während der 2. RT.

> **Übrigens ...**
> Non-Disjunction tritt in den Keimzellen von Frauen häufiger auf als in den Keimzellen von Männern. Grund: Zwischen dem Beginn und dem Ende der 1. Reifeteilung bei der Frau können 40 Jahre liegen. In dieser Zeit ist die Oozyte vielen Umwelteinflüssen ausge-

setzt, wodurch das Risiko einer Non-Disjunction steigt.

1.7.4 Stammzellen

Nun noch ein paar wichtige Worte zu den Stammzellen und ihren besonderen Eigenschaften: Stammzellen sind lebenslang teilungsfähig (unsterblich) und besitzen die Fähigkeit zur **differenziellen Zellteilung**. Darunter versteht man folgendes Teilungsverhalten: Bei einer differenziellen Zellteilung entstehen aus einer Stammzelle eine neue Stammzelle und eine Zelle, die sich weiter differenziert. Somit wird gewährleistet, dass die Stammzellpopulation nicht abnimmt, trotzdem aber immer neue Zellen in den Differenzierungspool kommen. Ein wichtiges Beispiel hierfür sind die Stammzellen der Haut im Stratum basale. Übrigens: Differenzierte Körperzellen können jedoch durch eine künstliche Re-Programmierung erneut zu pluripotenten Zellen werden.

> **Merke!**
> Den Zusammenschluss von Stammzellen in einem Epithel nennt man Blastem.

1.8 Adaptation von Zellen an Umwelteinflüsse

Je nachdem, welchen Umwelteinflüssen Zellen ausgesetzt sind, werden sie unterschiedlich reagieren: Bei starker Beanspruchung beginnen sie reaktiv zu wachsen, um mehr leisten zu können, bei Unterforderung können sie schrumpfen.
Für das Physikum und das spätere Leben als Mediziner sollte man unbedingt folgende Definitionen parat haben:
- **Hypertrophie:** Volumenzunahme durch funktionelle Zellschwellung. Beispiel: Bodybuilding.
- **Atrophie:** Das Gegenteil der Hypertrophie, also eine Volumenabnahme der Zellen. Beispiel: Muskelabnahme bei schlaffer Lähmung oder nach einer langen Lernphase, bei der man die meiste Zeit sitzend am Schreibtisch und liegend im Bett zugebracht hat ...
- **Hyperplasie:** Volumenzunahme durch Vermehrung der Zellzahl. Beispiel: Uterus während der Schwangerschaft.
- **Metaplasie:** Umdifferenzierung von Gewebe. Beispiele: Bei einem Raucher kann sich das respiratorische Epithel in den Bronchien zu einem Plattenepithel umwandeln, bei chronischem Sodbrennen kann im unteren Ösophagus Magenschleimhaut gebildet werden (Barrett-Metaplasie).

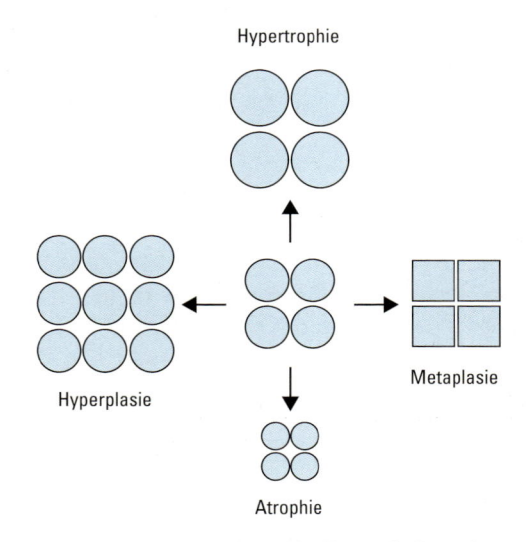

Abb. 33: Hypertrophie, Atrophie, Hyperplasie und Metaplasie

medi-learn.de/8-bio1-33

Ein Maß, um die Proliferation eines Gewebes zu quantifizieren, ist der **Mitoseindex**. Hier zählt man z. B. pro 1000 Zellen die Mitosefiguren. Darmepithel hat dann einen wesentlich höheren Mitoseindex als normales Fett- oder Bindegewebe. Bösartige Tumoren („Krebs") weisen oft einen hohen Mitoseindex auf.

1.9 Zelltod

Und nun kommen wir zellbiologisch zum Ende – mit den verschiedenen Arten des Zelltods.

1.9.1 Nekrose

Bei einer Nekrose gehen die Zellen durch irreversible Schädigung zugrunde. Auslöser dieser Schäden können sowohl endogene (z. B. Ischämie) als auch exogene (z. B. Toxine) Noxen (schädliche Substanzen) sein. Die morphologischen Zeichen einer Nekrose sind:
- **Zellschwellung,**
- **Karyorrhexis:** Fragmentierung des Zellkerns,
- **Kernpyknose:** Verdichtung des Zellkerns,
- **Karyolyse:** Auflösung des Zellkerns,
- **Ruptur:** Platzen der Zellen und dadurch ausgelöste Entzündungen.

> **Übrigens ...**
> Nekrose geht immer mit einer Entzündung einher.

1.9.2 Apoptose

Unter Apoptose versteht man den programmierten, natürlichen Zelltod ohne das Auftreten einer Entzündungsreaktion. Als prüfungsrelevantes Beispiel sollte man sich die Embryogenese merken, bei der die Zellen, die ihre Funktion erfüllt haben und damit überflüssig sind, durch Apoptose beseitigt werden. Die Apoptose umfasst vier Phasen (s. Abb. 34, S. 40):
1. Initiation
2. Exekution
3. Phagozytose der Vesikel durch umliegende Makrophagen und weitere Zellen
4. Degradation der Vesikel in den genannten Zellen

Die Initiation kann durch bestimmte intra- und extrazelluläre Faktoren eingeleitet werden. Man unterscheidet
- einen **intrinsischen** und einen
- **extrinsischen** Weg,

die allerdings nicht völlig getrennt voneinander ablaufen.

Der intrinsische Weg kann durch zellinterne Vorkommnisse (z. B. DNA-Schädigung) ausgelöst werden. Schlüsselereignis ist eine **Erhöhung der Permeabilität der äußeren Mitochondrienmembran** (engl. MOMP: **M**itochondrial **o**uter **M**embrane **P**ermeabilization). Eine MOMP-positive Zelle wird unweigerlich die Apoptose durchlaufen. Daher ist auch der Austritt von **Cytochrom c** aus Mitochondrien ins Zytoplasma ein untrügliches Zeichen für eine Apoptose. Der extrinsische Weg kann durch zytotoxische T-Zellen oder natürliche Killerzellen (NK-Zellen) gestartet werden. Solche Zellen können Liganden (z. B. Tumornekrosefaktor Alpha (TNF-Alpha) oder andere Zytokine) zur Verfügung stellen, die dann an einen Todesrezeptor (z. B. FAS-Rezeptor = CD95 oder auch der TNF-Rezeptor) binden und die Apoptose induzieren.

Die **Exekutionsphase** beginnt mit der Aktivierung bestimmter **Caspasen**, u. a. der Caspasen 3 und 6, die den Abbau der DNA bewirken. Dadurch entstehen Apoptosekörper (engl.: apoptotic bodies), die durch **Phagozytose** von umliegenden Zellen aufgenommen und dort durch intrazelluläre **Degradation** vollständig abgebaut werden.

Diese Einführung in die Apoptose ist der Prüfungsrelevanz zuliebe stark vereinfacht. Von den zahlreichen anderen beteiligten Faktoren, solltest du noch Bax (Bcl-2 associated X-proteine) als Beispiel für ein proapoptotisches Protein und Bcl-2 (B-cell lymphoma 2 proteine) als ein antiapoptotisches Protein kennen.

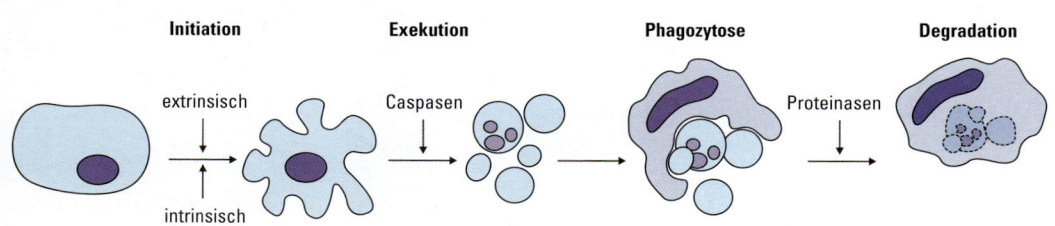

Abb. 34: Die vier Phasen der Apoptose

DAS BRINGT PUNKTE

Zum Thema **Zellzyklus** solltest du folgendes Wissen parat haben:
- Zellen, die sich vermehren, durchlaufen einen Zellzyklus $G_1 \rightarrow S \rightarrow G_2 \rightarrow M$. Ein Zellzyklus kann je nach Zellart unterschiedlich lange dauern.
- Die Phasen G_1, S und G_2 bezeichnet man auch als Interphase.
- Die G_1-Phase ist eine Wachstumsphase, die durch eine hohe Protein- und RNA-Syntheserate gekennzeichnet ist.
- In der S-Phase wird die DNA verdoppelt.
- Die G_2-Phase entspricht einer Kontrollphase. Es werden die letzten Vorbereitungen für die anstehende Mitose getroffen.
- In der M-Phase findet die Zellteilung statt.
- Der Zellzyklus wird durch Cyclin-abhängige Kinasen (CDKs) und Cycline reguliert.

Wie bereits erwähnt, sind die **mitotische** und **meiotische Zellteilung** absolute Dauerbrenner in den schriftlichen Fragen. Besonders gut einprägen solltest du dir folgende Sachverhalte:
- Die Mitose dient der Produktion von zwei genetisch identischen Tochterzellen.
- Die fünf verschiedenen Mitosestadien (s. Fürs Mündliche).
- Bei der ersten meiotischen Teilung werden die homologen Chromosomen getrennt.
- Bei der zweiten meiotischen Teilung werden die Schwesterchromatiden getrennt.
- Das Crossing-over findet in der Prophase der ersten meiotischen Reifeteilung (RT) statt.
- Bei Männern tritt KEINE Non-Disjunction von zwei X-Chromosomen während der 1. RT auf.
- Eine Non-Disjunction von zwei Y-Chromosomen ist nur während der 2. RT beim Mann möglich.

Bei den Abschnitten **Adaptation** und **Zelltod** solltest du dir Folgendes unbedingt merken:
- Die verschiedenen Adaptationsarten (s. Fürs Mündliche).
- Apoptose ist ein genetisch gesteuerter Zelltod ohne Entzündungsreaktion.
- Die Apoptose wird über Caspasen vermittelt.
- Die Nekrose wird durch endogene oder exogene Schadstoffe hervorgerufen. Im Gegensatz zur Apoptose löst sie eine Entzündungsreaktion aus.

FÜRS MÜNDLICHE

Zum Abschluss der Zytologie kannst du jetzt dein Wissen alleine oder in deiner Lerngruppe anhand folgender Prüfungsfragen kontrollieren.

1. **Charakterisieren Sie bitte die Mitosestadien.**
2. **Erläutern Sie bitte, was ein Synzytium ist.**
3. **Nennen Sie bitte verschiedene Möglichkeiten, wie eine Zelle auf unterschiedliche Umwelteinflüsse reagieren kann.**
4. **Welche Phasen unterscheiden Sie bei der Apoptose?**

Fragen
Antworten

FÜRS MÜNDLICHE

1. Morphologisch, aber auch funktionell lässt sich die Mitose in fünf Stadien einteilen:
   1. Prophase: Hier kondensieren die Chromosomen.
   2. Prometaphase: Hier kommt es zur Auflösung der Kernhülle.
   3. Metaphase: Das genetische Material ist nun maximal verdichtet (kondensiert). Die Chromosomen ordnen sich in der Äquatorialebene an. An den Zentromeren greifen die Spindelfasern (aus Mikrotubuli) an.
   4. Anaphase: Durch den Spindelapparat werden die Schwesterchromatiden getrennt und bewegen sich in Richtung der Spindelpole.
   5. Telophase: In dieser letzten Phase bilden sich die Kernhüllen und auch Nukleoli wieder aus. Das genetische Material wird entspiralisiert. Zuletzt wird der Zellleib in zwei Tochterzellen geteilt. Diesen Vorgang nennt man auch Zytokinese.

2. Ein Synzytium ist ein Zusammenschluss von Zellen. Man unterscheidet „echte" Synzytien, wo die Zellen richtig fusioniert sind (z. B. quergestreifte Muskulatur) von „funktionellen" Synzytien. Bei letzteren sind die Zellen rein funktionell z. B. über Gap Junctions zusammengeschlossen (z. B. Herzmuskulatur).

3.
   – Atrophie: Schrumpfen der Zelle bei fehlender Belastung (z. B. Bürohengst),
   – Hypertrophie: Volumenzunahme einer Zelle bei stärkerer Belastung (z. B. Gewichte stemmen),
   – Hyperplasie: Volumenzunahme eines Gewebes durch Vermehrung der Zellzahl (z. B. Uterus während der Schwangerschaft),
   – Metaplasie: Umdifferenzierung eines Gewebes in ein anderes (z. B. Epithel bei Rauchern).

4.
   1. Bei der Initiation wird die Apoptose über einen extrinsischen oder intrinsischen Weg eingeleitet.
   2. Bei der Exekution wird die DNA durch Caspasen abgebaut.
   3. Die entstehenden Vesikel werden bei der Phagozytose durch umliegende Makrophagen und weitere Zellen aufgenommen.
   4. Diese Vesikel werden dann in den genannten Zellen degradiert (vollständig abgebaut).

KREUZEN

Hier findest du zum bisher Gelernten passende IMPP-Fragen:

Papier: Examensfragen
von MEDI-LEARN
→ Im Skript

Von Allgemeine Zytologie, Zellteilung und Zelltod – Zellvermehrung und Keimzellbildung
bis Allgemeine Zytologie, Zellteilung und Zelltod – Zelltod

Online: AMBOSS
von MIAMED
→ www.miamed.de/ML

Von Allgemeine Zytologie, Zellteilung und Zelltod – Zellvermehrung und Keimzellbildung
bis Allgemeine Zytologie, Zellteilung und Zelltod – Zelltod

App: Lass mal Kreuzen
von apoBank & MEDI-LEARN
→ Im Lernmodus

Fach Biologie
Kapitel Zytologie

PAUSE

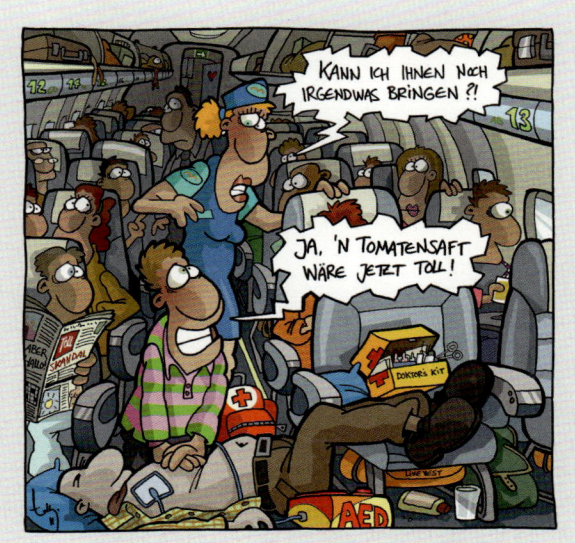

Mehr Cartoons unter www.medi-learn.de/cartoons

Pause

Mach jetzt eine kurze Pause,
bevor es mit der Genetik losgeht!

Wissen, das in keinem Lehrplan steht:

- Wo beantrage ich eine **Gratis-Mitgliedschaft** für den **MEDI-LEARN Club** – inkl. Lernhilfen und Examensservice?

- Wo bestelle ich kostenlos **Famulatur-Länderinfos** und das **MEDI-LEARN Biochemie-Poster**?

- Wann macht eine **Studienfinanzierung** Sinn? Wo gibt es ein **gebührenfreies Girokonto**?

- Warum brauche ich schon während des Studiums eine **Arzt-Haftpflichtversicherung**?

Lassen Sie sich beraten!
Nähere Informationen und unseren Repräsentanten vor Ort finden Sie im Internet unter www.aerzte-finanz.de

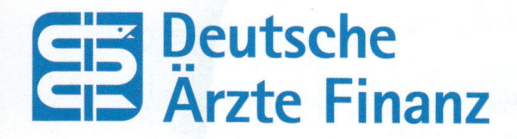

Deutsche Ärzte Finanz
Standesgemäße Finanz- und Wirtschaftsberatung

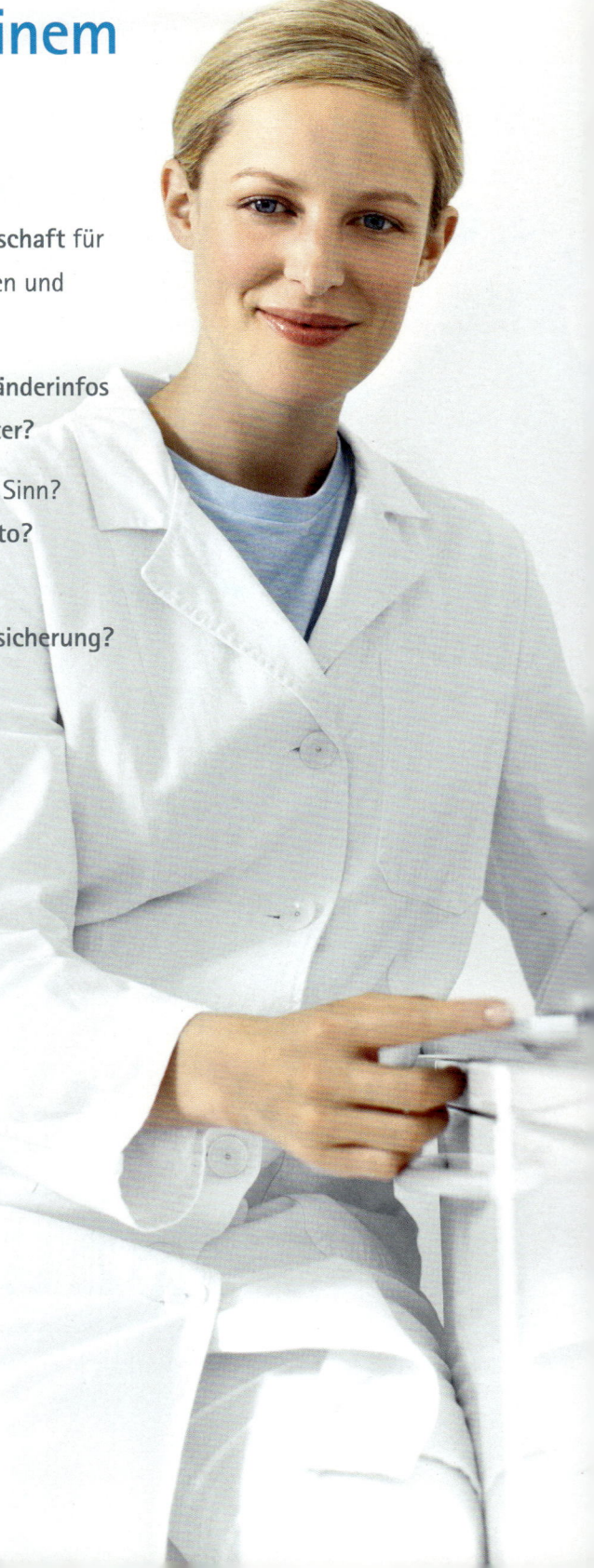

2 Genetik

Fragen in den letzten 10 Examen: 27

Im zweiten Kapitel dieses Skripts stellen wir zunächst die Organisation der Nukleinsäuren vor und gehen anschließend näher auf die Chromosomen und deren Fehlverteilungen ein. In Biologie 2 geht es dann mit den Mendel-Gesetzen, der Vererbungslehre und weiteren hoch interessanten – weil gern gefragten – Themen weiter.

Zu den Kapiteln 2.1.2, S. 45 bis 2.1.7, S. 51 wurden zwar im Bereich Biologie in den letzten zehn Physika vergleichsweise wenige Fragen gestellt, das Wissen ist aber absolut prüfungsrelevant, um die Zusammenhänge im Bereich der Genetik zu verstehen.

2.1 Organisation eukaryontischer Gene

Hinter diesem Ausdruck versteckt sich eine Analyse der menschlichen Nukleinsäuren und wichtiger Grundlagen der Speicherung, Verdopplung und Ablesung der genetischen Information.

2.1.1 Übersicht

Speicherung	als DNA
Replikation	DNA-Verdopplung
Transkription	Abschreiben der DNA-Info in hnRNA
mRNA-Reifung	hnRNA wird zu mRNA
Translation	Übersetzung der Info auf der mRNA in eine Aminosäuresequenz

Tab. 8: Grundlagen/Begriffe zur genetischen Information

Die genetische Information ist in Form von DNA gespeichert und wird über den Weg der Transkription und Translation in Proteine übersetzt. Bevor wir uns den einzelnen Schritten näher zuwenden, stellen die folgenden Abschnitte zunächst die Struktur der DNA und RNA vor.

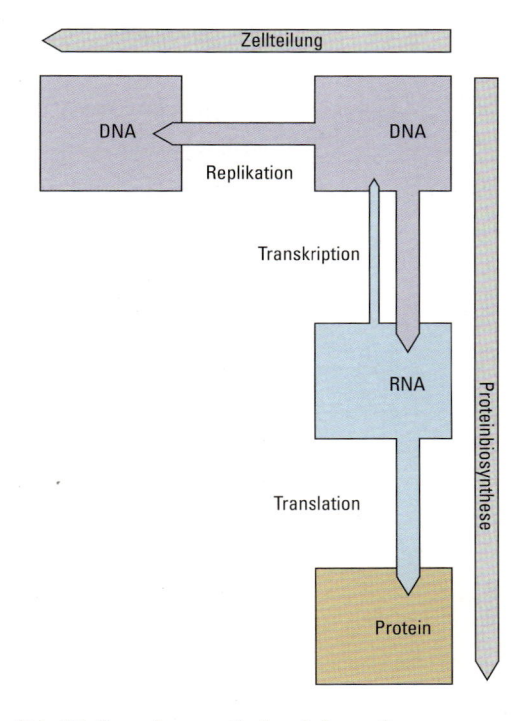

Abb. 35: Fluss der genetischen Information

medi-learn.de/8-bio1-35

2.1.2 Struktur der DNA

Die DNA (Desoxyribonucleic Acid, Desoxyribonukleinsäure) befindet sich im Zellkern und in den Mitochondrien. Sie besteht aus **Nukleotiden**, Bausteinen, die selbst aus je einem C5-Zucker (2´-Desoxyribose), Phosphat und einer Base zusammengesetzt sind. Diese Nukleotide polymerisieren zu einem langen Molekülstrang.

2 Genetik

Zwei solcher Stränge lagern sich nun mit gegenläufiger Polarität zu einem Doppelstrang zusammen und bilden so die **DNA-Doppelhelix**. Nach ca. zehn Basenpaarungen erreicht man eine volle Umdrehung der DNA, denn jede Base ist im Verhältnis zur Nachbarbase um ca. 35 Grad gedreht. Dabei ist die zelluläre DNA **rechtsgängig** und die Basen sind senkrecht zueinander orientiert (s. Abb. 36, S. 46).

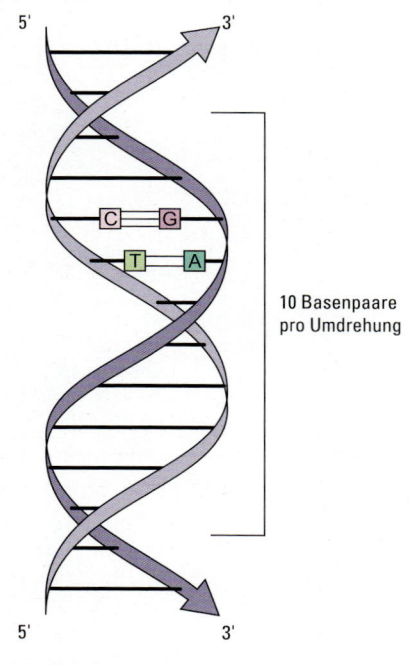

Abb. 36: DNA-Doppelhelix   medi-learn.de/8-bio1-36

Diese Zusammenlagerung der Basen ist nur möglich, weil sich zwischen den Molekülsträngen die komplementären (zusammenpassenden) Basen paaren, d. h. sich durch Wasserstoffbrückenbindungen aneinander heften. Die Wasserstoffbrücken lassen sich auch wieder lösen, sind also reversibel. Dies ist eine ihrer wichtigen Eigenschaften, denn sowohl zur Replikation als auch zur Transkription müssen die beiden Stränge voneinander getrennt werden.
Insgesamt kommen vier Basen im Bauplan der DNA vor:
- die Purinbasen **Adenin** (A) und **Guanin** (G) sowie
- die Pyrimidinbasen **Cytosin** (C) und **Thymin** (T).

Purine und Pyrimidine sind aromatische Heterozyklen, von denen sich die DNA-Basen ableiten. Aus sterischen Gründen paart sich immer eine Pyrimidin- mit einer Purinbase. Dabei bilden sich zwischen Adenin und Thymin zwei, zwischen Cytosin und Guanin drei Wasserstoffbindungen aus. Die unterschiedliche Anzahl der Bindungen könnte eine Erklärung dafür sein, warum AT-reiche Regionen in der DNA weniger stabil sind als CG-reiche Abschnitte, und sich dort die Stränge auch leichter voneinander lösen (s. Transkription, S. 49).

> **Merke!**
>
> A=T, C≡G

Nur 1% der DNA des menschlichen Kerngenoms kodiert überhaupt für Proteine (protein-coding exons). Somit gibt es also wesentlich mehr Material als auf den ersten Blick nötig erscheint:
- Es gibt **repetitive DNA**, die aus oft wiederholten, fast identischen Abschnitten besteht. Man findet sie z. B. im Bereich des Zentromers. Die Funktion dieser repetitiven Sequenzen ist noch nicht bekannt und kann dementsprechend auch nicht gefragt werden.
- **Introns** sind Gensequenzen innerhalb eines Gens, die zwar transkribiert, aber nicht mehr translatiert werden, da sie vorher mittels Spleißen entfernt wurden. So gesehen sind auch Introns „überflüssige DNA". Bakterien kommen z. B. ohne Introns aus.
- Außerdem gibt es redundante Gene, wobei mit **Redundanz** das Vorliegen mehrerer Genkopien gemeint ist. Diese Redundanz findet sich z. B. bei den Genen für rRNA oder Histone, die meist vielfach vorliegen, weil sie oft gebraucht werden.

2.1.3 Genetischer Code

Für die Übersetzung der Nukleinsäuresequenz in eine Proteinsequenz gibt es den genetischen Code. Er stellt sozusagen das Wörterbuch für die Übersetzung dar.

Die proteinogenen Aminosäuren werden jeweils über eine Dreiersequenz der vier Basen codiert. So eine Dreiersequenz (z. B. GAA) nennt man Triplett oder **Codon**.

Rein rechnerisch gibt es 4^3 (64) Möglichkeiten, aus vier Basen ein Triplett zu formen. Da es aber nur 20 proteinogene Aminosäuren gibt, codieren meist mehrere verschiedene Codons für eine bestimmte Aminosäure. Bildlich erklärt: Da es 64 Wörter gibt, aber nur 20 Aussagen, haben einige Wörter die gleiche Aussage. Dieses Phänomen nennt man die **Degeneration** des genetischen Codes.

Für das Ablesen des genetischen Codes kann man eine Code-Sonne benutzen. Da solche Sonnen auch im schriftlichen Examen immer wieder auftauchen, lohnt es sich, die „Bedienungsanleitung" zu kennen.

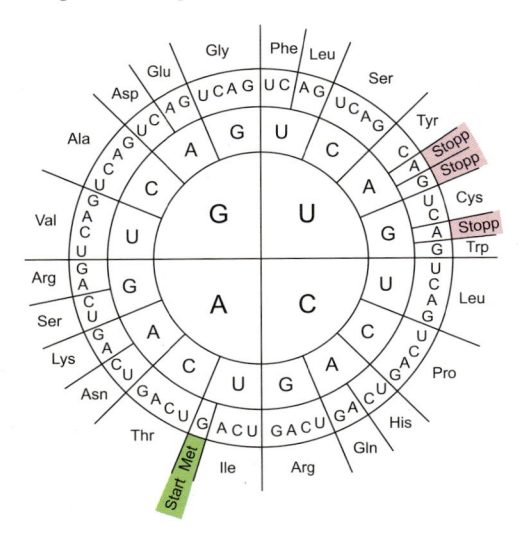

Abb. 37: Code-Sonne *medi-learn.de/8-bio1-37*

Für das Ablesen einer Code-Sonne gibt es zwei verschiedene Möglichkeiten: Man kann einem bestimmten Code eine Aminosäure zuweisen oder von einer Aminosäure ausgehen und herausfinden, welche Codons für sie codieren. Hierzu noch zwei Beispiele:
– Man liest das Schema von innen nach außen und erfährt, dass das bereits als Beispiel genannte Codon GAA für Glutamat codiert, das Codon GAC hingegen für Aspartat steht usw.
– Es lässt sich auch erfahren, welche Codons für eine bestimmte Aminosäure stehen: Für Prolin codieren z. B. die Codons CCG, CCA, CCC und CCU. Wichtig ist, dass man die Code-Sonne immer von innen nach außen liest.

Daneben gibt es auch Codons, die nicht für eine Aminosäure codieren. Das sind zum einen die **Stoppcodons**, UAA, UAG und UGA, an denen die Translation abgebrochen wird, und zum anderen das **Startcodon** AUG, mit dem die Translation anfängt. AUG codiert für Methionin. Das bedeutet allerdings nicht, dass jedes Protein mit der Aminosäure Methionin anfängt, da die primäre Aminosäuresequenz noch posttranslational verändert werden kann (s. 2.1.8, S. 51).

Merke!

Startcodon = AUG = **AU**f **G**eht's

Der genetische Code ist fast universell. Das heißt, dass er für die meisten Lebewesen identisch ist. Zu beachten ist allerdings, dass der mitochondriale Code etwas vom nukleären Code abweicht (s. Mitochondrium, 1.6.1, S. 18).

2.1.4 Struktur der RNA

Die RNA ist wie die DNA aus Nukleotiden aufgebaut. Es gibt jedoch einige wichtige Unterschiede:
– Die RNA hat einen anderen Zucker = **C₅-Ribose**,
– anstelle von Thymin steht in der RNA die Base **Uracil**,

2 Genetik

– die RNA liegt **einsträngig** vor und kann keine Doppelhelix ausbilden. Trotzdem gibt es Basenpaarungen, wodurch z. B. die **Kleeblattstruktur** der tRNA entsteht.

In der RNA gibt es eine Reihe modifizierter, ungewöhnlicher Basen (z. B. Dehydroxy-Uridin). Solche Basen können keine komplementären Partner finden – das ist der Grund für die überwiegende Einsträngigkeit der RNA.

> **Merke!**
>
> – nukleäre DNA: doppelsträngig
> – mitochondriale DNA: doppelsträngig
> – RNA: einzelsträngig

RNA findet sich in verschiedenen Funktionszuständen in der Zelle. Die Tab. 9, S. 48 gibt einen Überblick über die unterschiedlichen prüfungsrelevanten Arten. Mit **RNA-Interferenz** (kurz **RNAi** oder auch RNA-Silencing) bezeichnet man einen Mechanismus, welcher über eine gesteuerte Deadenylierung bzw. Abbau bestimmter mRNAs der zielgerichteten Abschaltung von Genen dient.

2.1.5 Replikation

Die Replikation der DNA erfolgt im Zellkern während der S-Phase des Zellzyklus (s. 1.7.1, S. 30). Sie dient der Vorbereitung der Zelle auf die Zellteilung, denn ohne verdoppeltes genetisches Material kann die Zelle nicht in die Mitose eintreten.

Wie läuft nun diese Replikation ab? Zunächst wird dabei die doppelsträngige DNA durch das Enzym **Helikase** entspiralisiert. Dadurch entsteht eine Replikationsgabel. Die einzelnen Stränge werden jetzt durch DNA-Bindeproteine stabilisiert, damit sie für eine Weile voneinander getrennt bleiben und die DNA in Ruhe abgelesen und synthetisiert werden kann. Da die Synthese der DNA durch die DNA-Polymerase immer nur in **5´-3´-Richtung** erfolgt, wird nur ein Strang (der Führungsstrang oder Leitstrang) kontinuierlich synthetisiert. Hierfür wird EIN einziger **Primer** als Startermolekül benötigt.

Die Synthese des anderen Strangs (Folgestrang) erfolgt nur stückchenweise. Hierfür werden zahlreiche **RNA-Primer** synthetisiert, die als Startermolekül an den Folgestrang binden. Nun wird auch hier mit einer DNA-Polymerase DNA synthetisiert, allerdings immer nur stückchenweise, wodurch die **Okazaki Fragmente** entstehen. Am Ende

hnRNA (heterogene nukleäre RNA)	Primäres Produkt bei der Transkription. Wird durch Reifung in die mRNA überführt.
mRNA (messenger RNA)	Dient als Vorlage bei der Translation, also der Proteinbiosynthese an den Ribosomen. Entsteht aus hnRNA durch Spleißen (s. 2.1.6, S. 49).
tRNA (transfer RNA)	Eine tRNA bindet ihre aktivierte Aminosäure und lotst diese zu einem Ribosom, wo die Aminosäuren in die Polypeptidkette eingebaut wird (s. 2.1.7, S. 51).
rRNA (ribosomale RNA)	Ribosomale RNA ist ein Strukturelement der Ribosomen (s. 1.6.3, S. 20).
snoRNA (small nucleolar RNA)	snoRNA modifiziert die rRNA im Nukleolus (s. 1.4.1, S. 17).
snRNA (small nuclear RNA)	Dient bei der Reifung der mRNA dem Heraussspleißen der Introns. Ist Bestandteil des Spleißosoms (s. Transkription, S. 49).
scRNA (small cytoplasmic RNA)	scRNA findet man als Bestandteil des SRPs (s. S. 21).
miRNA (mikro RNA)	sind sehr kurze, nicht codierende RNAs, können die posttranslationale Transkription regulieren

Tab. 9: RNA-Arten

werden die Primer durch eine Exonuklease entfernt, das fehlende Stück durch eine weitere DNA-Polymerase aufgefüllt und schließlich mit Hilfe einer DNA-Ligase mit dem Rest verbunden.

Verbindung eingegangen sind, aus der DNA entfernt.

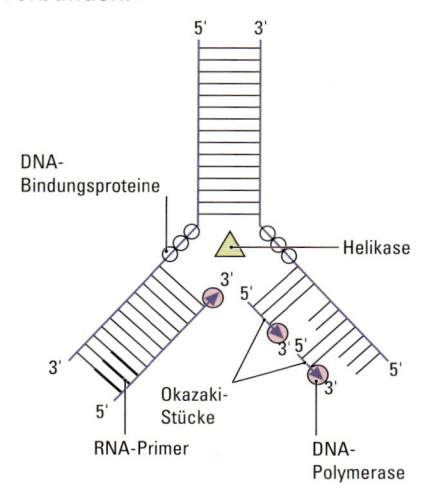

Abb. 38: Replikation medi-learn.de/8-bio1-38

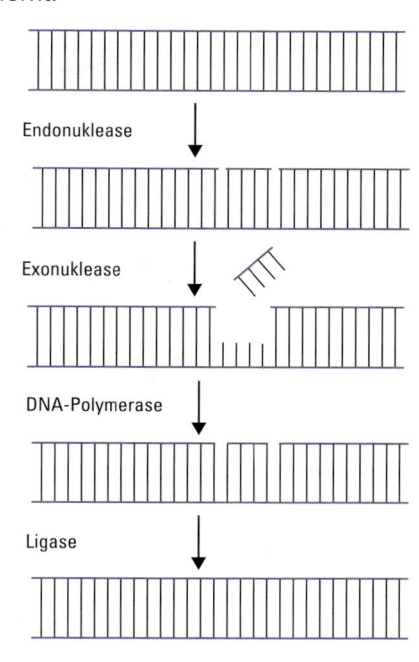

Abb. 39: Exzisionsreparatur

medi-learn.de/8-bio1-39

Merke!

Die Replikation der DNA erfolgt semikonservativ. Das bedeutet, dass je ein Strang der alten DNA in den beiden neuen Doppelhelices zu finden ist. Der andere Strang ist der komplett neu synthetisierte.

Exzisionsreparatur

Läuft bei der Replikation etwas schief, so kann der Schaden, sofern er nur einen Strang betrifft, mittels einer **Exzisionsreparatur** behoben werden. Dabei wird zunächst der geschädigte Abschnitt eines Strangs durch eine Endo- und eine Exonuklease entfernt. Der fehlende Abschnitt wird durch eine DNA-Polymerase resynthetisiert und eine Ligase verbindet die freien Enden.
Auf ähnliche Weise werden Thymin-Dimere, die (z. B. unter UV-Exposition) eine kovalente

2.1.6 Transkription

Bei der Transkription wird die DNA abgelesen und es entsteht hnRNA. Diese hnRNA hat somit die komplementäre Basenstruktur der DNA – mit einem kleinen, aber wichtigen Unterschied: In die hnRNA wird anstatt Thymin die Base Uracil eingebaut.
Für den Beginn einer Transkription wird auf der DNA eine **Promotorregion** gebraucht, das Ende ist durch eine **Terminatorregion** festgelegt.
Was passiert jetzt genau bei einer Transkription? Zunächst bindet eine **DNA-abhängige RNA-Polymerase** an eine Promotorregion. Dort wird – vermittelt durch eine Reihe von Transkriptionsfaktoren – die Synthese gestartet. Die entstehende hnRNA-Kette wächst dabei solange in **5´-3´-Richtung** bis die Terminatorregion erreicht ist und die Synthese endet.

2 Genetik

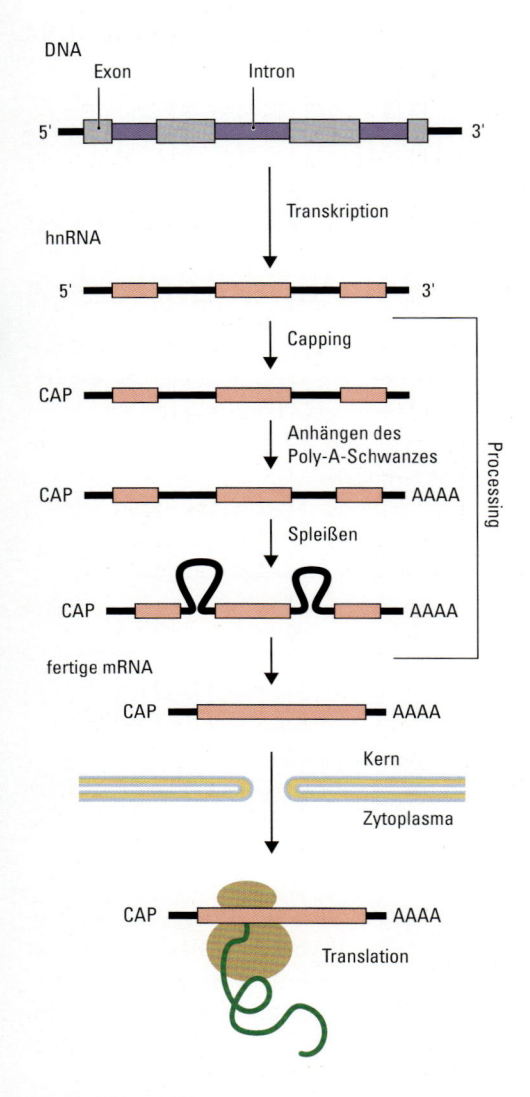

Abb. 40: Transkription medi-learn.de/8-bio1-40

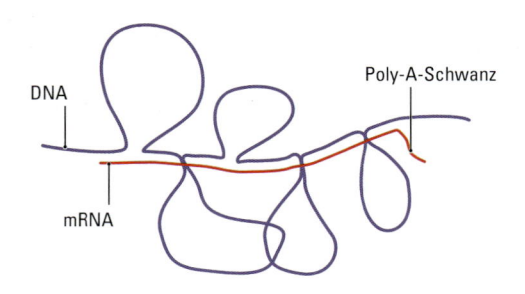

Abb. 41: DNA/mRNA medi-learn.de/8-bio1-41

An das 3´-Ende wird eine **Poly-A-Sequenz** (Adenin, Adenin ...) gehängt. Sie dient ebenfalls dem Schutz vor enzymatischem Abbau. Aus der so modifizierten RNA werden jetzt noch die Introns (nichtcodierende Abschnitte) herausgeschnitten und die übrig bleibenden Exons aneinandergefügt. Diesen Vorgang nennt man **spleißen**. Er erfolgt durch **Spleißosomen**. Das sind kleine Partikel, die aus Proteinen und snRNA (small nuclear RNA) bestehen. Die reife mRNA ist also kürzer als das Primärtranskript, da die Introns entfernt wurden.

> **Merke!**
>
> Capping (5´), Poly-Adenylierung (3´) und spleißen bezeichnet man als Processing.

Folgende Abbildung zeigt den gern geprüften Zusammenhang zwischen der DNA und einer fertigen mRNA.

Reifung der mRNA

Die entstandene hnRNA wird sofort posttranskriptional verändert – übrigens ein sehr beliebtes Prüfungsthema im Examen. Dabei wird zunächst an das 5´-Ende ein methyliertes GTP gehängt. Diesen Vorgang nennt man **Capping**. Er dient der Stabilisierung und dem Schutz der RNA. Das **Capping** geschieht übrigens noch während der laufenden Transkription, da das 5´-Ende zuerst synthetisiert wird.

Hier wurde eine fertige mRNA in vitro (im Reagenzglas) mit einzelsträngiger DNA (sDNA) des entsprechenden Gens zusammengebracht. In der Folge entstanden dort Basenpaarungen (Hybridisierungen), wo sich die Basensequenzen zueinander komplementär verhalten.
Die Stellen des Gens, die den Exons entsprechen, lagern sich bei einem solchen Experiment an die entsprechenden Stellen der mRNA an. Die anderen, schleifenförmigen

Abschnitte entsprechen den Introns, die sich nicht mit der mRNA paaren können, da diese Abschnitte hier fehlen. Auf Abb. 41, S. 50 befinden sich also fünf Introns (Schleifen) und sechs Exons (gepaarte Abschnitte).

2.1.7 Translation

Im Zuge der Translation wird die in der Basensequenz der mRNA gespeicherte Information in ein Protein übersetzt. Diese Übersetzung geschieht an Ribosomen, deren zwei Untereinheiten sich an einem Strang mRNA zusammenlagern (s. Abb. 42, S. 51).
Zum Ablauf: Zunächst wird eine aktivierte Aminosäure auf ihre passende tRNA übertragen. Die tRNA besitzt auf der gegenüberliegenden Seite ein **Anticodon**, das zu einem **Codon** auf der mRNA komplementär ist. Nur wenn Codon und Anticodon zusammenpassen, kann die tRNA am Ribosom binden, und die spezifische Aminosäure, die sich an ihrem anderen Ende befindet, wird in die Polypeptidkette eingebaut. Ist dies geschehen, rückt das Ribosom drei Basen weiter und die nächste tRNA kann binden. Bei Erreichen eines Stoppcodons hört die Translation auf, das Ribosom dissoziiert von der mRNA ab und die primäre Polypeptidkette ist fertig.

2.1.8 Posttranslationale Modifikation

Nach der Synthese einer primären Aminosäurekette wird diese noch vielfältig verändert, um ihren spezifischen Funktionen als fertiges Protein gerecht zu werden.
Folgende Mechanismen werden vorwiegend genutzt:
– **limitierte Proteolyse** (z. B. Abspaltung der Signalsequenz, s. 1.6.3, S. 20),
– **N-Glykosylierung** und **O-Glykosylierung** (Zuckermodifikation an einem Stickstoffatom [N] oder Sauerstoffatom [O]),
– Ausbildung von Disulfidbrücken (z. B. beim Insulinmolekül),
– **Phosphorylierung** und **Sulfatierung**,
– **Hydroxylierung** und **Carboxylierung**,
– Ausbildung einer dreidimensionalen Struktur (Faltung).

> **Merke!**
>
> Die N-Glykosylierung findet meist im rER statt, die O-Glykosylierung im Golgi-Apparat.

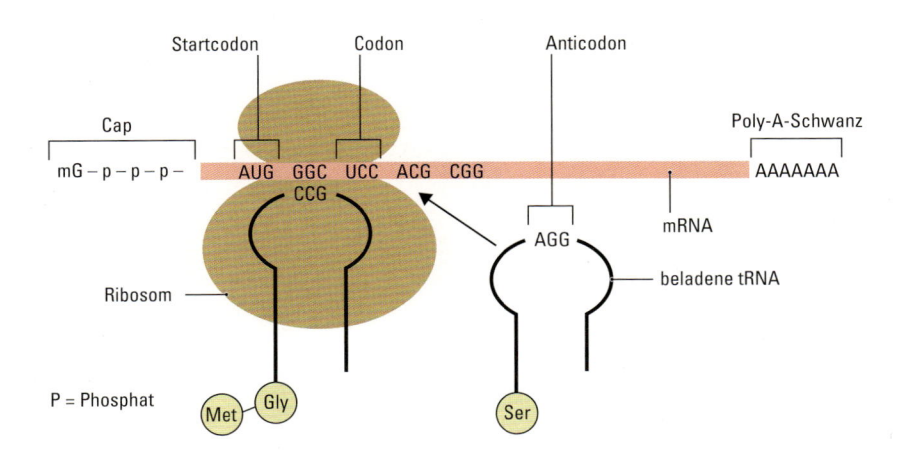

Abb. 42: Translation

2.2 Chromosomen

Wir haben bisher den Aufbau der menschlichen Nukleinsäuren und den Weg von einem Gen bis hin zu einem fertigen Protein besprochen. Nun wenden wir uns den menschlichen Chromosomen zu und bekommen so einen globalen Überblick über das menschliche Genom.
Die DNA liegt zusammen mit zahlreichen Proteinen in Form von 46 Chromosomen vor. Mit anderen Worten: Wir Menschen haben ein in 46 Teilstücken organisiertes Genom. Hierbei unterscheidet man die **Gonosomen** (Geschlechtschromosomen) von den **Autosomen** (alle Chromosomen außer den Geschlechtschromosomen). Gonosomen sind das X-Chromosom und das Y-Chromosom, die für den kleinen Unterschied zwischen Frauen (XX) und Männern (XY) verantwortlich sind.

> **Merke!**
>
> Menschen haben 44 Autosomen und zwei Gonosomen.

Abb. 43, S. 52 zeigt den ultrastrukturellen Aufbau eines Chromosoms.

Im Zellkern liegt die DNA nicht allein vor, sondern als Komplex mit RNA und Proteinen. Solche Komplexe bezeichnet man auch als **Chromatin**. Bei den assoziierten Proteinen unterscheidet man Histone und **Nichthistone**. Nichthistone sind z. B. die Strukturproteine des Zellkerns und Enzyme. Da sie bislang immer wieder gern geprüft wurden, stellen wir nun die wissenswerten Fakten zu den Histonproteinen vor:
- Bei den Histonen unterscheidet man die Untertypen H1, H2A, H2B, H3 und H4.
- Acht Histonproteine bilden mit der DNA ein **Nukleosom** (s. Abb. 44, S. 53). Dabei ist die DNA ca. 1 ¾ mal um den oktameren Histonkomplex gewunden.
- Ein Nukleosom beinhaltet je zwei Untertypen H2A, H2B, H3 und H4 (nach Adam Riese: 8 Histone).
- Der H1-Typ kommt zwischen den einzelnen Nukleosomen vor und stabilisiert dort die DNA, die die Nukleosomen verbindet (Linker-DNA, s. Abb. 44, S. 53).

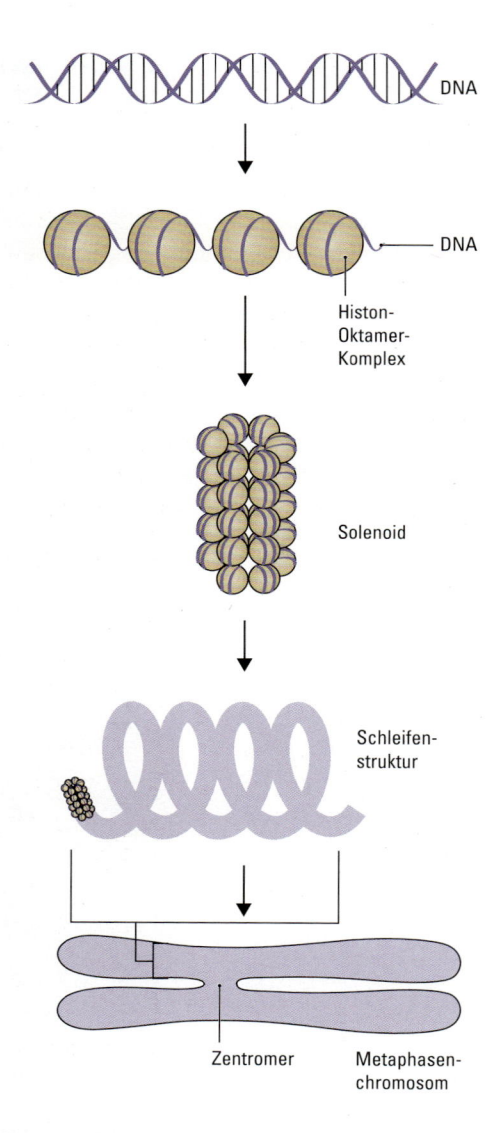

Abb. 43: Chromosomen-Spiralisation

medi-learn.de/8-bio1-43

2.2 Chromosomen

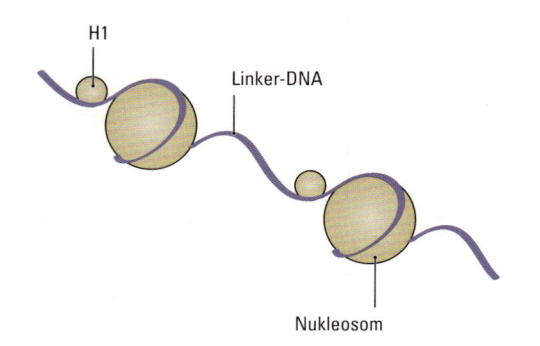

Abb. 44: Histonproteine   *medi-learn.de/8-bio1-44*

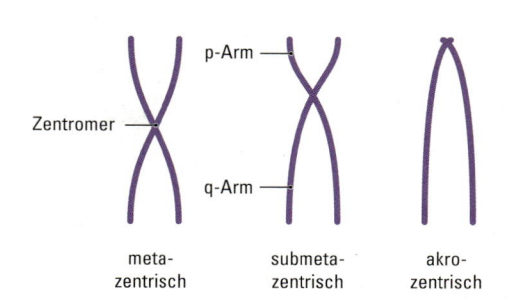

Abb. 45: Chromosomen-Morphologie   *medi-learn.de/8-bio1-45*

> **Merke!**
>
> Histone werden wie alle zellulären Proteine im Zytosol an freien Ribosomen synthetisiert.

Der auf die Nukleosomen folgende, nächst höhere DNA-Kondensationsgrad ist das Solenoid. So kann es lokal entspiralisiert und abgelesen werden. Während der Mitose (s. 1.7.2, S. 33) wird das Chromatin dagegen maximal kondensiert: Es bilden sich **Schleifen** und **Minibanden**, wodurch die **Chromosomen** entstehen.

> **Merke!**
>
> In der Interphase liegt das Chromatin als relativ locker gepacktes aktives Euchromatin oder stärker spiralisiertes passives Heterochromatin vor (s. Zellkern, 1.4, S. 16).

Betrachten wir nun die Morphologie der Chromosomen etwas genauer. Geübte Genetiker können mit einem Blick verschiedene Chromosomen erkennen und zuordnen. Von den Medizinstudenten wird das (bisher) glücklicherweise noch nicht erwartet, prüfungsrelevant sind aber die allgemeinen Strukturmerkmale, nach denen die Chromosomen klassifiziert werden können:

Lage des Zentromers	akrozentrisch, submetazentrisch, metazentrisch
Armlänge	den kurzen Arm nennt man p-Arm, den langen q-Arm
Giemsa-Bandenmuster, Fluoreszenzmuster	spezifische Erkennungsmerkmale der einzelnen Chromosomen (nicht eingezeichnet); sehr stark spiralisierte Bereiche färben sich dunkler

Tab. 10: Chromosomen-Morphologie

Neben klassifikatorischen Merkmalen gibt es noch einige wichtige Regionen an den Chromosomen, die man kennen sollte:

Zentromer	Ansatzstelle am Chromosom für die Spindelfasern
Kinetochor	Multienzymkomplex am Zentromer; dient der Verankerung von Mikrotubuli, aus denen die Mitosespindel besteht
Telomer	spezifische DNA-Sequenzen an den Chromosomenenden; diese Sequenzen tragen KEINE genetische Information

Tab. 11: Wichtige Chromosomenregionen

Auch ein paar allgemeine Fakten zur Größe und **Gendichte** (definiert als Gene pro Millionen Basenpaare) sollte man sich zu bestimmten Chromosomen merken (s. Tab. 12, S. 54):

2 Genetik

Chromosom 1	Das größte menschliche Chromosom mit knapp 250 Millionen Basenpaaren.
Chromosom 19	Das Chromosom mit der größten Gendichte.
Chromosom Y	Das kleinste Chromosom. Gleichzeitig weist es die geringste Gendichte auf.

Tab. 12: Größe und Gendichte ausgewählter Chromosomen

Auf den Geschlechtschromosomen findet man **pseudoautosomale Regionen**. Damit bezeichnet man Regionen, die bei beiden Geschlechtern gleich oft (=**pseudo**-autosomal) vorkommen und homologe Gensequenzen enthalten. **PAR1** ist eine relevante Region, die am distalen Ende des kurzen Arms (p-Arm) des X- bzw. Y-Chromosoms liegt: Über 24 proteincodierende Gene liegen hier. **PAR2** liegt am distalen Arm (q-Arm) des X- bzw. Y-Chromosoms und hier findet man 4 Gene. Bei der PAR1-Region findet während der Meiose ein **obligates Crossing Over** statt, d. h. es wird genetisches Material zwischen den sich paarenden X- und Y-Chromosomen ausgetauscht.

Auf dem kurzen Arm des Y-Chromosoms liegt ein weiteres wichtiges Gen, das **SRY (=sex determining region Y)-Gen**. Es kodiert für den „Hoden-determinierenden Faktor". Wie man sich gut vom Namen ableiten kann, ist dieses Gen somit für die Ausbildung des männlichen Phänotyps essenziell.

2.2.1 Karyogrammanalyse

Die Karyogrammanalyse wird standardmäßig mit den **Lymphozyten** des Blutes durchgeführt. Bei der pränatalen Diagnostik werden hierfür Amnionzellen verwendet. Eine Analyse ist aber auch mit Knochenmarkszellen und Bindegewebszellen möglich.

Hier ist ein normaler weiblicher Karyotyp (46, XX) zu sehen. Es gibt insgesamt regelrecht 44 Autosomen und zwei Gonosomen.

Abb. 46: Normaler weiblicher Karyotyp

medi-learn.de/8-bio1-46

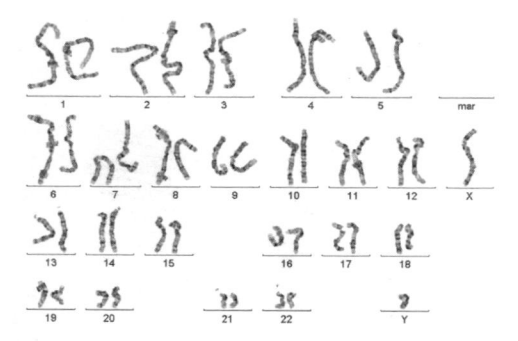

Hier ist ein normaler männlicher Karyotyp (46, XY) zu sehen. Man findet insgesamt 44 Autosomen und zwei Gonosomen.

Abb. 47: Normaler männlicher Karyotyp

medi-learn.de/8-bio1-47

Zur Durchführung: Chromosomen kann man untersuchen, indem man sie in der Metaphase der Mitose arretiert. Hier liegen die Chromosomen maximal kondensiert vor und man kann sie somit gut beurteilen. Zum Arretieren (Stoppen) benutzt man das Pflanzengift **Colchizin**. Dieses lagert sich den Tubulinen an, die so nicht mehr zu Mikrotubuli polymerisieren können. Ohne Mikrotubuli kann jedoch der Spindelapparat nicht ausgebildet wer-

2.2.2 Chromosomenaberrationen

den, und die Trennung der Schwesterchromatiden unterbleibt (s. Mikrotubuli, S. 11).
Man unterteilt die Chromosomen in sieben Hauptgruppen mit den Buchstaben A bis G. Das X-Chromosom gehört zur C-Gruppe, das Y-Chromosom zur G-Gruppe.

2.2.2 Chromosomenaberrationen

Man unterscheidet numerische und strukturelle Chromosomenaberrationen. Da diese Störungen immer wieder gerne geprüft werden, lohnt sich auch hier der Lernaufwand.

> **Übrigens ...**
> Mit Hilfe einer Karyogrammanalyse lassen sich einige (nicht alle) Chromosomenaberrationen feststellen.

Numerische Chromosomenaberrationen

Unter einer numerischen Aberration versteht man eine Fehlverteilung von Chromosomen. Eine **Monosomie** bedeutet, dass ein Chromosom nur einmal vorhanden ist, bei einer **Trisomie** ist es dagegen ein Mal zuviel, also dreimal, vorhanden.
Solch eine Abweichung vom normalen (euploiden) Chromsomensatz kann durch Non-Disjunction bei den mitotischen Teilungen während der Keimzellbildung von Mann und Frau auftreten.

> **Übrigens ...**
> Für die gonosomalen Chromosomen gibt es einige Unterschiede (s. Non-Disjunction, S. 38).

Das ist aber nicht der einzige kritische Zeitpunkt: Auch während der Furchungsteilungen der Zygote können Störungen auftreten, wodurch ein **Mosaik-Organismus** entstehen kann. Unter einem Mosaik versteht man hier die Anwesenheit von Zellen, die sich durch ihre Chromosomenzahl unterscheiden. Von diesen numerischen Aberrationen sind also nicht alle Zellen des Körpers betroffen, sondern nur die Nachkommen der Zellen, in denen bei den Furchungsteilungen eine Fehlverteilung stattgefunden hat.

Tab. 13, S. 55 listet die wichtigsten numerischen Aberrationen auf. Die bekannteste Trisomie ist sicherlich die Trisomie 21 (Down-Syndrom). Betroffene Menschen zeigen eine verzögerte geistige und körperliche Entwicklung. Es gibt eine Reihe sogenannte „Stigmata", die beim Down-Syndrom besonders häufig auftreten können. Hierzu zählen exemplarisch: Herzfehler, Vierfingerfurchen, Sandalenlücken und mongoloide Lidspalten.

Pätau-Syndrom	autosomale Trisomie (Chromosom 13)
Edwards-Syndrom	autosomale Trisomie (Chromosom 18)
Down-Syndrom	autosomale Trisomie (Chromosom 21)
(Ullrich)-Turner-Syndrom	gonosomale Monosomie (X0)
Klinefelter-Syndrom	gonosomale Trisomie (XXY)
Triple-X-Syndrom	gonosomale Trisomie (XXX)
XYY-Syndrom	gonosomale Trisomie (XYY)

Tab. 13: Chromosomenaberrationen

> **Übrigens ...**
> Das zweite Y-Chromosom beim XYY-Syndrom bezeichnete man früher als Verbrecherchromosom, weil angeblich unter Kriminellen gehäuft Fälle dieser Chromosomenverteilung auftraten. Diese Theorie wurde aber widerlegt. Die Kinder gelten weitgehend als körperlich und geistig unauffällig.

Der Nachweis des Geschlechts oder einer numerischen Aberration gonosomaler Chromosomen kann auch über Barr-Körperchen und F-Bodies erbracht werden:

2 Genetik

- Bei einem **Barr-Körperchen** handelt es sich um ein kondensiertes X-Chromosom der Frau. Man kann solche Körperchen schon lichtmikroskopisch an Zellkernen eines Mundschleimhautabstriches sehen. Eine Karyogrammanalyse ist hier also nicht nötig.
- Die **F-Bodies** sind die langen Arme der Y-Chromosomen, die sich mit fluoreszierenden Farbstoffen besonders gut anfärben lassen und leuchten. Besitzt ein Karyogramm also ein Y-Chromosom, hat es auch einen F-Body.

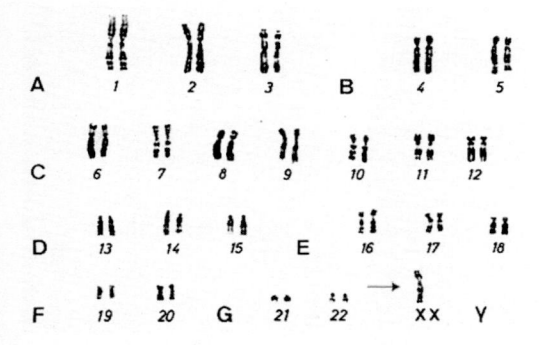

Abb. 48: Turner-Syndrom: Es gibt 44 Autosomen, aber nur ein Gonosom (= 1 X-Chromosom)

medi-learn.de/8-bio1-48

Warum entwickeln Frauen Barr-Körperchen? Um normal zu funktionieren, muss der weibliche Organismus ein X-Chromosom zu fakultativem Heterochromatin inaktivieren. Dieses Phänomen nennt man **Lyon-Hypothese**. Demnach ist die Wahl des zu inaktivierenden X-Chromosoms zufällig, geschieht aber schon während der Frühphase der Embryonalentwicklung. Als Grund wird ein Gen-Dosis-Ausgleich angenommen. So wird garantiert, dass bei beiden Geschlechtern Genprodukte der X-Chromosomen in etwa gleicher Menge vorhanden sind. Anders ausgedrückt: Der Mann besitzt ein X-Chromosom, die Frau zwei. Um die Männer nicht völlig zu benachteiligen, inaktiviert die Frau netterweise ein X-Chromosom. Auf dem Y-Chromsom finden sich relativ zum X-Chromosom kaum Informationen (genauer: nur für knapp 80 Proteine). Diese Inaktivierung eines X-Chromosoms wird über das **Xist-Gen** (**i**nactive **s**pecific **t**ranscript) gesteuert. Die Tab. 14, S. 56 fasst das Vorkommen von Barr-Körperchen und F-Bodies zusammen.

Strukturelle Chromosomenaberrationen

Strukturelle Chromosomenaberrationen kommen im Vergleich zu numerischen relativ selten vor. Im Gegensatz zu numerischen sind strukturelle Chromosomenfehlverteilungen nicht immer unter dem Lichtmikroskop nachweisbar, da sich eine Störung erst ab einer bestimmten Größe erkennen lässt.

Man kann an den Chromosomen verschiedene Umbauvorgänge unterscheiden. Mit der nebenstehenden Tab. 15, S. 57 hast du zu diesem Thema einen Überblick.

	Karyogramm	Barr-Körperchen	F-Body
gesunder Mann	46, XY	nein	ja
gesunde Frau	46, XX	ja (1)	nein
(Ullrich)-Turner-Syndrom	45, X0	nein	nein
Klinefelter-Syndrom	47, XXY	ja (1)	ja
Triple-X-Syndrom	47, XXX	ja (2)	nein
XYY-Syndrom	47, XYY	nein	ja (2)

Tab. 14: Vorkommen von Barr-Körperchen und F-Bodies

2.2.3 Epigenetik

Die Epigenetik beschreibt Chromosomen-Modifikationen, die nicht auf der Veränderung der DNA-Sequenz beruhen. Die Hauptmechanismen, die hier zum Tragen kommen, sind Modifikationen bestimmter DNA-Basen (z. B. durch DNA-Methylierung/Demethylierung) und Ver-

2.2.3 Epigenetik

änderungen des Chromatins (bestimmte Histonmodifikationen). Auf diese Weise können Gene inaktiviert oder aktiviert werden. Diese Regulationszustände können auf diese Weise auch über eine längere Zeit fixiert werden.

Übrigens ...
Bei der DNA-Methylierung wird an die Base Cytosin eine Methylgruppe (-CH3) angehängt. Werden viele Cytosine methyliert binden weitere Proteine an dem DNA-Abschnitt und das Gen wird kaum noch abgelesen und somit inaktiviert.

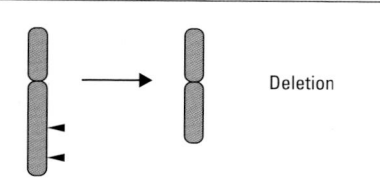

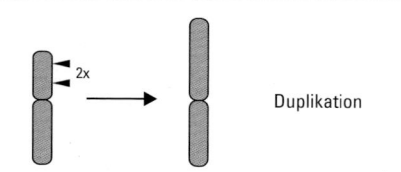

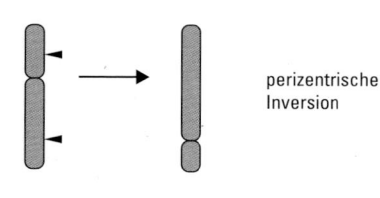

Deletion	Verlust eines Chromosomenabschnitts; Beispiel: Katzenschrei-Syndrom = Deletionssyndrom, bei dem der kurze Arm von Chromosom 5 verloren geht.	Deletion
Duplikation	Wiederholung einer Sequenz auf einem Chromosom; auf dem homologen Chromosom fehlt diese Information.	Duplikation
Inversion	Drehung eines Chromosomenstücks um 180 Grad; – parazentrische Inversion: Die beiden Brüche sind auf einer Seite des Zentromers lokalisiert. – perizentrische Inversion: Die Bruchorte sind auf beiden Seiten des Zentromers zu finden.	perizentrische Inversion
Translokation (s. IMPP-Bild 1 im Anhang)	– reziproke Translokation: Wechselseitiger Segmentaustausch zwischen heterologen Chromosomen. – nichtreziproke Translokation: Ein Stück eines Chromosoms wird auf ein anderes übertragen (keine Wechselseitigkeit). – Robertson-Translokation/zentrische Fusion: Aus zwei akrozentrischen Chromosomen wird ein metazentrisches Chromosom, die abgespaltenen kurzen Arme gehen meist verloren, die Gesamtchromosomenzahl reduziert sich auf 45; diese Art der Translokation bleibt phänotypisch meist ohne Konsequenz.	reziproke Translokation nichtreziproke Translokation Robertson-Translokation (= zentrische Fusion)

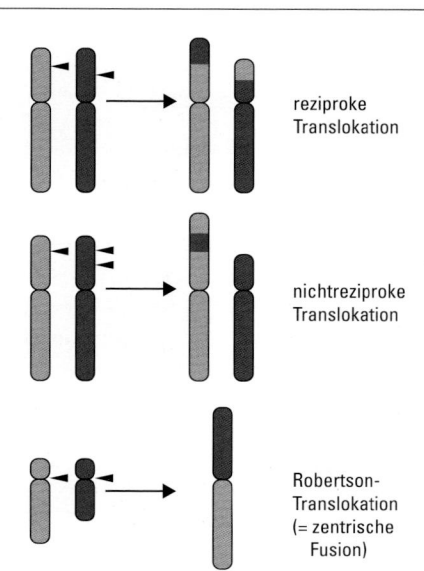

Tab. 15: Strukturelle Chromosomenaberrationen

DAS BRINGT PUNKTE

Das Thema Genetik ist ein ziemlich großes Teilgebiet der Biologie. Zu den **Nukleinsäuren** solltest du dir auf jeden Fall merken, dass
- es in der DNA die Purinbasen Adenin (A) und Guanin (G) sowie die Pyrimidinbasen Cytosin (C) und Thymin (T) gibt,
- für die Basenpaarungen A=T und C≡G gilt,
- die RNA die Base Uracil anstatt der Base Thymin beinhaltet.

Zur **Replikation** wurde immer wieder gefragt, dass
- die Synthese der DNA immer nur in 5´-3´-Richtung vonstatten geht und dabei nur ein Strang (der Führungsstrang/Leitstrang) kontinuierlich synthetisiert wird,
- der Folgestrang diskontinuierlich hergestellt wird,
- die DNA semikonservativ repliziert wird.

Für die **Translation** ist besonders wissenswert, dass
- die Reifung der mRNA sich aus drei Schritten zusammensetzt: Capping, Poly-Adenylierung und Spleißen,
- das Capping am 5´- Ende und die Poly-Adenylierung am 3´- Ende der RNA stattfinden,
- bei der Translation die Basensequenz der mRNA in ein Protein übersetzt wird,
- die Translation an den Ribosomen stattfindet; dabei werden mit Aminosäuren beladene tRNAs benutzt, die passgenau an der mRNA ansetzen können, wenn sie über das entsprechende Anticodon verfügen,
- beim Erreichen eines der drei Stoppcodons die Translation endet,
- zu den posttranslationalen Veränderungen u. a. die limitierte Proteolyse, die N- und O-Glykosylierung, die Phosphorylierung und die Sulfatierung gehören. Für den Beginn einer Transkription wird auf der DNA eine Promotorregion gebraucht, das Ende wird durch eine Terminatorregion definiert.

FÜRS MÜNDLICHE

Nach dieser Einführung in die Welt der Genetik folgen jetzt die Fragen der Prüfungsprotokoll-Datenbank zur Überprüfung der gelernten Fakten.

1. Sagen Sie, wie sieht der Informationsfluss von der genetischen Information bis zum Protein aus?
2. Welche unterschiedlichen Arten der RNA kennen Sie?
3. Was machen Sie mit einer Code-Sonne?
4. Können Sie mir beispielhaft drei Arten der posttranslationalen Modifikation nennen?

Fragen Antworten

1. Die genetische Information wird in Form von DNA gespeichert. Die DNA wird transkribiert, es entsteht hnRNA. Diese reift durch Capping, Poly-Adenylierung und

FÜRS MÜNDLICHE

Spleißen zur mRNA. Diese wird an den Ribosomen in eine Aminosäuresequenz übersetzt. Zum Schluss kommt es noch zu posttranslationalen Modifikationen, z. B. zur Glykosylierung und/oder zur Phosphorylierung.

2. Die hnRNA (heterogene nukleäre RNA) entsteht als primäres Transkriptionsprodukt. Daraus entsteht die mRNA (messengerRNA) durch Reifung. tRNA (transferRNA) wird für die Proteinsynthese gebraucht. Diese RNA bringt aktivierte Aminosäuren zum Ribosom, die dann zu einer Kette verbunden werden. Ribosomen bestehen selbst auch aus RNA, der rRNA (ribosomale RNA). Dann gibt es noch snRNA (small nuclear RNA), die Bestandteil des Spleißosoms ist, und die sc-RNA (small cytoplasmic RNA), die Bestandteil des SRPs (Signal Recognition Particle) ist (s. a. Tab. 9, S. 48).

3. Mit einer Code-Sonne kann man den genetischen Code ablesen. Das geht in zwei Richtungen: Man kann von einer Nukleotidsequenz auf eine Aminosäure(sequenz) schließen, aber auch von einer Aminosäure(sequenz) auf die zugrunde liegende Nukleotidsequenz.

4. Es gibt z. B. (1) die limitierte Proteolyse, bei der Teile der primären Aminosäurekette abgespalten werden. Dann gibt es (2) die N-Glykosylierung und die O-Glykosylierung, bei der Zuckermoleküle an Stickstoffatomen (N) oder Sauerstoffatomen (O) angebaut werden. Weiterhin können (3) Disulfidbrücken eingebaut werden.

PAUSE

Pause

Geschafft!
Gönne dir eine Pause, bevor es mit dem Kreuzen und Genetik Teil 2 in Biologie 2 weitergeht.

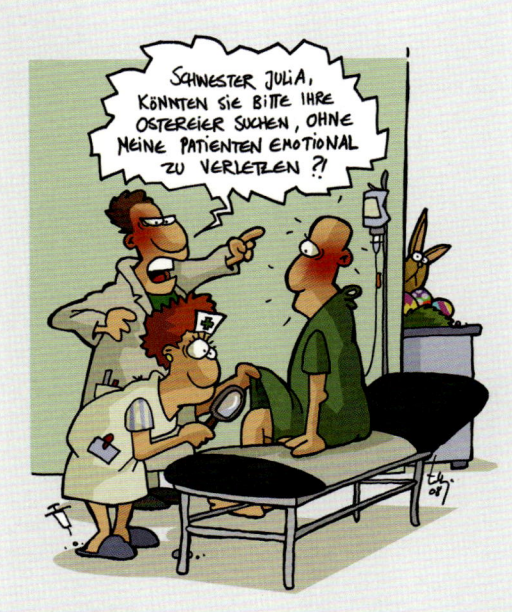

Mehr Cartoons unter www.medi-learn.de/cartoons

Ein besonderer Berufsstand braucht besondere Finanzberatung.

Als einzige heilberufespezifische Finanz- und Wirtschaftsberatung in Deutschland bieten wir Ihnen seit Jahrzehnten Lösungen und Services auf höchstem Niveau. Immer ausgerichtet an Ihrem ganz besonderen Bedarf – damit Sie den Rücken frei haben für Ihre anspruchsvolle Arbeit.

- Services und Produktlösungen vom Studium bis zur Niederlassung
- Berufliche und private Finanzplanung
- Beratung zu und Vermittlung von Altersvorsorge, Versicherungen, Finanzierungen, Kapitalanlagen
- Niederlassungsplanung & Praxisvermittlung
- Betriebswirtschaftliche Beratung

Lassen Sie sich beraten!
Nähere Informationen und unseren Repräsentanten vor Ort finden Sie im Internet unter
www.aerzte-finanz.de

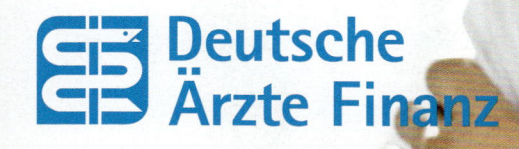

Deutsche Ärzte Finanz

Standesgemäße Finanz- und Wirtschaftsberatung

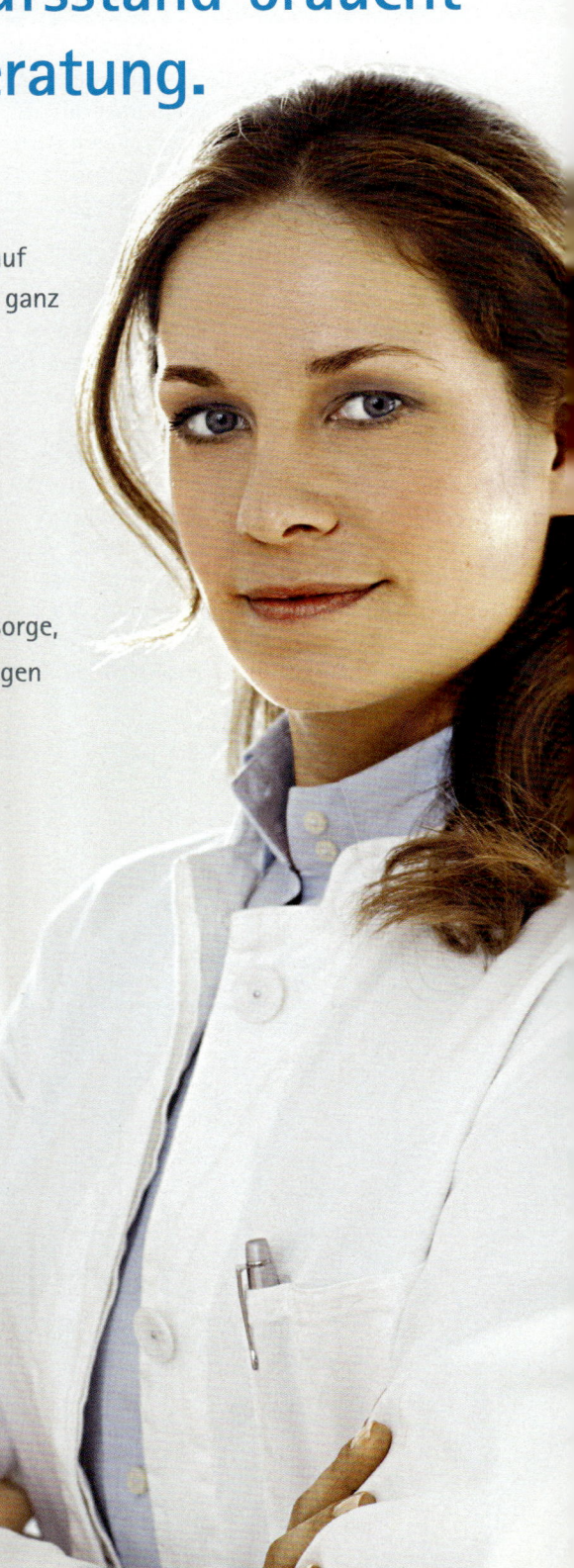

IMPP-Bilder

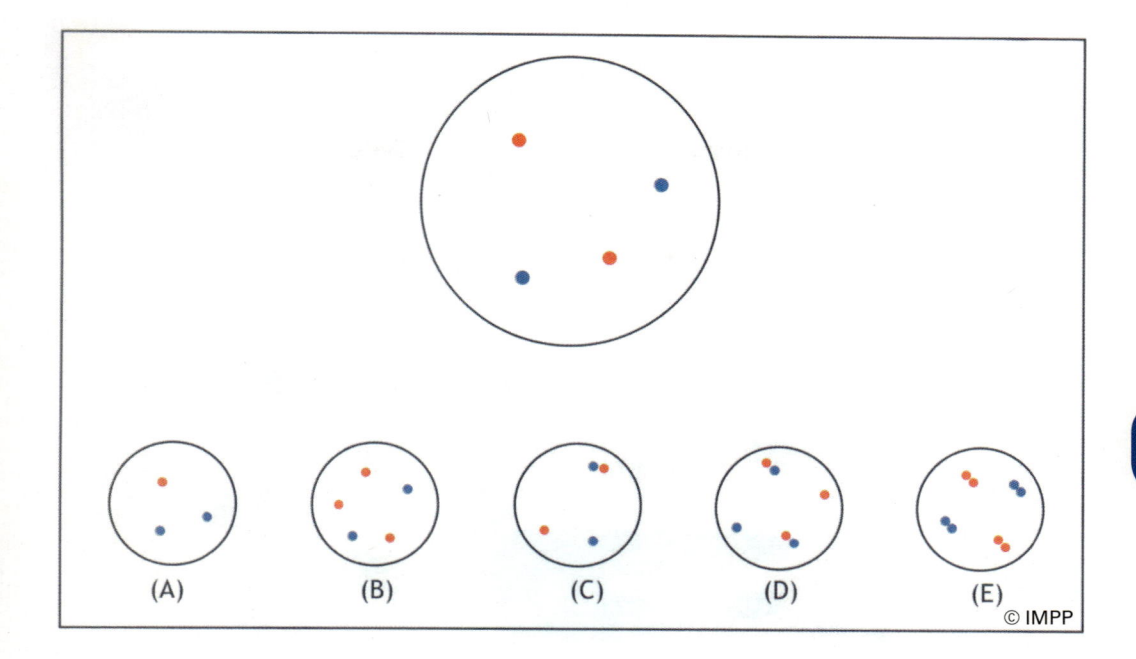

IMPP-Bild 1: Translokation

medi-learn.de/8-bio1-impp1

Diese schematische Darstellung zeigt im oberen Teil einen normalen Zellkern nach **Fluoreszenz-in-situ-Hybridisierung** (FISH) mit einer Sonde für das c-myc-Gen (blau) auf Chromosom 8 und für den Ig-Locus auf Chromosom 14 (rot). Bei der FISH werden Gene durch Anlagerung spezifischer Sonden markiert. Diese Gensonden tragen verschiedenfarbige Fluoreszenzfarbstoffe. Nach erfolgreicher Anlagerung der Sonden an ihre komplementären Gene kann man unter dem Fluoreszenz-Mikroskop die einzelnen Gene als verschiedenfarbige Punkte (hier rot und blau) sehen.

Bei der zugehörigen IMPP-Frage ging es um die Translokation eines dieser beiden Gene. Zur Beantwortung der Frage musste der passende Zellkern gefunden werden.

Prinzipiell ist diese Aufgabe durch einfaches Punktezählen zu lösen: In vier Abbildungen kommen die Signale nicht mehr doppelt vor, sondern dreimal (A), fünfmal (B), sechsmal (D) und achtmal (E). Da sich bei der Translokation der Gesamtbestand der markierten Genloci jedoch nicht verändert, war C die richtige Lösung. (Anmerkung: Eine Ausnahme stellt die Robertson-Translokation dar, bei der genetisches Material verloren gehen kann. Davon war in der Fragestellung aber nicht die Rede.)

Anhang

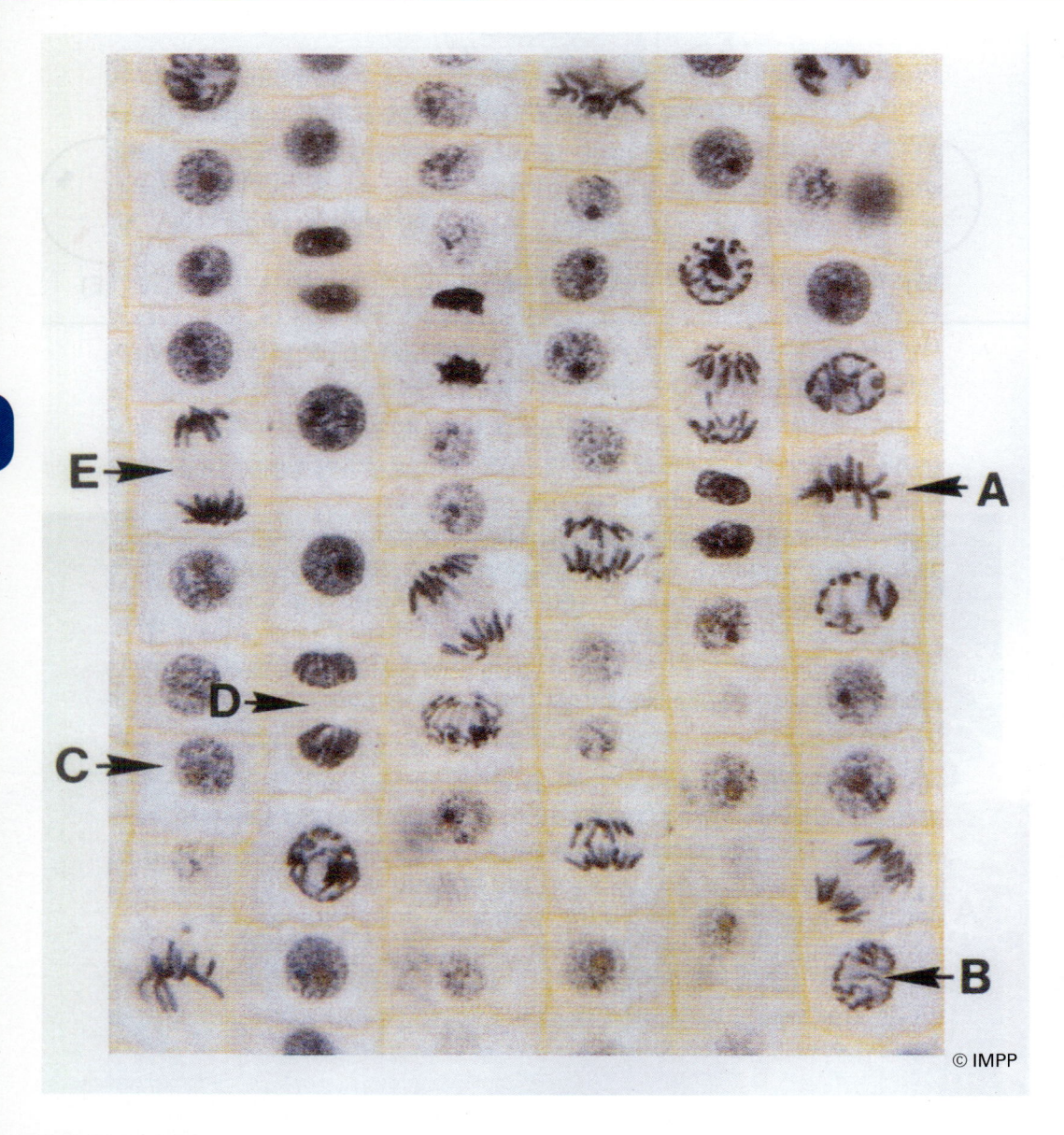

IMPP-Bild 2: Mitosestadien

medi-learn.de/8-bio1-impp2

Zu sehen sind sich teilende Zellen aus der Spitze einer Zwiebelwurzel.

A zeigt die Metaphase.
B und **E** zeigen die Anaphase, wobei man in B ein frühes und in E ein spätes Stadium der Anaphase sieht.
C zeigt einen normalen Interphasezellkern.
D zeigt eine Telophase (das Ende der mitotischen Zellteilung).

IMPP-Bilder

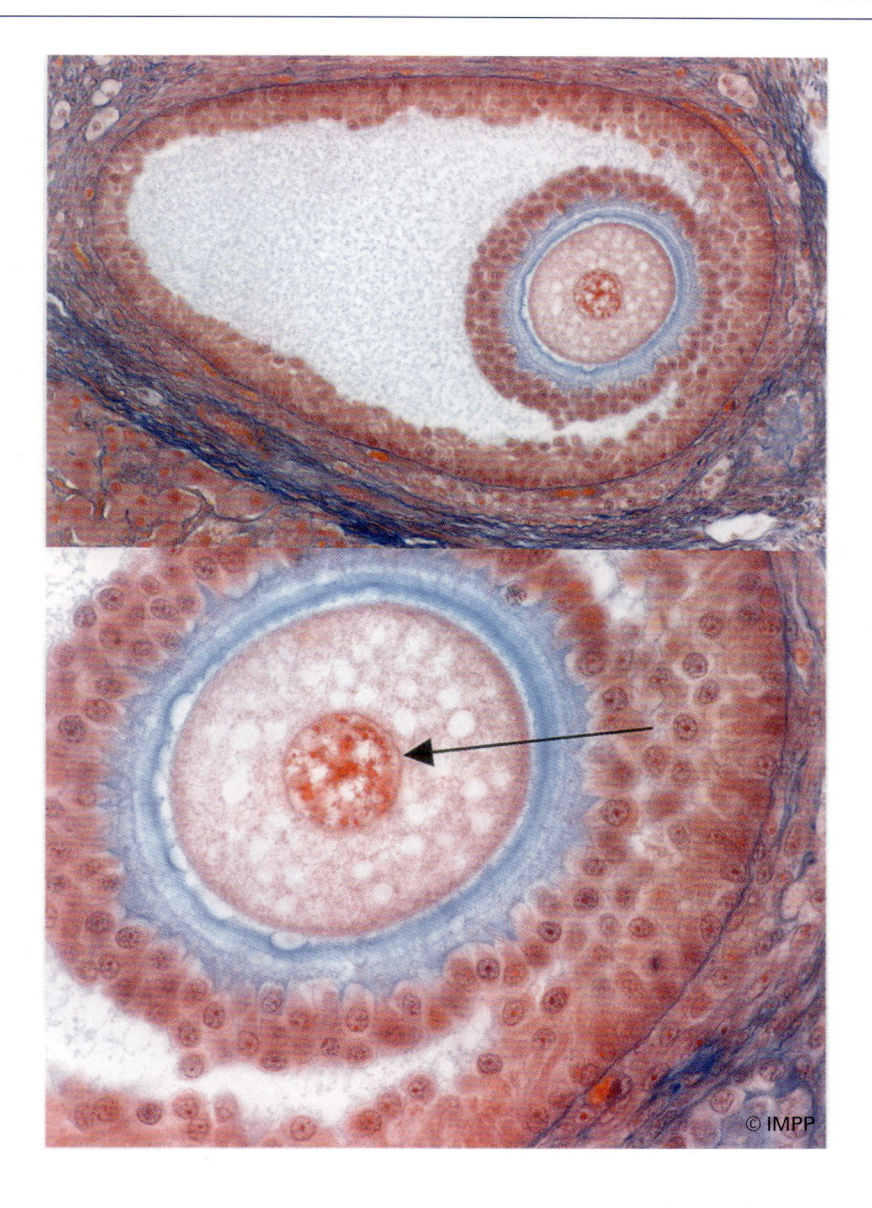

IMPP-Bild 3: Tertiärfollikel

medi-learn.de/8-bio1-impp3

Die Abbildung zeigt einen Tertiärfollikel, welcher im ovariellen Stroma liegt. Die Eizelle befindet sich noch vor Beendigung der ersten Reifeteilung, denn diese wird erst kurz vor der Ovulation beendet. (Wäre die erste Reifeteilung beendet, müsste man auch ein Polkörperchen sehen.) Die hier sichtbare primäre Oozyte liegt aber noch im Diktyotänstadium (s. Abschnitt Oogenese, S. 38): Die DNA ist schon verdoppelt worden, daher ist der DNA-Gehalt mit 4C anzugeben. Nach diesem DNA-Gehalt war auch durch das IMPP gefragt worden. Erst kurz vor der Ovulation werden die Chromosomen dann auf die sekundäre Oozyte und das Polkörperchen gleichmäßig verteilt. Der Pfeil zeigt im Übrigen direkt auf die Kernhülle, wo die Kernporen lokalisiert sind (eine weitere Frage des IMPP).

Anhang

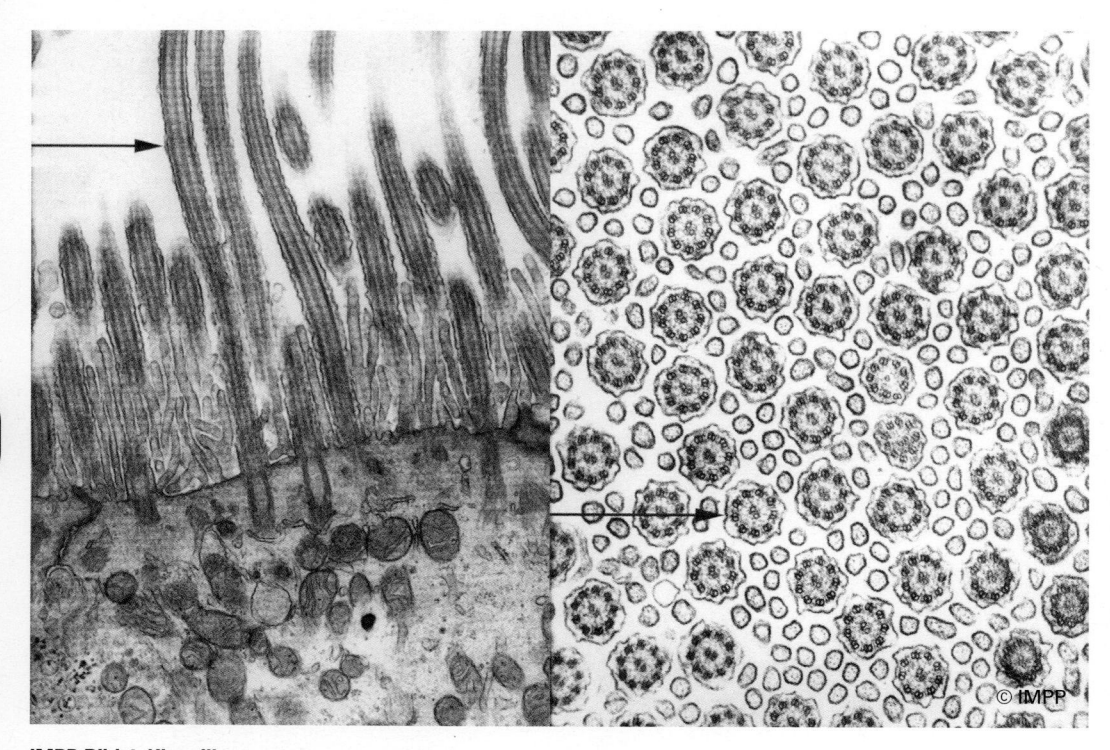

IMPP-Bild 4: Kinozilien

medi-learn.de/8-bio1-impp4

Beide elektronenmikroskopischen Bilder zeigen Kinozilien. Links ist ein Längsschnitt und rechts ein Querschnitt gezeigt. Besonders im Querschnitt (jedoch auch gut im Längsschnitt) erkennt man die zentral angeordneteten Mikrotubuli. Auf dem rechten Bild erkennt man, dass diese in einer 9x2+2-Struktur angeordnet sind (s. S. 13). Kinozilien findet man z. B. beim respiratorischen Epithel. Dort können sie Schleim und darin gelöste Fremdstoffe durch einen gerichteten Schlag oralwärts transportieren.

IMPP-Bilder

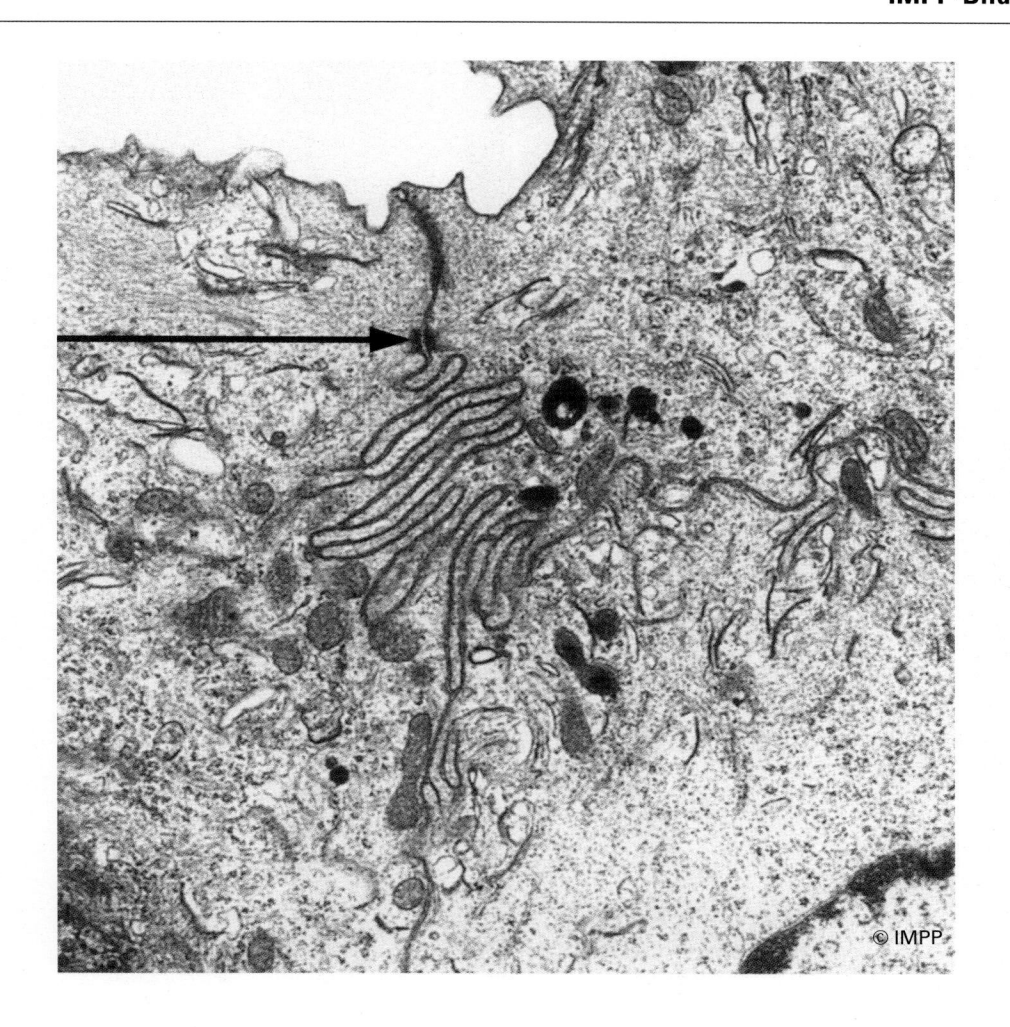

IMPP-Bild 5: Desmosomen

medi-learn.de/8-bio1-impp5

Auf diesem eletronenmikroskopischen Bild erkennt man Zellen, die durch sich schlängelnde Zell-Grenzen voneinander getrennt sind. Ganz unten rechts im Bild ist ein Teil von einem Zellkern mit dunklem Heterochromatin und hellem zentralen Euchromatin zu erkennen. Oben links erkennt man ein (weißes) Lumen. Der Pfeil zeigt auf einen sehr elektronendichten Zell/Zell-Kontakt: die Desmosomen. Sie dienen vor allem der mechanischen Befestigung der Zellen (s. S. 6).

Anhang

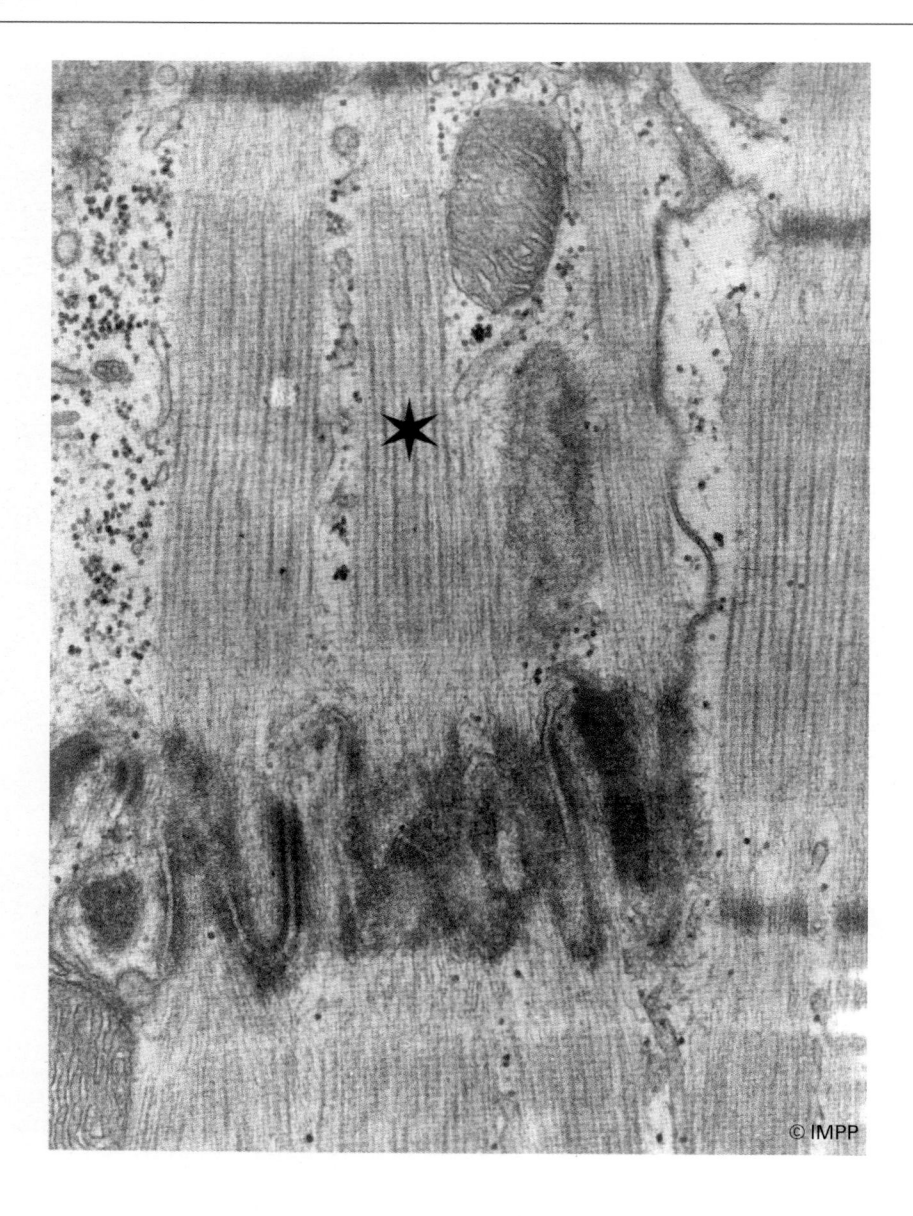

IMPP-Bild 6: Herzmuskelzellen mit Glanzstreifen

medi-learn.de/8-bio1-impp6

Hier erkennt man quergestreifte Herzmuskulatur. Im unteren Bilddrittel findet sich die Kontaktzone zweier Herzmuskelzellen, die stark elektronendicht ist. Man nennt sie Glanzstreifen, weil man diesen Bereich auch lichtmikroskopisch sehen kann. Hier liegen viele Zell-Zell-Kontakte: Desmosomen/Fasciae adhaerentes und Gap junctions. Die Desmosomen sorgen für mechanische Stabilität, mittels der Gap junctions wird eine elektrische Kopplung sichergestellt. Der Stern markiert übrigens Myosinfilamente, näheres dazu findest du im Skript Histologie 1 bei der Herzmuskulatur.

IMPP-Bilder

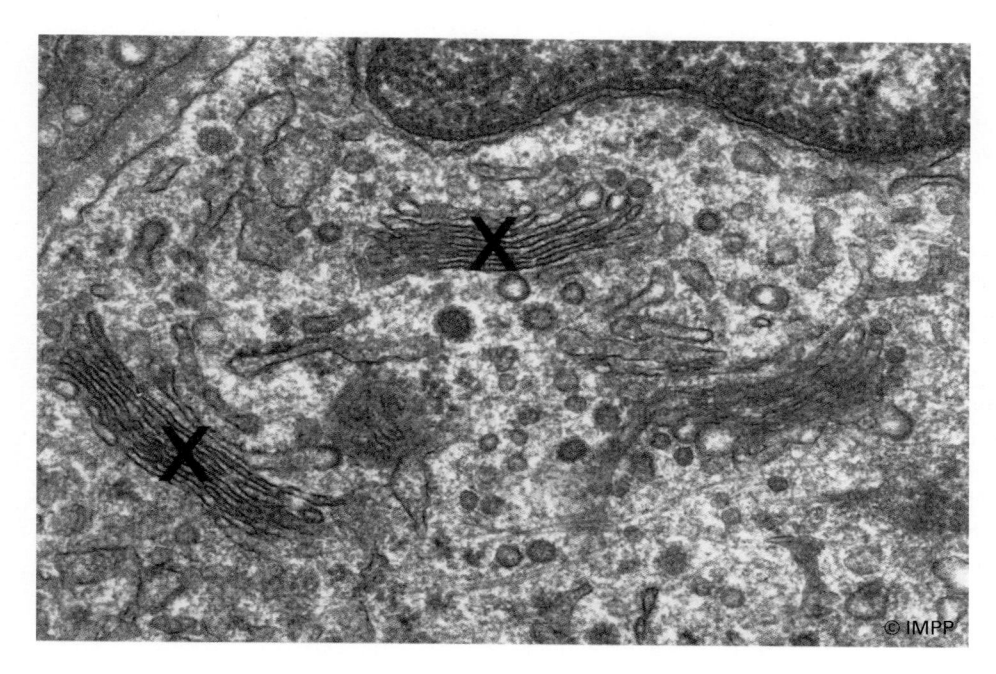

IMPP-Bild 7: Der Golgi-Apparat

medi-learn.de/8-bio1-impp7

Mit X ist der zisternenartig aufgebaute Golgi-Apparat markiert. Er ist für die Reifung, Sortierung und Verpackung von Proteinen zuständig. Man findet ihn im Prinzip in allen Zellen. Er ist polar aufgebaut und weist eine cis-Seite (=Bildungsseite) und eine trans-Seite (=Abgabeseite) auf. Von der trans-Seite schnüren sich Vesikel ab, die zu unterschiedlichen Zellkompartimenten gelangen sollen.

Index

A

Adaptation 41
Adapterprotein 5
Adenin 46, 58
Akrosom 25, 27, 37
akrozentrisch 53, 57
Aktin 10, 14, 24, 26
Aktinfilament 5, 6, 7
α-Aktinin 6
Aminosäure, proteinogene 47
Amitose 34
Amnionzelle 54
amphipathisch 2
amphiphil 2
Anämie 15
Anaphase 33, 62
Anker, lipophiler 4
Ankyrin 14
anterograd 12
Anticodon 51, 58
Anti-Onkogen 31
Apoptose 17, 26, 40, 41
– extrinsisch 40
– intrinsisch 40
Apoptosekörper 40
apoptotic bodies 40
Äquatorialebene 42
Astrozytom 11
Atmungskette 19, 26
ATP-Synthese 19
Atrophie 39, 42
A-Tubulus 12
Autoimmunerkrankung 17
Autolysosom 25, 27
Autosom 36, 52, 54
Axonema 37

B

Band 3 14
Barbiturate 22
Barrett-Metaplasie 39
Barr-Körperchen 55, 56
Basalkörperchen 10, 13
Basenpaarung 58

Basensequenz 51, 58
Bauchhöhlenschwangerschaft 38
Bax 40
B-cell lymphoma 2 proteine 40
Bcl-2 40
Bcl-2 associated X-proteine 40
Becherzelle 8
Befruchtung 37, 38
Bilayer 3
Biotransformation 22, 27
Bivalente 35
Blasensucht 7
Blastem 39
Blausäure 19
Blutkörperchen, rotes 14
B-Tubulus 12
Bürstensaum 8

C

Cadherine 6, 7
– E-Cadherine 6
– N-Cadherine 6
– P-Cadherine 6
Calciumspeicher 23
Capping 50, 58
Carboxylierung 51
Cardiolipin 19
Caspasen 17, 40, 41
Catechol-O-Methyltransferase (COMT) 19
Caveolae 5
Caveolin 5
CD95 40
CDK1/Cyclin B 32
CDKs 32
Chemotaxis 14
Chiasma 36
Cholesterin 1, 3
Chromatide 31
– Schwesterchromatide 36, 38, 41, 55
Chromatin 16, 52
Chromosom 16, 31, 35, 38, 42, 52, 53
– akrozentrisches 17, 57
– Chromosom 1 54
– Chromosom 8 61
– Chromosom 19 54
– Chromosom Y 54
– diploides 33, 35

Index

- homologes 35, 38, 41
- metazentrisches 57
- Morphologie 53
- Nichttrennung 38

Chromosomenaberration 55
- numerische 55
- strukturelle 56

Chromosomenanalyse 13
Chromosomenfehlverteilungen 38
Chromosomenregionen 53
Chromosomensatz 31, 33, 35
- Cytochrom c 17, 40
- diploid 31
- haploid 31

cis-Doppelbindung 3
cis-Golgi-Zisterne 1
Citratzyklus 19, 26
Clathrin 24
Clathrinmolekül 24, 28
Claudine 5
Coated Pit 24, 28
Coated Vesicle 24, 28
Code-Sonne 47, 58, 59
Codon 47, 51
Colchizin 13, 54
Connexin 7
Connexon 7, 26
Corona radiata 25
Cristae-Typ 18
Crossing-over 36, 41
C-Tubulus 12
Cyclin 32
Cyclin-abhängige Kinase 32
Cytochrom c 17, 40
Cytochrom-c-Oxidase 19
Cytochrom P450 22
Cytosin 46, 58

D

Darmepithel 8
Darmzelle 8
Degeneration 47
Degradation 40
Dehydroxy-Uridin 48
Deletion 57
Demethylierung 56
Desmin 11

Desmoglein 6, 7
Desmoplakin 6, 7
Desmosom 1, 6, 7, 28
Diagnostik, pränatale 54
Diakinese 35
Differenzierung, terminale 30
Diffusion, laterale 3, 4
Diktyosom 23
Diktyotän 38
Diktyotänstadium 63
Dimer 9
Diplotän 35
Disulfidbrücke 51
DNA 26, 45, 46, 58
- bakterielle 19
- DNA-abhängige RNA-Polymerase 49
- DNA-Bindeproteine 48
- DNA-Gehalt 33, 34
- DNA-Ligase 49
- DNA-Methylierung 56
- DNA-Polymerase 48, 49
- DNAse 17
- Doppelhelix 46
- Kern-DNA 19
- mtDNA 19, 20, 26
- repetitive 46
- Replikation 48
- sDNA 50
- Struktur 45
- Transkription 49

Doppelmembran 3, 25, 26
Down-Syndrom 55
Ductus epididymidis 11
Dünndarmepithel 5
Duplette 12
Duplikation 57
Durchflusszytometer 34
Dynein 12, 26

E

Edwards-Syndrom 55
Einheitsmembran 1, 2
Eizelle 25, 35, 38, 63
Ektoplasma 13
Endomitose 34
Endonuklease 49
Endoplasmatisches Retikulum 20, 22, 27

Index

- glattes 1, 22
- raues 1, 20, 21

Endosom 1, 24
Endosymbiontentheorie 19, 27, 28
Endozytose 1
- rezeptorvermittelte 23, 27

Enterozyt 8
Entoplasma 13
Epidermiolysis bullosa simplex hereditaria 11
Epigenetik 56
Epithel 8
Epithelzelle 5, 27
Erkrankung, mitochondriale 20
Erythrozyt 14, 18
- Zytoskelett 14

Etherlipid 25
Euchromatin 16, 27, 28, 53
euploid 55
Exekutionsphase 40
Exon 50, 51
Exonuklease 49
Exozytose 1
Exportprotein 21
Exzisionsreparatur 49

F

FAS-Rezeptor 40
F-Body 55, 56
Fettsäure 3
- gesättigte 2
- Kettenlänge 3
- Sättigungsgehalt 3
- ungesättigte 2

Fettstoffwechsel 23, 27
Fibrillarin 17
Fibroblast 34
Fibronektin 9
Fimbrin 10
FISH 61
Flipase 4
Flip-Flop 3, 4
Fluidität 3
Fluiditätspuffer 3
Fluid-Mosaik-Modell 4, 27
Fluoreszenz-in-situ-Hybridisierung 61
Furchungsteilung 55

Fusion, zentrische 57

G

G_0-Stadium 30
G_1-Phase 30, 34, 41
G_1/S-Kontrollpunkt 30
G_2/M-Kontrollpunkt 31
G_2-Phase 30, 31, 41
Galactosyl-Transferase 23
Gap Junction (Nexus) 1, 7, 26, 28
Gen 45, 46, 52
- eukaryontisches 45
- redundantes 46

Gendichte 53
Gen-Dosis-Ausgleich 56
Gene, eukaryontischer 45
- Organisation 45

Genetik
- Übersicht 45

Genetischer Code 19, 47
- Degeneration des genetischen Codes 47

Genom 16, 52
Gensonde 61
Geschlechtschromosom 52
Geschlechtszelle 35, 36
Glanzstreifen 6
Glial Fibrillary Acidic Proteine (GFAP) 11
Glycerin 2
Glykogen 17
Glykokalix 1, 4
N-Glykosylierung 51
O-Glykosylierung 51
Glykosyl-Phosphatidylinositol 4
Golgi-Apparat 23, 27, 51
- cis-Seite 23
- trans-Seite 23

Gonosom 36, 52, 54
- gonosomale Monosomie 55
- gonosomale Trisomie 55

GPI-Anker 4
Grenzfläche 2
Guanin 46, 58
Gürteldesmosom 5

H

H_2O_2 25, 27
Haftplaque 6

Index

Haftplatte 6
haploid 35
Harnblasenepithel 5
H^+-ATPase 25
Helikase 48
Hemidesmosom 6, 8
Heterochromatin 16, 27, 56
- fakultatives 16
- funktionelles 16
- konstitutives 16
Heterodimer 9, 11
Heterolysosom 25, 27
Heteroplasmie 20
Histon 17, 31, 52, 53
- H1 52
- H2A 52
- H2B 52
- H3 52
- H4 52
Histon-Oktamer-Komplex 52
Histonprotein 53
Hutchinson-Gilford-Syndrom 16
Hybridisierung 50
Hydrolase, saure 24
hydrophil 2
hydrophob 2
Hydroxylierung 51
hymin-Dimer 49
Hyperplasie 39, 42
Hypertrophie 39

I

Importine 16
inactive specific transcript 56
Initiation 40
- extrinsischer Weg 40
- intrinsischer Weg 40
Innenohr 11
$\alpha_6\beta_4$-Integrin 9
Integrine 9
Intermediärfilament 6, 7, 9, 10, 11, 26, 28
- Gewebespezifität 11
Intermembranraum 26
Interphase 30, 31, 35, 41
Interzellularraum 5
Intron 46, 50, 51
Invagination, basale 1

Inversion 57
- parazentrische 57
- perizentrische 57
Ischämie 40
Isopren 4

K

Kapazitation 37
Kartagener-Syndrom 13
Karyogramm 56
Karyogrammanalyse 54
Karyolyse 40
Karyorrhexis 40
Karyotyp 54
- männlicher 54
- weiblicher 54
Katalase 25, 27
Kathepsin 25
Katzenschrei-Syndrom 57
Keimzellbildung 30
Keratinozyt 25
Kernäquivalent 37
Kernhülle 16, 26, 63
Kernkörperchen 17, 26
Kernlamina 11, 16, 26
Kernlokalisierungssignale 16
Kernmembran
- äußere 16
- innere 16
Kern-Plasma-Relation 17
Kernpore 16, 26, 63
Kernpyknose 40
Killerzelle, natürliche 40
Kinase, Cyclin-abhängige 32
Kinesin 12, 26
Kinetochor 53
Kinetosom 13
Kinozilien 12, 26
Kleeblattstruktur 48
Klinefelter-Syndrom 55, 56
Kollagen 9
Kollagenose 17
Kompartimente 1
Kompartimentierung 26
Komplex, junktionaler 8
Kontakt, fokaler 9
Kopplung 7

Index

- elektrische 7
- Information 8
- metabolische 8
kovalent 3
Kugelzellanämie 14

L

Lamine 11, 16
Lecithin 2
Leptotän 35
Lidspalte 55
Li-Fraumeni-Syndrom 31
Linker-DNA 53
Lipid 1
Lipid-Doppelschicht 3
Lipid Rafts 5
Lipofuszin 25
lipophil 2
lipophob 2
Liposom 3
Lymphozyt 54
Lyon-Hypothese 56
Lysosom 23, 24, 25, 27
- primäres 1, 25, 29
- sekundäres 25, 29
- tertiäres 25
Lysosomenäquivalent 37

M

Macula adhaerens 6, 26, 28
Makrophage 24
Mannose-6-Phosphat 23
Matrixraum 19
Meiose 35, 38, 41
Melanin 25
Melanosom 25
Melanozyt 25
Membran 1, 2, 3, 4
- biologische Einheitsmembran 1
- Doppelmembran 3
- Fluidität 3
- Mitochondrienmembran 19
- zytoplasmatische Seite 4
Membranfluss 20
Membranprotein 21
- integrales 3, 5
Metaphase 33, 38, 42, 54, 62

Metaplasie 39, 42
metazentrisch 53
Microbodies 25
microtubule organizing center 10
Mikrofilament 10, 26, 28
Mikrotubuli 10, 11, 12, 13, 26, 28, 53
Mikrotubulus (Singulette) 11
Mikrovilli 1, 8, 11
Miniband 53
Mitochondrium 1, 18, 19, 20, 28
- Tubulus-Typ 18
Mitose 30, 33, 41, 48, 54
- Index 33
- Spindel 13, 53
- Spindelgifte 13
- Stadium 41, 62
mitosis promoting factor (MPF) 32
Mizelle 2, 3
Modifikation, posttranslationale 51
MOMP (Mitochondrial outer Membrane Permeabilization) 40
Monoaminooxidase (MAO) 19
Monolayer 2
Monosomie, gonosomale 55
Mosaik-Organismus 55
Motorprotein 12
M-Phase 30, 31, 41
MTOC 10
Myelinscheide 25
Myosin 14, 24, 33
Myristinsäure 4

N

Nährmediumentzug 34, 35
Nekrose 40, 41
Nervenzelle 6
Nestin 11
Neurofilament 11
Neurotubulus 12
Nexin 13
Nexus 7
N-Glykosylierung 51
Nichthiston 52
Nissl-Scholle 21
NLS 17
Non-Disjunction 38, 41, 55
- X-Chromosomen 38, 41

Index

– Y-Chromosomen 38, 41
NORs (Nucleolus-Organizer-Regions) 17
Noxe 40
– endogene 40
– exogene 40
nuclear localization signals 17
Nucleolus-Organizer-Regions 17
Nukleinsäure 45, 58
Nukleolin 17
Nukleolus 1, 16, 17, 26
Nukleosom 52
Nukleotid 45, 47

O
Oberflächenfilm 2
Occludin 5, 7, 26
O-Glykosylierung 23, 51, 58
Okazaki Fragment 48
Oogenese 38
Oozyte 63
– 1. Ordnung 38
– 2. Ordnung 38
Ösophagus 39
Ovulation 38, 63
β-Oxidation 19, 26

P
p53 31
Pachytän 35
Palmitinsäure 4
p-Arm 53
Pätau-Syndrom 55
Pemphigoid, bullöses 9
Pemphigus vulgaris 7
peripheral dense bands 10
Permeabilitätsbarriere 5, 26
Peroxidase 25, 27
Peroxisom 25, 27
– Leberperoxisom 25
Phagolysosom 1
Phagozytose 24, 40
Phosphat 2
Phospholipid 1, 2, 3, 4, 27
Phosphorylierung 23, 51, 58
Pinozytose 24
Plakoglobin 6
Plasmalogen 25

Plasmamembran 3
Plazentazelle 6
polar 2
Polkörperchen 38, 63
Poly-Adenylierung 50, 58
Poly-A-Sequenz 50
Polypeptidkette 51
Polysom 20, 21
Pore 7
Porin 18
Primer 48
Processing 50
Progerie 16
Prometaphase 33
Promotorregion 49, 58
Prophase 33
Protease 17
Proteasom 18, 26
Protein 1, 4, 5, 6, 7, 19, 20, 21, 23, 26, 27
– Exportprotein 20, 21, 27
– lysosomales 20, 21, 27
– Membranprotein 5, 20, 21
– nukleäres 20
– Protein 4.1 14
– Protein 4.2 14
– Proteinbiosynthese 45
– protein-coding exons 46
– Proteinmodifizierung 23, 59
  • Phosphorylierung 23, 51, 58
  • posttranslationale 23
  • Sulfatierung 23, 51, 58
– Transportprotein 4
– Verbindungsprotein 7
Proteintunnel 7
Proteolyse, limitierte 51, 58
Protofilamente 11
Pseudopodien 13
Purin 46
Purinbase 46, 58
Pyrimidin 46
Pyrimidinbase 46, 58

Q
q-Arm 53

R
Redundanz 46

Index

Reifeteilung 35, 38, 41
– 1. Reifeteilung 35, 38, 41
– 2. Reifeteilung 35, 36, 38, 41
Rekombination 36
Replikation 31, 45, 46, 48, 49, 58
Replikationsenzym 30
Replikationsgabel 48
rER (raues ER) 20, 21, 23, 26, 51
Residualkörper 25
Retikulum, sarkoplasmatisches 23
retrograd 12
Rezeptor 2, 23
Ribosom 1, 16, 19, 20, 22, 26, 28, 48, 51, 58
– 70S (prokaryontisch) 19, 20, 26
– 80S (eukaryontisch) 19, 20, 26
– freies 20, 26, 53
– Lokalisation 20
– membrangebundes 20, 26, 27
– mitochondriales 19, 20, 27
– Sedimentationskoeffizienten 20
– Untereinheit 20
Rifampicin 22
RNA 17, 26, 41, 45, 47, 48, 58
– hnRNA 45, 48, 49, 58
– miRNA (mikro RNA) 48
– mRNA 20, 21, 45, 48, 50, 51, 58, 59
  • Reifung 45, 50
– RNA-Arten 48
– rRNA (ribosomale RNA) 17, 20, 46, 48, 59
– scRNA (small cytoplasmic RNA) 21, 48, 59
– snoRNA (small nucleolar RNA) 17, 48
– snRNA (small nuclear RNA) 48, 50, 59
– Struktur 47
– tRNA (transfer RNA) 48, 51, 59
RNA-Polymerase 49
RNA-Polymerase I 17
Robertson-Translokation 57, 61
Ruhestadium 30
Ruptur 40

S

Sandalenlücke 55
Scheinfüßchen 14
Schleife 53
Schlussleistenkomplex 8
Schwesterchromatiden 38
semikonservativ 49, 58

sER (glattes ER) 20, 22, 27
Sexchromatin 16
Signalpeptid 21, 23
Signalpeptidase 19, 23
Signal Recognition Particle 21
Signalsequenz 22
Signalzucker 23
Singulette 11, 12
Sklerodermie 17
Solenoid 52, 53
Speichenprotein 13
Spektrin 14
Spermatide 36
Spermatogenese 36
Spermatozyt 36
– 1. Ordnung 36
– 2. Ordnung 36
Spermiogenese 36
Spermium 25, 35, 37
Sphärozytose 14
S-Phase 30, 31, 33, 35, 41
Spindelapparat 30, 34, 54
Spindelfaser 53
Spleißen 46, 48, 50, 58
Spleißosom 50
SRP (Signal Recognition Particle) 21, 59
Stammzelle 39
Startcodon 47, 51
Stereozilie 11
Stoppcodon 47, 51, 58
9 · 2 + 2-Struktur 13
9 · 3 + 0-Struktur 13
submetazentrisch 53
Sulfatierung 23, 51, 58
Synzytium 34

T

Teilungsebene 33
Telolysosom 25
Telomer 53
Telophase 33, 62
Terminatorregion 49
Tertiärfollikel 63
Tetradenstadium 36
Thrombozyt
– Zytoskelett 15
Thymin 46, 47, 49, 58

Index

Tight Junction 5, 28
Tigroid 21
TIM 19
TNF-Alpha 40
TNF-Rezeptor 40
Tochterzelle 33, 34, 41
Todesrezeptor 40
TOM 19
Tonofilament 9, 11
Toxin 40
trans Golgi-Zisterne 1
Transkription 45, 49, 59
Transkriptionsfaktor 49
Translation 45, 51, 58
Translocon 21
Translokation 57, 61
– nichtreziproke 57
– reziproke 57
– Robertson-Translokation 57
transporter inner membrane (TIM) 19
transporter outer membrane (TOM) 19
Transporterprotein 19
Transport, parazellulärer 5
Transportprotein 4
Transzytose 24
Triplett 47
Triplette 12, 13
Triple-X-Syndrom 55, 56
Trisomie
– autosomale 55
– gonosomale 55
– Trisomie 21 55
Tubulin 11, 26
– Alpha- und Betatubulin 11
Tubulus-Typ 18
Tumordiagnose 11
Tumornekrosefaktor Alpha 40
Tumorsuppressorgen 31
Turner-Syndrom 56
T-Zelle, zytotoxische 40

U

Ubiquitin 18, 26
Ullrich-Turner-Syndrom 55, 56
Umwelteinflüsse 39
uncoating 24
unpolar 2

40S-Untereinheit 20
60S-Untereinheit 20
Uracil 47, 49, 58
UV-Strahlen 25

V

Van-der-Waals-Kräfte 3
Verbrecherchromosom 55
Vesikel 3, 23
Vierfingerfurche 55
Villin 10
Vimentin 11
Vinblastin 13
Vincristin 13
Vinculin 6

W

Wachstumsphase 30
Wasserstoffbrückenbindung 2, 46
Wasserstoffperoxid (H2O2) 25

X

X-Chromosom 38, 52, 56
Xist-Gen 56
XYY-Syndrom 55, 56

Y

Y-Chromosom 38, 52, 55

Z

Zellbewegung, amöboide 13
Zelle 1
– Aufbau 1
– epitheliale 6
– Kompartimente 1
Zellfusion 34
Zellkern 1, 16, 26
– funktionelle Zellkernschwellung 16
Zellkerndurchschnürung 34
Zellkultur 34
Zell-Matrix-Kontakt 8
Zellmembran 1, 2, 27
– Aufbau 2
– Aufgaben 2
Zellorganellen 18, 26
Zellpol 5
– apikaler 5

Index

- basolateraler 5
Zellpolarität 5
Zellteilung 30, 39, 41, 45
- differenzielle 39
Zelltod 39, 41
Zellvermehrung 30
Zell-Zell-Kontakt 5, 7, 8, 26, 27
Zellzyklus 30, 32, 41, 48
- Regulation 32
Zentriole 10, 13, 37
Zentromer 52, 53
Zentrum, fibrilläres 17
Zilien 13
Zisterne 23
Zona pellucida 25
Zonula
- adhaerens 1, 5, 6, 7, 28
- occludens (Tight Junction) 1, 4, 5, 8, 26, 27, 28
Zucker 1, 4
Zuckerbaum 23
Zuckerbäumchen 3
Zuckermantel 4
Zyankali 19
Zygotän 35
Zygote 35
Zytokeratin 9, 11
Zytokeratinmuster 11
Zytokinese 33, 42
Zytoplasma 17, 20, 26
Zytoskelett 10, 26, 27, 28
- Komponente 10
- Verteilungsmuster 10
Zytostatikum 30

FRÜHZEITIG ANMELDEN

WWW.MEDI-LEARN.DE/SKR-ERGEBNISSE

PHYSIKUMSERGEBNISSE SCHON AM PRÜFUNGSTAG

EXAMENS-ERGEBNISSE

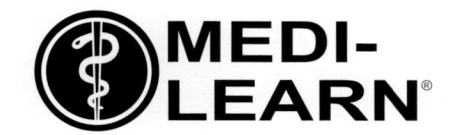

MEDI-LEARN

Feedback

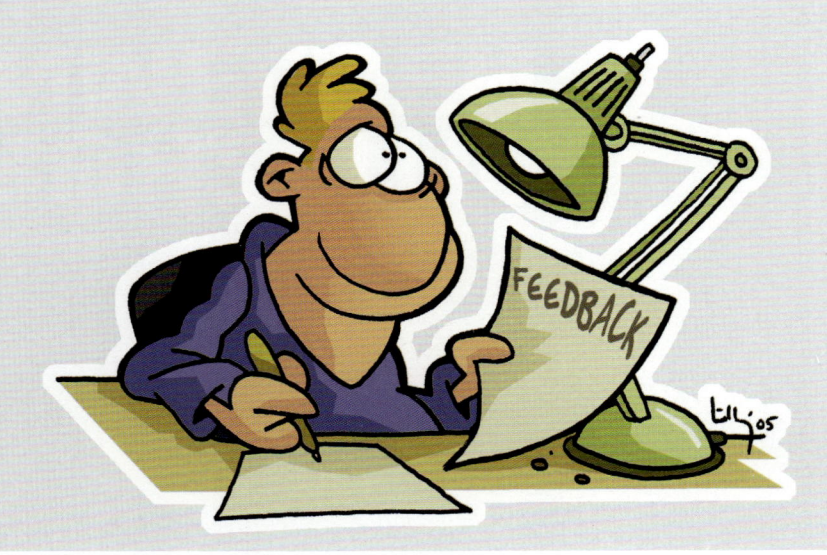

Deine Meinung ist gefragt!

Es ist erstaunlich, was das menschliche Gehirn an Informationen erfassen kann. SIbest wnen kilene Fleher in eenim Txet entlheatn snid, so knnsat du die eigneltchie lofnrmotian deoncnh vershteen – so wie in dsieem Text heir.

Wir heabn die Srkitpe mecrfhah sehr sogrtfältg güpreft, aber vilcheliet hat auch uesnr Girehn – so wie deenis grdaee – unbeswust Fheler übresehne. Um in der Zuuknft noch bsseer zu wrdeen, bttein wir dich dhear um deine Mtiilhfe.

Sag uns, was dir aufgefallen ist, ob wir Stolpersteine übersehen haben oder ggf. Formulierungen verbessern sollten. Darüber hinaus freuen wir uns natürlich auch über positive Rückmeldungen aus der Leserschaft.

Deine Mithilfe ist für uns sehr wertvoll und wir möchten dein Engagement belohnen: Unter allen Rückmeldungen verlosen wir einmal im Semester Fachbücher im Wert von 250 Euro. Die Gewinner werden auf der Webseite von MEDI-LEARN unter www.medi-learn.de bekannt gegeben.

Schick deine Rückmeldung einfach per E-Mail an support@medi-learn.de oder trag sie im Internet in ein spezielles Formular für Rückmeldungen ein, das du unter der folgenden Adresse findest:

www.medi-learn.de/rueckmeldungen

Einladung zu einer bezahlten Famulatur an der Ostsee

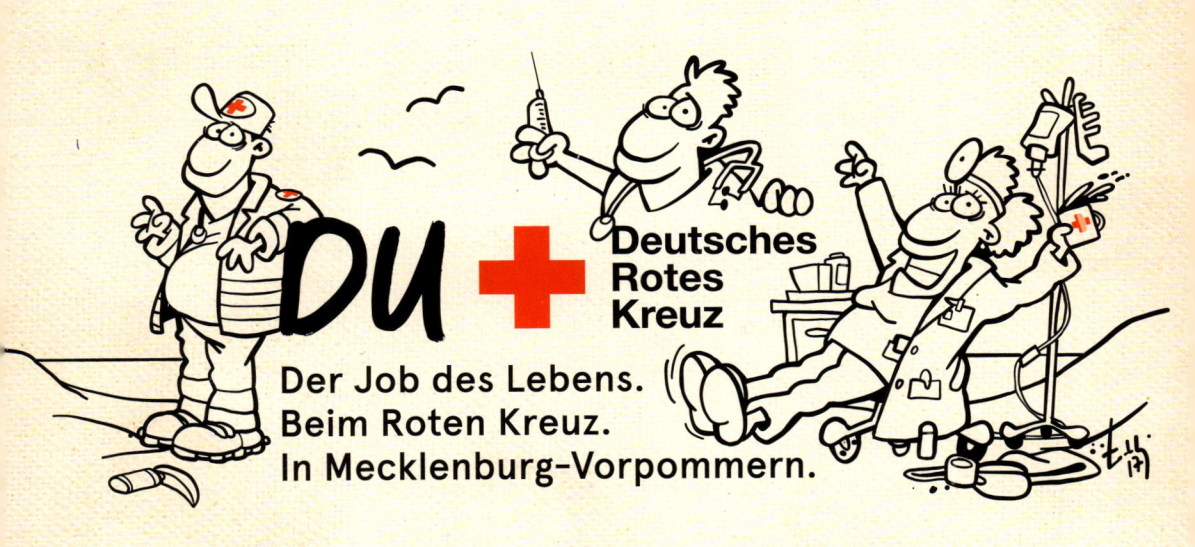

DU + Deutsches Rotes Kreuz

Der Job des Lebens.
Beim Roten Kreuz.
In Mecklenburg-Vorpommern.

Theorie ist gut. Praxis ist besser. Starte jetzt Deine Famulatur in einem der vier DRK-Krankenhäuser in Mecklenburg-Vorpommern!

www.drk-zukunft.de/famulatur
www.drk-kh-mv.de

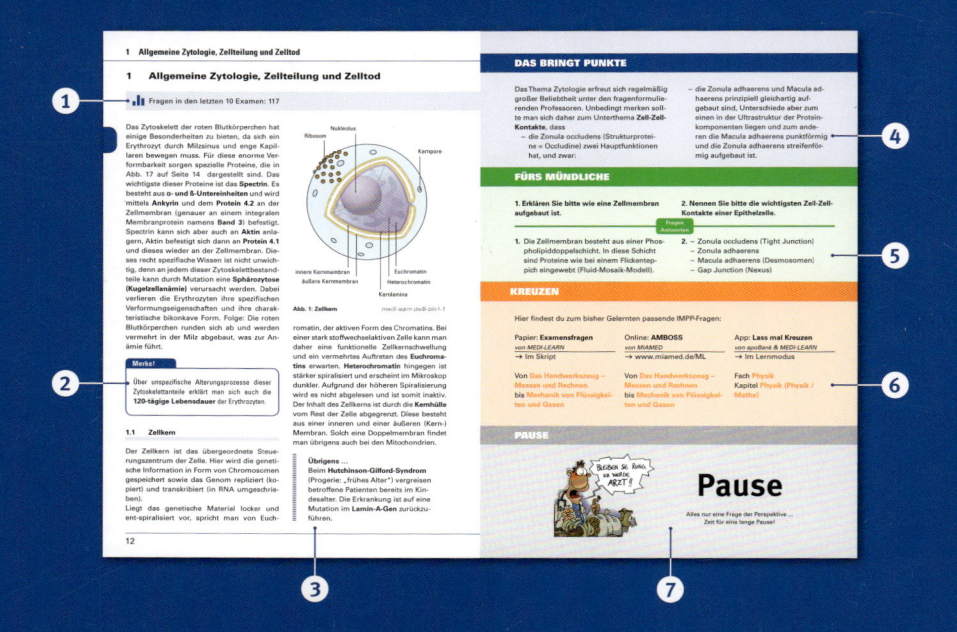

1. Relevanz-Angaben
Sie geben an, wie viele Fragen in den letzten zehn Examina zum Thema gestellt wurden. Beim Wiederholen kannst du dich so auf hochrelevante Kapitel konzentrieren.

2. Merke
Aspekte, die du unbedingt verinnerlichen solltest. Zu diesen gehören Lernhilfen, Eselsbrücken, Hinweise auf Stolperfallen sowie kurze Zusammenfassungen.

3. Übrigens
Um Zusammenhänge besser verinnerlichen zu können, findest du hier Alltags- und Klinikverweise.

4. Das bringt Punkte
Die besonders häufig im schriftlichen Physikum gefragten Fakten findest du hier.

5. Fürs Mündliche
Häufig gestellte Fragen mit unseren Lösungsvorschlägen, um dich auf deine mündliche Prüfung vorzubereiten.

6. Kreuzen
Die zum Abschnitt passenden IMPP-Fragen in unterschiedlichen Medien.

7. Pausen-Hinweise
Regelmäßige Pausen nach Lernabschnitten lassen dich effektiver lernen.

MEDI-LEARN Skriptenreihe

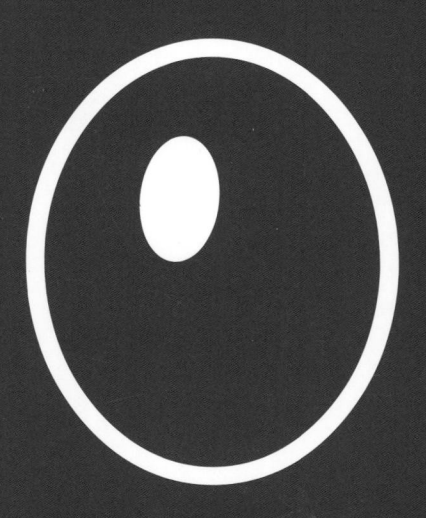

Biologie 2

Genetik, Mikrobiologie, Ökologie

Lernen *und* Leben?

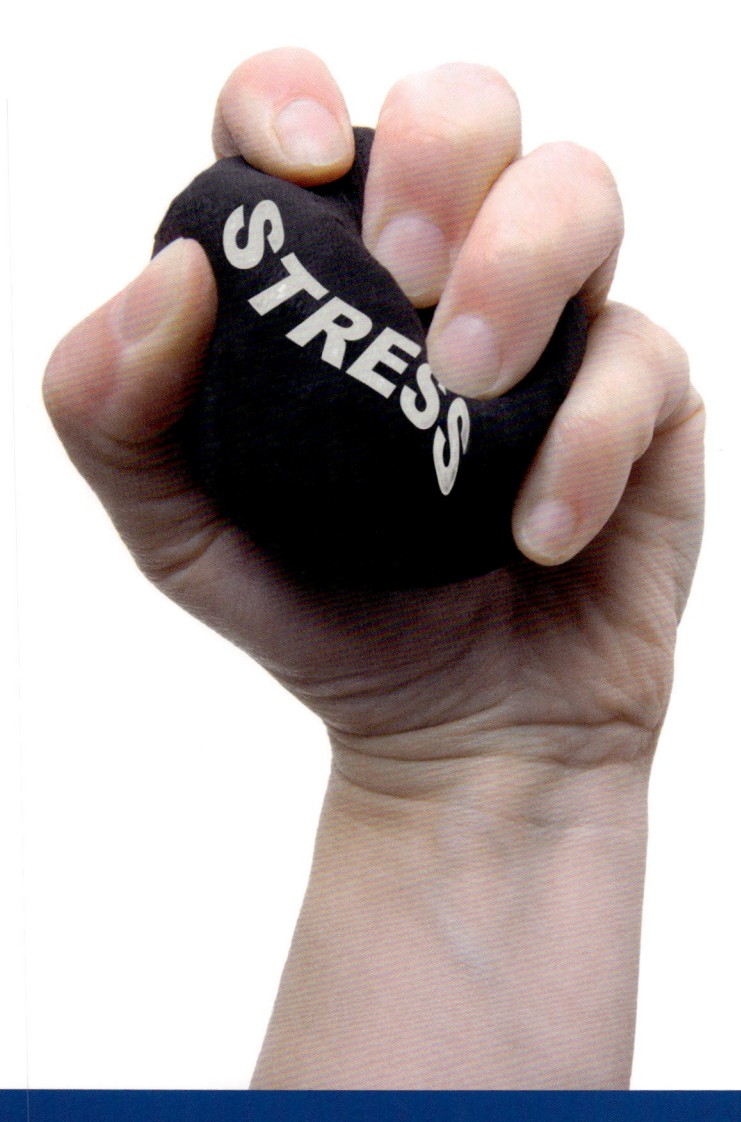

Intensivkurse in Marburg
Mehr Infos unter www.medi-learn.de/kurse

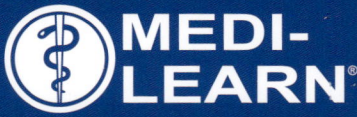

MEDI-LEARN®

2　Genetik

3　Allgemeine Mikrobiologie und Ökologie

Index

Dr. Sebastian Huss

Biologie Band 2

MEDI-LEARN Skriptenreihe

8., komplett überarbeitete Auflage

Für Muriel

MEDI-LEARN Verlag GbR

Autor: PD Dr. med. Sebastian Huss
Fachlicher Beirat: Jens-Peter Reese

Teil 2 des Biologiepaketes, nur im Paket erhältlich
ISBN-13: 978-3-95658-072-7

Herausgeber:
MEDI-LEARN Verlag GbR
Dorfstraße 57, 24107 Ottendorf
Tel. 0431 78025-0, Fax 0431 78025-262
E-Mail support@medi-learn.de
www.medi-learn.de

Verlagsredaktion:
Jens Plasger, Dipl.-Oek./Medizin (FH) Désirée Weber, Denise Drdacky, Dr. Marlies Weier, Sabine Herold, Christian Plasger, Christian Weier

Layout und Satz:
Fritz Ramcke, Kristina Junghans, Christian Gottschalk, Lisa Seibert, Arne von Bassi

Grafiken:
Dr. Günter Körtner, Irina Kart, Alexander Dospil, Christine Marx

Illustration:
Daniel Lüdeling

Druck:
Löhnert Druck

8. Auflage 2018
© 2018 MEDI-LEARN Verlag GbR, Kiel

Das vorliegende Werk ist in all seinen Teilen urheberrechtlich geschützt. Alle Rechte sind vorbehalten, insbesondere das Recht der Übersetzung, des Vortrags, der Reproduktion, der Vervielfältigung auf fotomechanischen oder anderen Wegen und Speicherung in elektronischen Medien.
Ungeachtet der Sorgfalt, die auf die Erstellung von Texten und Abbildungen verwendet wurde, können weder Verlag noch Autor oder Herausgeber für mögliche Fehler und deren Folgen eine juristische Verantwortung oder irgendeine Haftung übernehmen.

Wichtiger Hinweis für alle Leser
Die Medizin ist als Naturwissenschaft ständigen Veränderungen und Neuerungen unterworfen. Sowohl die Forschung als auch klinische Erfahrungen führen dazu, dass der Wissensstand ständig erweitert wird. Dies gilt insbesondere für medikamentöse Therapie und andere Behandlungen. Alle Dosierungen oder Applikationen in diesem Buch unterliegen diesen Veränderungen.
Obwohl das MEDI-LEARN Team größte Sorgfalt in Bezug auf die Angabe von Dosierungen oder Applikationen hat walten lassen, kann es hierfür keine Gewähr übernehmen. Jeder Leser ist angehalten, durch genaue Lektüre der Beipackzettel oder Rücksprache mit einem Spezialisten zu überprüfen, ob die Dosierung oder die Applikationsdauer oder -menge zutrifft. Jede Dosierung oder Applikation erfolgt auf eigene Gefahr des Benutzers. Sollten Fehler auffallen, bitten wir dringend darum, uns darüber in Kenntnis zu setzen.

Inhalt

2	**Genetik**	**1**
2.3	Formale Genetik	1
2.3.1	Allgemeines und Begriffe	1
2.3.2	Mendel-Gesetze	2
2.3.3	Wichtige Vererbungsgänge im Blutgruppensystem	3
2.3.4	Autosomale und gonosomale Vererbungsgänge	6
2.3.5	Mitochondriale Vererbungsgänge	9
2.3.6	Vererbungsgänge bei Zwillingen	9
2.3.7	Stammbäume	9
2.4	Populationsgenetik	10
2.5	Mutationen	11
2.5.1	Punktmutation	12
2.5.2	Rasterschubmutation (Frameshift)	13
3	**Allgemeine Mikrobiologie und Ökologie**	**17**
3.1	Prokaryonten und Eukaryonten	17
3.2	Allgemeine Bakteriologie	17
3.2.1	Morphologische Grundformen	17
3.2.2	Bestandteile einer Bakterienzelle	18
3.2.3	Genetische Organisation einer Bakterienzelle	18
3.2.4	Zytoplasma	20
3.2.5	Zellmembran	24
3.2.6	Zellwand	24
3.2.7	Kapsel	27
3.2.8	Fimbrien (Pili)	30
3.2.9	Geißeln	30
3.2.10	Bakterielle Sporen	30
3.3	Bakterienphysiologie	31
3.3.1	Nährmedium	31
3.3.2	Verhalten gegenüber Sauerstoff	31
3.3.3	Exkurs: Clostridienstämme	31
3.3.4	Verhalten gegenüber pH und Temperatur	32
3.4	Antibiotika	32
3.4.1	Angriff am prokaryontischen Ribosom	33
3.4.2	Angriff an der Zellwand	33
3.4.3	Resistenzen	33
3.5	Bakterienklassifizierung	37
3.6	Pilze	38
3.6.1	Sprosspilze	40
3.6.2	Fadenpilze	40
3.6.3	Antimykotika	40
3.6.4	Pilztoxine	41
3.7	Viren	41
3.7.1	Aufbau	41
3.7.2	Vermehrungszyklus	42
3.7.3	Virenklassifikation	43
3.7.4	Bakteriophagen	43
3.7.5	Retroviren (RNA-Viren)	43
3.7.6	Viroide	43
3.7.7	Prionen	43
3.8	Ökologie	47
3.8.1	Symbiose	47
3.8.2	Kommensalismus	47
3.8.3	Parasitismus	47
3.8.4	Die Nahrungskette	47

Wissen, das in keinem Lehrplan steht:

- Wo beantrage ich eine **Gratis-Mitgliedschaft** für den **MEDI-LEARN Club**?

- Wo bestelle ich kostenlos **Famulatur-Länderinfos** und das **MEDI-LEARN Biochemie-Poster**?

- Wann macht eine **Studienfinanzierung** Sinn? Wo gibt es ein **gebührenfreies Girokonto**?

- Warum brauche ich schon während des Studiums eine **zahnarztspezifische Haftpflichtversicherung**?

Lassen Sie sich beraten!
Nähere Informationen und unseren Repräsentanten vor Ort finden Sie im Internet unter www.aerzte-finanz.de

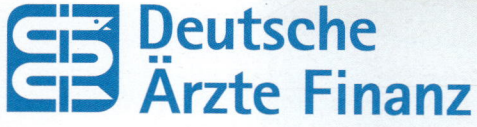

Deutsche Ärzte Finanz
Standesgemäße Finanz- und Wirtschaftsberatung

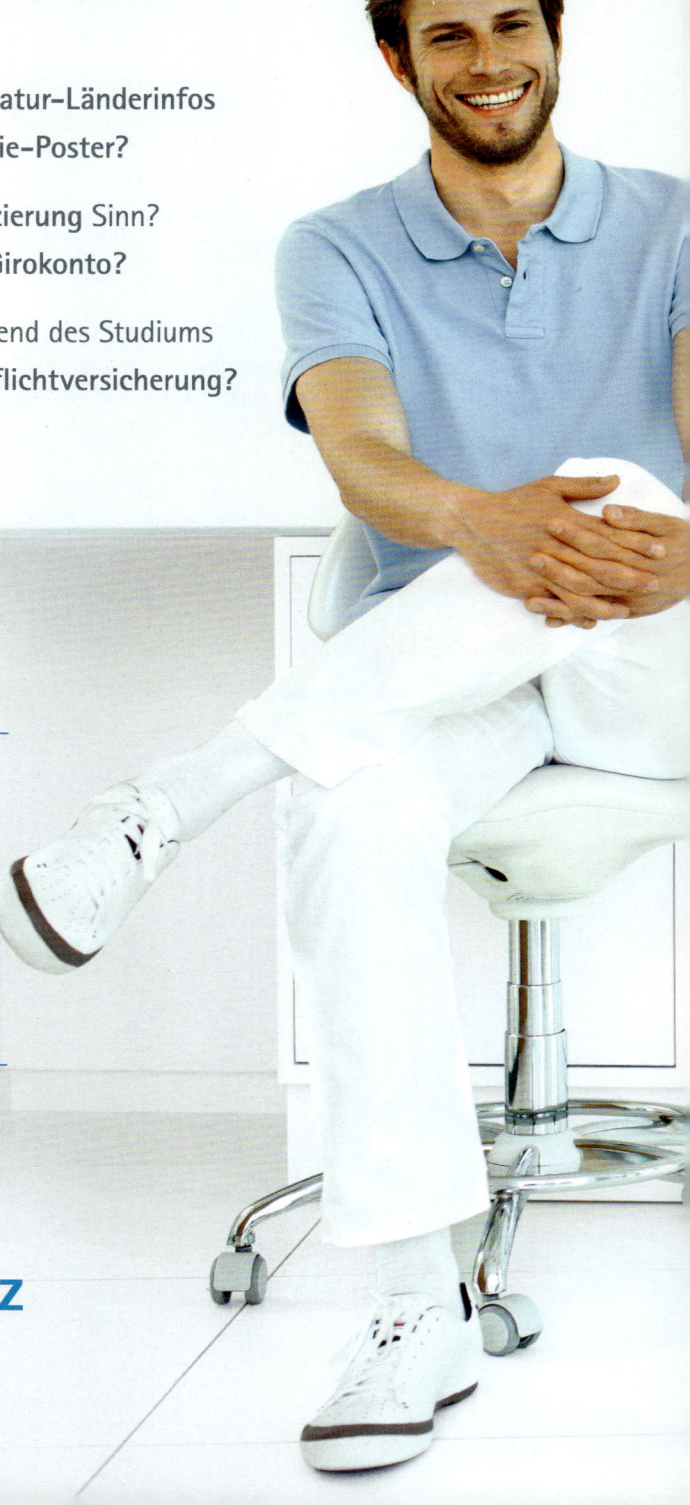

2 Genetik

Fragen in den letzten 10 Examen: 27

2.3 Formale Genetik

In diesem Kapitel geht es um die klassischen drei Gesetze von Gregor Johann Mendel und die Vererbungslehre.
Hier sind besonders die Blutgruppenvererbungen wichtig, da sie sehr oft und in immer wieder abgewandelter Form geprüft werden. Doch bevor du dich jetzt mitten ins Vererbungsgetümmel stürzt, solltest du dir zunächst das Handwerkszeug der formalen Genetik aneignen. Beginnen wir also mit ein wenig Vokabeln lernen.

2.3.1 Allgemeines und Begriffe

Die in Tab. 1 a, S. 1 und Tab. 1 b, S. 2 aufgeführten Begriffe sind in gleich zweierlei Weise relevant: Zum einen können sie in Fragen vorkommen, zum anderen brauchst du sie, um die folgenden Abschnitte dieses Skriptes zu verstehen.

Allel	Ausprägungen eines Gens, die auf den homologen Chromosomen am gleichen Genlokus (Ort) zu finden sind. Sind die Allele gleich, bezeichnet man den Träger als **homozygot**, sind sie unterschiedlich, nennt man das **heterozygot**.
Multiple Allelie	Bezeichnung für die Tatsache, dass mehrere Varianten eines Gens vorkommen können: Mitunter kommen von einem Gen mehr als zwei Allele (Ausprägungsformen) vor. Bestes Beispiel ist das AB0-Blutgruppensystem, bei dem drei Allele (A, B und 0) die Blutgruppen bestimmen.
Genotyp	Bezeichnung für die Gesamtheit aller Erbanlagen.
Phänotyp	Bezeichnung für das äußere Erscheinungsbild eines Individuums. Dieses hängt zum einen vom Genotyp, zum anderen auch von Umwelteinflüssen ab.
Dominanz	Ein dominantes Allel setzt sich im Phänotyp durch.
Rezessivität	Ein rezessives Allel kommt bei Vorhandensein eines dominanten Allels nicht zur Ausprägung. Phänotypisch ausgeprägt ist es nur, wenn zwei rezessive Allele vorliegen.
Codominanz	Manifestation beider dominanter Allele im Phänotyp, Beispiel: Blutgruppe AB.
Expressivität	Grad der Ausprägung eines Gens im Phänotyp. Nur ein Gen mit 100-prozentiger Expressivität schlägt vollständig durch.
Penetranz	Anteil der Merkmalsträger bezogen auf die Genträger. Bei vollständiger Penetranz (100 %) weisen alle Genträger das Merkmal auf, bei unvollständiger Penetranz nur ein Teil. Beispiel: Bei 50-prozentiger Penetranz würde die Hälfte der Mitglieder einer betroffenen Familie das Merkmal ausprägen.
Pleiotropie	Gleichzeitige Beeinflussung und Ausprägung mehrerer phänotypischer Merkmale durch nur ein Gen.
Heterogenie	Das gleiche Krankheitsbild wird durch zwei nichtallele Gene ausgelöst. Beispiel: Gehörlosigkeit wird **autosomal-rezessiv** vererbt. Trotzdem können Kinder taubstummer Eltern phänotypisch gesund sein, da der Defekt bei den Eltern auf unterschiedlichen Genorten lokalisiert sein kann. Elternteil 1 : TTss (gehörlos), Elternteil 2 : ttSS (gehörlos), Kind : TtSs (phänotypisch gesund). Die Kleinbuchstaben bezeichnen das jeweils kranke (rezessive) Allel. Nur die Kombinationen ss und tt führen zur Gehörlosigkeit.

Tab. 1 a: Definition wichtiger Begriffe

2 Genetik

Antizipation	Tendenz einiger genetischer Erkrankungen, sich von Generation zu Generation früher und stärker auszuprägen, Beispiel: Myotone Muskeldystrophie. Dieses Phänomen basiert auf einer **Triplettexpansion**, die von Generation zu Generation zunimmt. Hierunter versteht man die Vervielfachung von Triplettsequenzen (CAG, CTG, CGG), die zu einer Instabilität des kodierten Genprodukts führt. Weitere Beispielkrankheiten sind die **Chorea Huntington** (Veitstanz) und das Fragile X-Syndrom.
genomisches Imprinting	Unterschiedliche Ausprägung eines Gens; je nachdem, ob es vom Vater (paternal) oder der Mutter (maternal) weitergegeben wurde, entstehen zwei unterschiedliche Krankheitsbilder. Beispiel: Bestimmte Chromosomenschäden auf Chromosom 15 führen bei maternaler Vererbung zum Angelman-Syndrom, bei paternaler Vererbung zum Prader-Willi-Syndrom.
uniparentale Disomie	Sonderfall, bei dem **beide Chromosomen** von einem Elternteil (uniparental) kommen. Dabei wird ein homologes Chromosomenpaar an das Kind weitergegeben.

Tab. 1 b: Definition wichtiger Begriffe

2.3.2 Mendel-Gesetze

Zu den Mendel-Gesetzen an sich wurden zwar zuletzt keine Fragen gestellt, die Inhalte sind jedoch sehr wichtig, um die Vererbungslehre zu verstehen. Um diese Gesetze und auch andere Vererbungsgänge zu veranschaulichen, benutzt man solche Kreuzschemata:

	A	A
B	?	?
B	?	?

Tab. 2 a: Kreuzschema homozygote Eltern

In der oberen Zeile und der linken Spalte sind die Genotypen der Eltern (vornehmer ausgedrückt: der Parentalgeneration) aufgeführt. Elternteil eins (oben) hat den Genotyp AA, Elternteil zwei (links) den Genotyp BB. Unsere beiden zeugungswilligen Partner sind also homozygot.

> **Merke!**
>
> Ein großer Buchstabe kennzeichnet ein dominantes Gen, ein kleiner Buchstaben ein rezessives Gen.

Nun interessiert uns, welche Genotypen unter der Nachkommenschaft (Filialgeneration) auftreten können. In unserem Beispiel sind diese mit einem Fragezeichen gekennzeichnet. Zum Lösen der Aufgabe addiert man einfach die einzelnen Allele der Eltern und erhält so die möglichen Genotypen der Kinder:

	A	A
B	AB	AB
B	AB	AB

Tab. 2 b: Homozygote Eltern mit Genotypen der Kinder

Kleiner Tipp: Im Physikum sind die Prüfer meist nicht so zuvorkommend, dass sie schon ein fertiges Kreuzschema in die Frage integrieren. Die Frage wird vielmehr in Textform formuliert und du musst dir dein eigenes Schema entwerfen.

Das 1. Mendel-Gesetz (Uniformitätsgesetz)

Das 1. Mendel-Gesetz entspricht unserem Beispiel: Kreuzt man zwei Homozygote (Elterngeneration = Parentalgeneration P) verschiedener Allele, sind die Nachkommen (Filialgeneration 1) alle heterozygot und weisen den gleichen Genotyp (Uniformität) auf. Dieser Genotyp weicht von dem der Eltern ab.
In unserem Beispiel hat ein Elternteil den Genotyp AA, der andere den Genotyp BB. Die Nachkommen in der F1-Generation haben so-

mit alle den gleichen uniformen AB-Genotyp. Würde man zwei Homozygote gleicher Allele kreuzen, so wären alle Nachkommen gleich! Wer Lust hat, kann das ja mal mit einem Kreuzschema und den Allelpaaren AA und AA überprüfen …

Das 2. Mendel-Gesetz (Spaltungsgesetz)

Kreuzt man diese F1-Nachkommen, die alle das gleiche **heterozygote uniforme Allelpaar** (AB) aufweisen, so werden die Nachkommen der F2-Generation NICHT wieder uniform, sondern sie **spalten** sich im Verhältnis 1 : 2 : 1 (AA : AB : BB):

	A	B
A	AA	AB
B	AB	BB

Tab. 3: Aufspaltung in der F2-Generation

> **Merke!**
>
> Beim 2. Mendel-Gesetz gilt das Verhältnis 1 : 2 : 1.

Das 3. Mendel-Gesetz (Unabhängigkeitsgesetz)

Kreuzt man homozygote Individuen, die sich in mehr als einem Allelpaar unterscheiden, so werden die einzelnen Allele unabhängig voneinander entsprechend den beiden ersten Mendelschen Gesetzen vererbt. Heute wissen wir, dass die Allele dazu auf unterschiedlichen Chromosomen lokalisiert sein müssen.
Wie ist das zu verstehen? Dazu muss man wissen, dass unterschiedliche Gene, die auf einem Chromosom liegen, sich unter Umständen nicht unabhängig voneinander kombinieren können, da sie z. B. während der Mitose (s. Skript Biologie 1) der **gleichen Kopplungsgruppe** angehören und dann **zusammen** auf die Keimzellen verteilt werden.

2.3.3 Wichtige Vererbungsgänge im Blutgruppensystem

Das Thema Vererbungsgänge ist absolut prüfungsrelevant, da Fragen zu den Blutgruppen und den anderen hier aufgeführten Vererbungsgängen bislang noch jedes Mal im schriftlichen Physikum zu finden waren.

AB0-Blutgruppensystem

Zwei Blutgruppensysteme sind immer wieder Gegenstand des Examens: Das AB0-Blutgruppensystem und das MN-Blutgruppensystem (s. S. 6). Hast du das Prinzip aber einmal verstanden und dir einige Fakten gemerkt, sind die hierzu gestellten Aufgaben meist schnell und einfach zu lösen.

Die Blutgruppen des AB0-Systems unterscheiden sich in der Zusammensetzung der Glykokalix auf den Erythrozyten. Das heißt, dass sich die Blutgruppen aufgrund spezifischer Glykosyltransferasen voneinander unterscheiden. Bekannt sind die **Allele A, B und 0**.

> **Merke!**
>
> Die Blutgruppenverteilung in Deutschland ist wie folgt: Blutgruppe A und 0 je 40 %, B 15 % und AB 5 %.

Hat jemand die Blutgruppe A, so entwickelt er Antikörper gegen die Blutgruppe B, um sich gegen diese körperfremden Substanzen zu schützen. Besitzt hingegen jemand die Blutgruppe B, so hat er Antikörper gegen die Blutgruppe A. Menschen mit der Blutgruppe AB entwickeln demnach keine Antikörper, bei der Blutgruppe 0 sind hingegen sowohl Anti-A- als auch Anti-B-Antikörper im Serum vorhanden (s. Tab. 4, S. 4). Diese Antikörperbildung

2 Genetik

ist medizinisch relevant, um **Transfusionszwischenfälle** zu vermeiden. Treffen nämlich Antigen und Antikörper aufeinander, kommt es zur **Agglutination**. Würde man also ein Erythrozytenkonzentrat der Spendergruppe A einem Patienten mit der Blutgruppe B infundieren, so käme es zur Verklumpung der Erythrozyten. Es würden sich Mikrothromben bilden, die Kapillaren verstopfen könnten. Im Extremfall kann so ein Zwischenfall zum Tod führen (s. Abb. 1, S. 4).

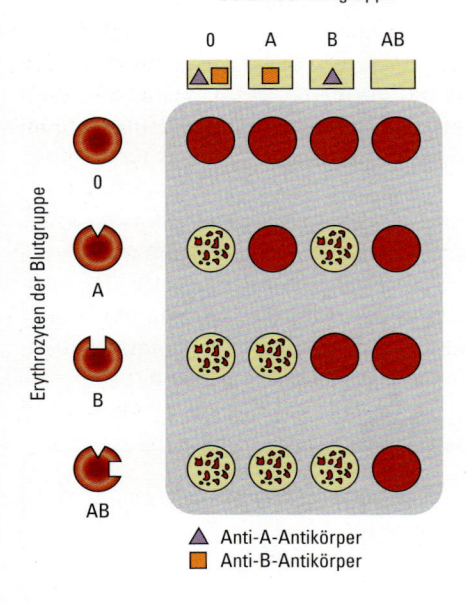

Abb. 1: AB0-Blutgruppenunverträglichkeit

medi-learn.de/8-bio2-1

Blutgruppe	Antigen (auf den Erythrozyten)	Antikörper (im Serum)
A	A	Anti-B
B	B	Anti-A
AB	AB	keine
0	keins	Anti-A und Anti-B

Tab. 4: AB0-Blutgruppensystem

Lektine sind spezifische zuckerbindende Proteine. Früher setzte man sie ein, um Blutzellen – über die Bindung an der Glykokalix – zu agglutinieren. Heute benutzt man lektinhistochemische Methoden, um z. B. Tumorzellen zu diagnostizieren.

> **Übrigens ...**
> Rennfahrer haben ihre Blutgruppe meist am Rennanzug aufgestickt oder sogar aufs Auto aufgeklebt, damit nach dem ersten (Auto-)Unfall kein zweiter (Infusions-)Unfall passiert ...

Nach dieser allgemeinen Einführung in das Thema der AB0-Blutgruppen widmen wir uns jetzt den vererbungsrelevanten Fakten: Die Blutgruppenallele A und B verhalten sich zueinander codominant und gegenüber dem Allel 0 dominant. Folglich manifestiert sich die Blutgruppe 0 nur im homozygoten Zustand.

Die folgende Tabelle zeigt, welche unterschiedlichen Genotypen einem Phänotyp zugrunde liegen können:

Phänotyp	Genotyp
A	AA, A0
B	BB, B0
AB	AB
0	00

Tab. 5 a: Genotypen der AB0-Blutgruppen

Bei der Blutgruppe B kann sich z. B. die Dominanz des Allels B gegenüber dem Allel 0 manifestieren. Genau so gut ist es aber auch möglich, dass ein Träger der Blutgruppe B homozygot ist.

Kinder von Eltern der Blutgruppen A oder B können daher auch die Blutgruppe 0 bekommen, wenn ihre Eltern heterozygot sind. Die Wahrscheinlichkeit für diesen Fall beträgt 25 %, wie aus nachfolgender Tab. 5 b, S. 5 ersichtlich ist.

2.3.3 Wichtige Vererbungsgänge im Blutgruppensystem

	A	0
B	AB	B0
0	A0	00

Tab. 5 b: Vererbung der AB0-Blutgruppen

Rhesus-Blutgruppensystem

Das Rhesus-Blutgruppensystem besteht aus drei verschiedenen Antigenen, die mit C, D und E bezeichnet werden. Da das **D-Antigen** am häufigsten vorkommt, bezeichnet man Träger dieses Merkmals als rhesuspositiv (Rh-positiv). Fehlt das D-Antigen, bezeichnet man die Träger folgerichtig als rhesusnegativ (Rh-negativ).

Übrigens …
Bei der europäischen Bevölkerung finden sich 85 % rhesuspositive Personen; 15 % sind rhesusnegativ.

Zum Verständnis der Rhesus-Kompatibilität ist es wichtig sich zu merken, dass im Körper natürlicherweise KEINE Antikörper gegen die Rhesusantigene vorkommen. Dies ist ein wesentlicher Unterschied gegenüber dem AB0-Blutgruppensystem, bei dem sich sehr wohl Antikörper bilden (vorausgesetzt man hat nicht die Blutgruppe AB). Eine solche Sensibilisierung (Bildung von Antikörpern) findet beim Rhesussystem erst dann statt, wenn Blut von rhesuspositiven Spendern auf rhesusnegative Empfänger übertragen wird.

Zu einer Antigen-Antikörper-Reaktion würde erst ein nochmaliger gleichartiger Blutkontakt führen. Dessen Folgen wären dann eine Hämolyse und intravasale Gerinnung (s. Abb. 2, S. 5).

Besondere Relevanz hat dieses Wissen um das Rhesus-Blutgruppensystem während einer Schwangerschaft. Ist die Mutter rhesusnegativ und der Vater rhesuspositiv, so besteht die Möglichkeit, dass das Kind die rhesuspositiven Eigenschaften des Vaters erbt. Bei der Geburt kommen mütterlicher und kindlicher Kreislauf in Kontakt. Der Übertritt kindlicher rhesuspositiver Erythrozyten in die Blutbahn der Mutter führt zu deren Sensibilisierung, was bedeutet, dass die Mutter Anti-D-IgG-Antikörper entwickelt. Wäre bei einer zweiten Schwangerschaft

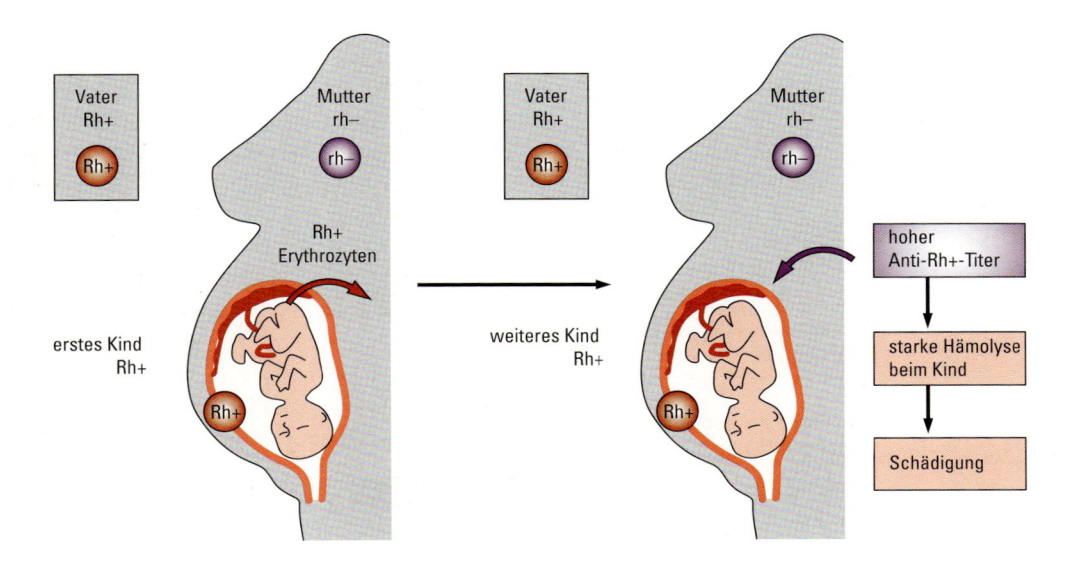

Abb. 2: Rhesusinkompatibilität in der Schwangerschaft

das Kind erneut rhesuspositiv, entstünde eine gefährliche Situation: Da IgG-Antikörper plazentagängig sind, können sie vom mütterlichen in den kindlichen Kreislauf übertreten. Dort würden sie dann einen **Morbus hämolyticus neonatorum** auslösen, der durch schwere fetale Anämie und Hämolyse gekennzeichnet ist und nicht selten zum Abort führt.

Damit es nicht soweit kommt, sollte man eine **Anti-D-Prophylaxe** durchführen. Das bedeutet, dass Frauen direkt nach der Geburt ihres ersten rhesuspositiven Kindes große Mengen Anti-D-Antikörper gespritzt bekommen. Dadurch werden die übergetretenen fetalen Erythrozyten markiert und eliminiert, bevor sie das mütterliche Immunsystem sensibilisieren können. Die hier beschriebenen Komplikationen im Sinne eines Morbus hämolyticus neonatorum können normalerweise erst bei einer zweiten Schwangerschaft auftreten, während sie bei einer Erstschwangerschaft praktisch ausgeschlossen sind. Es gibt aber auch Fälle, bei denen Rhesuskomplikationen schon während der ersten Schwangerschaft vorkommen. Diese Frauen müssen folglich bereits vorher Anti-D-Antikörper entwickelt haben, z. B. durch eine rhesuspositive Blut(fehl)transfusion.

MN-Blutgruppensystem

Beim MN-System kennt man die Allele M und N, die sich codominant verhalten. Hier gibt es KEIN rezessives 0-Allel. Somit ergeben sich folgende Phäno- und Genotypen:

Phänotyp	Genotyp
M	MM
N	NN
MN	MN

Tab. 6 a: Genotypen der MN-Blutgruppen

Sowohl die Bestimmung der MN-Blutgruppen als auch des AB0-Systems kann für einen Vaterschaftstest benutzt werden. **Vaterschaftstests** sind immer wieder Gegenstand von Prüfungsfragen. In der folgenden Tabelle sind einige Beispiele aufgeführt:

Mutter	Kind	mögliche Vaterschaft	ausgeschlossene Vaterschaft
M	M	MN, M	N
MN	MN	MN, M, N	–
A	AB	B, AB	A, 0
M, B	M, 0	M, MN/A, B, 0	N/AB

Tab. 6 b: Beispiele für Vaterschaft

Bitte halte dir immer vor Augen, dass hier nur der Phänotyp angegeben ist.

2.3.4 Autosomale und gonosomale Vererbungsgänge

In diesem Unterkapitel nähern wir uns vielen unterschiedlichen Erbgängen. Das Thema kann auch später im Beruf sehr wichtig sein, wenn Patienten eine Erbkrankheit haben und eine humangenetische Beratung wünschen.

Autosomal-dominante Vererbungsgänge

Wie schon beim Abschnitt „Handwerkszeug der Vererbung" erwähnt (s. 2.3.1, S. 1), setzt sich ein dominantes Merkmal gegenüber einem rezessiven Merkmal durch. Ist eine Generation daher merkmalsfrei, dann wurde ein krankes dominantes Gen nicht weitervererbt, da es ja sonst zur Ausprägung hätte kommen müssen. Wichtig in diesem Zusammenhang sind jedoch auch die Penetranz und die Expressivität (s. 2.3.1, S. 1), denn durch eine sehr geringe Expressivität oder eine unvollständige Penetranz kann eine merkmalsfreie Generation auch nur vorgetäuscht sein.

> **Merke!**
> – Bei autosomal-dominanten Vererbungsgängen zeigt sich keine Bevorzugung eines be-

2.3.4 Autosomale und gonosomale Vererbungsgänge

stimmten Geschlechts, wie es z. B. bei gonosomalen Defekten der Fall sein kann (s. S. 8).
- Ist eine Generation merkmalsfrei, weil das dominante Gen nicht weitervererbt wurde, entspricht das Erkrankungsrisiko der Mutationsrate.

Und jetzt noch zwei Beispiele:
Bei einem heterozygot erkrankten Elternteil beträgt das Risiko für die Kinder, ebenfalls zu erkranken, 50 %.

	A	a
a	Aa (k)	aa
a	Aa (k)	aa

(k) = krank, A = krankes dominantes Allel
Tab. 7 a: Dominantes Allel bei einem Elternteil

Sind beide Elternteile heterozygot betroffen, so beträgt das Erkrankungsrisiko für die Kinder 75 %. Zwei Drittel der Erkrankten sind heterozygot (Aa), ein Drittel ist homozygot (AA). Homozygote Träger sind meist besonders schwer betroffen.

	A	a
A	AA (k)	Aa (k)
a	Aa (k)	aa

(k) = krank, A = krankes dominantes Allel
Tab. 7 b: Dominantes Allel bei beiden Eltern

Merke!

Ist ein Elternteil homozygot betroffen, so sind alle Kinder heterozygot betroffen = das Erkrankungsrisiko beträgt 100 %.

Autosomal-rezessive Vererbungsgänge

Häufig sind bei autosomal-rezessiven Erbleiden die Eltern phänotypisch gesund, aber genotypisch heterozygot. Bekannte Beispiele für autosomal-rezessiv vererbte Erkrankungen sind die Phenylketonurie (PKU) und die Mukoviszidose.

	A	a
A	AA	Aa
a	Aa	aa (k)

(k) = krank, a = krankes rezessives Allel
Tab. 8 a: Rezessives Allel bei beiden Eltern

Durchschnittlich 1/4 der Kinder (aa) sind bei zwei heterozygoten Eltern krank.
Zu beachten ist, dass
- 2/3 der phänotypisch gesunden Kinder (AA und Aa) heterozygot (Aa) sind,
- 1/3 der phänotypisch gesunden Kinder (1/4 aller Kinder) homozygot (AA) ist.

Diese Aussage solltest du dir am besten noch einmal selber mit Blatt und Bleistift anhand eines Kreuzschemas verdeutlichen, da sie bislang immer wieder Gegenstand von Prüfungsfragen war.

Nun zu einem Sonderfall: Ein Elternteil sei homozygot, das andere heterozygot.

	A	a
a	Aa	aa (k)
a	Aa	aa (k)

(k) = krank, a = krankes rezessives Allel
Tab. 8 b: Pseudodominanz bei rezessivem Erbgang

Durchschnittlich 50 % der Kinder (aa) sind bei dieser Konstellation krank, die anderen 50 % sind heterozygot.
Den Fakt, dass 50 % der Nachkommen erkranken, kennst du schon vom dominanten Vererbungsgang (s. Tab. 7 a, S. 7). Da hier aber eine rezessiv-vererbte Krankheit, die „normalerweise" ja nur 25 % Erkrankungen aufweisen sollte, einen dominanten Erbgang mit 50 % Erkrankungsrisiko „vortäuscht", bezeichnet man dieses Phänomen als Pseudodominanz:

2 Genetik

Nachkommen von Eltern, die beide das gleiche autosomal-rezessive Merkmal tragen (aa und aa), erkranken mit 100-prozentiger Wahrscheinlichkeit. Es gibt auch pseudoautosomale Regionen. Darunter versteht man Regionen, die zwar auf Geschlechtschromosomen liegen, aber bei beiden Geschlechtern gleich oft vorhanden (pseudo-autosomal) sind.

Gonosomal-dominante Vererbungsgänge

Für die Y-Chromosomen ist kein gesicherter mendelscher Erbgang einer Krankheit bekannt. Daher können wir uns auf die X-chromosomal-dominant vererbten Krankheiten konzentrieren:
Ein kranker Mann (Xy) würde eine solche Erkrankung zu 100 % an seine Töchter (Xx) und zu 0 % an seine Söhne (xy) weitervererben, da die Söhne ja nur sein gesundes Y-Chromosom bekommen, während die Töchter immer das kranke X-Chromosom erhalten:

	X	y
x	Xx (k)	xy
x	Xx (k)	xy

(k) = krank, X = krankes dominantes Allel
Tab. 9: Kranker Vater (dominantes Allel)

Heterozygote Mütter hingegen vererben das kranke Gen an 50 % ihrer weiblichen und männlichen Nachkommen, die andere Hälfte bekommt das gesunde Gen. Hier tritt also KEINE geschlechtsspezifische Vererbung auf.

	x	y
X	Xx (k)	Xy (k)
x	xx	xy

(k) = krank, X = krankes dominantes Allel
Tab. 10: Kranke Mutter (dominantes Allel)

Gonosomal-rezessive Vererbungsgänge

Auch bei den gonosomal-rezessiven Erbgängen widmen wir uns nur den prüfungsrelevanten X-chromosomal-rezessiven Vererbungen. Es erkranken weitaus mehr Männer als Frauen, da sie ja nur ein X-Chromosom besitzen. Betroffene Männer (xY) zeigen also bei vollständiger Penetranz immer das Merkmal:

	X	Y
X	XX	XY
x	xX	xY (k)

(k) = krank, x = krankes rezessives Allel
Tab. 11: Erbgang betroffener Männer (xY)

Frauen dagegen müssen homozygot (xx) sein, um zu erkranken. Das wird nur bei seltenen Konstellationen beobachtet, wie z. B. Mutter heterozygot (Xx) und Vater erkrankt (xY).

	x	Y
X	xX	XY
x	xx (k)	xY (k)

(k) = krank, x = krankes rezessives Allel
Tab. 12: Erbgang betroffener Frauen (xx)

Eine heterozygote Frau (Xx) nennt man auch **Konduktorin**. Das heißt, dass sie ein krankes Gen weitervererben kann, selbst aber nicht erkrankt ist. Ist der Vater erkrankt (xY), so bekommt er gesunde Söhne (XY), da er an sie nur das Y-Chromosom vererbt. Seine Töchter dagegen werden immer Konduktorinnen (xX).

	x	Y
X	xX	XY
X	xX	XY

(k) = krank, x = krankes rezessives Allel
Tab. 13: Kranker Vater (xY)

Wichtige Beispiele für X-chromosomal-rezessive Erbgänge sind
- Farbenblindheiten,
- Hämophilie A und B,
- Muskeldystrophie Typ Becker,
- Muskeldystrophie Typ Duchenne.

2.3.5 Mitochondriale Vererbungsgänge

Krankheiten, die durch Mutationen mitochondrialer mtDNA verursacht werden, werden normalerweise **maternal** (von der Mutter) vererbt. Der Grund dafür ist, dass die paternalen Mitochondrien, die bei der Verschmelzung des Spermiums mit der Eizelle in die Eizelle eindringen, rasch abgebaut werden. Die Mitochondrien der Zygote stammen somit (in der Regel) alle von der Mutter (s. a. Skript Biologie 1).

2.3.6 Vererbungsgänge bei Zwillingen

Zwillingsgeburten kommen statistisch gesehen bei 1 : 40 Geburten in Deutschland vor. Man unterscheidet eineiige und zweieiige Zwillinge. Eineiige Zwillinge entstehen dadurch, dass sich die befruchtete Eizelle (Zygote) in zwei Embryonalanlagen teilt. Da die Zwillinge aus derselben Zygote entstehen (monozygotisch), haben sie zwangsläufig das gleiche Erbgut und auch das gleiche Geschlecht. Zweieiige Zwillinge entstehen, wenn während eines Zyklus zwei Eizellen heranreifen und von zwei Spermien befruchtet werden. Dadurch entstehen zwei Zygoten (dizygotisch), und die Zwillinge sind genetisch gesehen wie normale Geschwister miteinander verwandt.

> **Beispiel**
> Wenn zwei eineiige Zwillingspaare (Lisa und Luisa sowie Thomas und Tom) untereinander heiraten (Lisa +Thomas sowie Luisa +Tom), was ließe sich dann zum Verwandtschaftsgrad ihrer Kinder sagen?
> Antwort: Sämtliche Kinder dieser zwei Ehen sind genetisch gesehen wie Geschwister untereinander verwandt.

Weitere Informationen zu Zwillingen findest du im Skript Anatomie 1 (Embryologie).

2.3.7 Stammbäume

Im schriftlichen Teil des Physikums werden gerne Stammbaumaufgaben gestellt. Zur Interpretation eines Stammbaums sollte man die Symbole aus Abb. 3, S. 9 kennen:

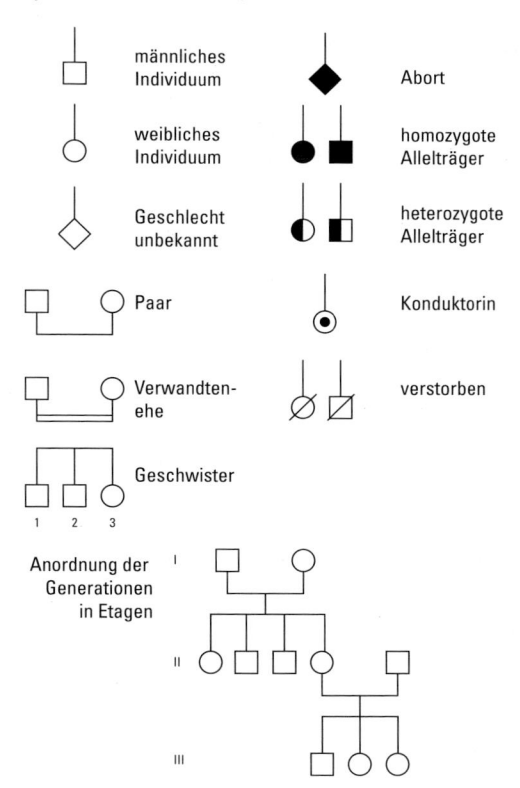

Abb. 3: Stammbaumsymbole *medi-learn.de/8-bio2-3*

2 Genetik

Beispiel
Ein Mann sei von einer sehr seltenen autosomal-rezessiven Krankheit betroffen. Wie hoch ist die Wahrscheinlichkeit für den Sohn seiner gesunden Schwester, für das gleiche Gen heterozygot zu sein?

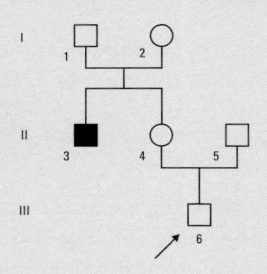

Abb. 4: Stammbaumaufgabe

medi-learn.de/8-bio2-4

Erläuterung:
Die Eltern (1, 2) der ersten Generation müssen heterozygot für die rezessive Krankheit sein, damit der Sohn (3) überhaupt erkranken konnte. Sein Risiko betrug übrigens 25 % (vgl. Tab. 8 a, S. 7). Damit beträgt das Risiko für die gesunde Schwester (4) für die Erkrankung heterozygot zu sein 2/3 (66 %, vgl. Tab. 8 a, S. 7). Diese Schwester vererbt das Gen (das sie mit einer Wahrscheinlichkeit von 66 % besitzt) mit 50-prozentiger Wahrscheinlichkeit weiter: Ihr Sohn (6) hat somit ein Risiko von 33 %, heterozygot zu sein.

2.4 Populationsgenetik

Die Fragen in schriftlichen Physikums-Prüfungen zu diesem Thema beschäftigten sich bislang mit dem Hardy-Weinberg-Gesetz. Dabei handelt es sich um eine algebraische Formel, mit der man die relative Häufigkeit eines dominanten oder rezessiven Gens in einer Population vorhersagen kann.

Beispiel
Als Beispiel betrachten wir ein 2-Allelsystem. Hierfür lautet das Gesetz:

$$p^2 + 2pq + q^2 = 1$$

p^2 = Genfrequenz des dominanten (häufigeren) Allels in einer Population; q^2 = Genfrequenz des rezessiven (selteneren) Allels in einer Population und $p + q = 1$

Überträgt man dieses Beispiel auf das A-Merkmal der Blutgruppen, würde p für „A" und q für „a" stehen. Die einzelnen Formelanteile würden dann Folgendes bedeuten:
- p^2 gibt die Homozygotenfrequenz des dominanten Allels (AA) an,
- **2pq** steht für die Heterozygotenfrequenz (Aa) und
- q^2 drückt die Homozygotenfrequenz (aa) aus.

Soweit so gut – aber wofür lässt sich dies alles nun gebrauchen? Die Antwort darauf sollen dir diese Beispiele geben, die zeigen, wie du mit Hilfe des Hardy-Weinberg-Gesetzes die Heterozygotenfrequenz in einer Population ausrechnen kannst, wenn die Häufigkeit einer Erkrankung bekannt ist:

Beispiel 1
Eine rezessive Erbkrankheit sei in der Bevölkerung mit einer Häufigkeit von 1 : 10 000 vertreten. Solch eine Häufigkeitsverteilung hat z. B. die Phenylketonurie (PKU). Hier kennt man also die Homozygotenfrequenz q^2:

q^2 (aa) = 1/10 000 oder 0,0001

Daraus lässt sich durch Ziehen der Wurzel sehr einfach q und damit die Genfrequenz des rezessiven Gens berechnen. Sie beträgt hier 0,01. Da außerdem gilt
p = 1 – q, ist **p** = 0,99.
Nun kann man die Heterozygotenfrequenz (2pq) errechnen: 2 · 0,99 · 0,01 = 0,0198 = 1,98 %.

Fazit:
Wenn in einer Population eine Erbkrankheit mit einer Häufigkeit von 1 : 10 000 auftritt, dann sind etwa 2 % der Menschen Überträger (heterozygot) für diese Krankheit.

2.5 Mutationen

Beispiel 2
Die Zystische Fibrose ist eine autosomal-rezessive Erkrankung, die mit einer Häufigkeit von 1 : 2 500 auftritt. Daraus lässt sich ableiten, dass die Erkrankung aufgrund des Erbgangs nur bei Homozygoten auftritt und somit q^2 1 : 2 500 beträgt oder anders ausgedrückt 0,0004.
Nach dem Wurzelziehen ergibt sich für **q** der Wert 0,02 und damit die Häufigkeit des defekten Gens.
Jetzt lässt sich die Formel **p + q = 1** nach p auflösen:
p = 1 – q. Näherungsweise (da q sehr klein ist) ergibt sich somit **p = 1**.
Da die Heterozygotenfrequenz **2pq** beträgt, erhält man durch Einsetzen dieser Werte: 2 · 1 · 0,02 = 0,04 und damit eine Heterozygotenfrequenz von 0,04 oder umformuliert 1 : 25.

Das letzte Beispiel zeigt, wie du mit Hilfe des Hardy-Weinberg-Gesetzes aus einer Heterozygotenfrequenz die Homozygotenfrequenz errechnen kannst.

Beispiel 3
Die familiäre Hypercholesterinämie Typ IIa ist eine autosomal-dominante Erkrankung. Bei Heterozygoten beträgt die Häufigkeit 1 : 500.
Aufgrund dieser Angaben wissen wir, dass **2pq = 0,002** ist, was man noch kürzen kann zu pq = 0,001.
Da ferner gilt **p + q = 1**, kann man – unter der Annahme, dass q sehr klein ist – näherungsweise **p = 1** setzen.
Vernachlässigt man das q in der Gleichung pq = 0,001, bleibt nur noch q = 0,001 übrig. Dies ergibt für q^2 **= 0,000001** und damit eine Homozygotenfrequenz von 1 : 1 000 000.
Homozygote sind von autosomal-dominant vererbten Erkrankungen meist besonders schwer betroffen.

2.5 Mutationen

Beschäftigen wir uns nun mit dem Thema Mutationen. Besonders relevant für die Prüfung sind Kenntnisse über die möglichen Konsequenzen einer Mutation. Aber auch die Beispielkrankheiten Mukoviszidose und Sichelzellanämie finden sich immer wieder in den Fragen.
Mutationen sind Veränderungen des genetischen Materials. Sie können spontan oder noxeninduziert stattfinden. Die noxeninduzierten Mutationen können durch
– physikalische Einflüsse, z. B. UV-Strahlung, radioaktive Strahlung und/oder
– chemische Einflüsse, z. B. Zytostatika oder Kampfgase, ausgelöst werden.

Darüber hinaus solltest du fürs Schriftliche diese charakteristischen Eigenschaften parat haben:
– Für eine Mutation muss kein **Belastungsgrenzwert** überschritten werden. Man kann höchstens sagen, dass die Wahrscheinlichkeit einer Mutation bei hoher mutagener Exposition höher ist als bei niedriger Exposition.
– Es gibt keine gerichtete Mutation. Mutationen sind immer zufällig.
– Somatische Mutationen betreffen in der Regel nur ein Allel. Das heißt, dass sie heterozygot sind. Es gibt auch ganz selten homozygote Mutationen, z. B. in fortgeschrittenen Tumoren.

Da die Chromosomenmutationen bereits im Skript Biologie 1, Abschnitt 2.2.2 behandelt wurden, widmen wir uns hier nur noch den Konsequenzen einer Genmutation, die zur Veränderung der Basensequenz führen. Dabei unterscheidet man zwischen unterschiedlichen Auswirkungen, die eine Mutation nach sich ziehen kann:
– dem Entstehen eines Pseudogens,
– einem Loss/Gain of Function und
– keinen Auswirkungen.

Ein **Pseudogen** entsteht durch eine Mutation im **Promotorbereich**. Das betroffene Gen

2 Genetik

wird in der Folge nicht mehr abgelesen. Es ist aber auch möglich, dass es durch eine Mutation zu einer Funktionsverschlechterung (oder gar einem Funktionsausfall), aber auch umgekehrt zu einem Funktionszuwachs kommt, was man als Loss- oder Gain of Function bezeichnet. Schließlich können Mutationen auch gar keine Auswirkungen haben. Dies ist z. B. dann der Fall, wenn sie in Introns lokalisiert sind oder hochrepetitive DNA betreffen. Also Genabschnitte, die keine codierende Funktion haben. Auch bei Punktmutationen besteht die Möglichkeit, dass sich keine Konsequenzen aus der Mutation ergeben.

Grundsätzlich können Mutationen auch die Spleißvorgänge bei der Reifung der hnRNA zur mRNA stören. Beispielsweise sind Mutationen im **BRCA1-Gen** (breast cancer 1 gene) bekannt, die zum isolierten Verlust von Exonen in der reifen mRNA und damit zu mutierten Proteinen führen.

Als weiterer Praxisbezug folgen hier zwei klinische Beispiele:
1. Mukoviszidose wird durch eine Mutation (und zwar meist durch eine Deletion von drei Basen) verursacht, die zur Veränderung des CFTR-Kanals (**c**ystic **f**ibrosis **t**ransmembrane conductance **r**egulator) in der Zellmembran führt. Dabei handelt es sich um einen Chloridkanal, der ein ABC (**A**TP-**B**inding-**C**assette)-Transporter ist.
2. Menschen besitzen ein Pseudogen für Vitamin C. Besonders bei Seefahrern stellte sich früher schnell eine Unterversorgung ein, da sie zum Teil Monate lang keine frischen Früchte bekamen. Da Vitamin C für die Kollagenbiosynthese wichtig ist, kommt es zum Auftreten von **Skorbut**. Diese Krankheit ist durch schwere Bindegewebsschäden charakterisiert. Besonders Zahnfleischbluten und Zahnausfall imponieren – im Extremfall droht der Exitus.

Exkurs: Tyrosinase

Das Enzym Tyrosinase katalysiert die Entstehung von L-Dopa (**D**ihydr**oxyp**henyl**a**lanin) aus der Aminosäure Tyrosin. Durch weitere Syntheseschritte kann daraus Melanin gebildet werden. Man unterscheidet das schwärzliche **Eumelanin** vom rötlichen **Phäomelanin** (→ Sommersprossen).

Ein Mangel an Tyrosinase führt zu einem Pigmentmangel und damit auch zu einer erhöhten Lichtempfindlichkeit der Haut. Dies wiederum kann eine erhöhte Mutationsrate bedingen und Hautkrebs auslösen. Fehlt die Tyrosinase komplett, kommt es zum **Albinismus** (lat. albus: weiß).

Übrigens ...
Vorschlag Eselsbrücke: Albus Dumbledore hat einen weißen Bart.

2.5.1 Punktmutation

Bei einer Punktmutation wird nur eine Base ausgetauscht. Es ist möglich, dass das keine Konsequenzen hat und durch die Mutation ein Codon entsteht, das ebenfalls für die gleiche Aminosäure codiert.
Erfolgt eine Punktmutation in einem Stoppcodon, dann wird das Transkript gezwungenermaßen länger. Entsteht durch eine Punktmutation ein neues Stoppcodon, wird das Transkript kürzer.

Nachfolgend kommt hier ein weiteres klinisches Beispiel als Praxisbezug:
Bei der Sichelzellanämie wird aufgrund einer Punktmutation im Hämoglobin-Gen ein Codon verändert und daher eine andere Primärsequenz abgelesen. Die Folge ist, dass im fertigen Hämoglobin die Glutaminsäure in Position 6 durch Valin ersetzt ist. Dies führt zur Bildung der typischen Sichelzellerythrozyten mit gesteigerter Neigung zur Hämolyse. Es entstehen Mikrothromben, die besonders in Gehirnkapillaren fatale Folgen haben können. Heterozygote

Träger haben trotzdem eine normale Lebenserwartung (!) und weisen zusätzlich eine hohe Resistenz gegenüber Malaria auf – ein Selektionsvorteil in Malariagebieten. Homozygote Träger erkranken (wie bei anderen Krankheiten auch) meist weitaus schwerer an der Sichelzellanämie.

2.5.2 Rasterschubmutation (Frameshift)

Eine Deletion oder Insertion eines Basenpaares kann zu einer Rasterschubmutation führen. Dadurch verändert sich das Raster der abgelesenen Codons, und es wird eine völlig andere Primärsequenz abgelesen. Die Rasterschub-Mutation wird gut verständlich, wenn du die folgenden Beispiele betrachtest:

Beispiele für Rasterschub- und Punktmutationen

In der folgenden Zeile ist eine Botschaft in Form von **Tripletts** verpackt:
DIE RNA HAT DEN RAT DEN DIE DNA IHR GAB

> **Beispiel 1**
> Kommt es nun bei einer Rasterschub-Mutation zur Insertion eines Basenpaares (**D**), so wird der Aminosäurecode unverständlich.
> DIE RNA HAT DEN R**D**ATDE NDI EDN AIH RGA B

Beispiel 2
Hier erfolgt eine Insertion (**D**) und zusätzlich eine Deletion (**E**), die das Leseraster wieder verständlich macht.
DIE RNA HAT DEN R**D**ATDE NDI DNA IHR GAB

Beispiel 3
Nun betrachten wir noch eine **Punktmutation**, bei der nur ein Codon (das vierte) verändert wird. Auf diese Weise kann es zum Einbau einer falschen Aminosäure kommen.
DIE RNA HAT DE**R** RAT DEN DIE DNA IHR GAB

DAS BRINGT PUNKTE

Auch der zweite Teilaspekt der Genetik – die **Vererbungslehre** – war bislang im Schriftlichen immer mit zahlreichen Fragen vertreten. Besonders solltest du dir aus diesem Kapitel merken, dass
- Allele unterschiedliche Ausprägungen eines Gens sind,
- Allele sich auf den homologen Chromosomen am gleichen Genlokus befinden,
- sich ein dominantes Allel im Phänotyp durchsetzt und
- ein rezessives Allel nur dann zur Ausprägung kommt, wenn zwei rezessive Allele vorliegen.

Zum Thema **AB0-System** wird immer wieder gerne gefragt, dass
- die Blutgruppen des AB0-Systems auf Unterschieden der Glykokalix der Erythrozyten beruhen,
- in Deutschland die Blutgruppen A und 0 (je 40 %) vorherrschen,
- die Blutgruppe A Antikörper gegen die Blutgruppe B entwickelt (und umgekehrt),
- sich bei der Blutgruppe 0 Antikörper gegen Blutgruppe A und B finden,
- es bei der Blutgruppe AB weder Antikörper gegen A noch gegen B im Serum gibt und
- dieses Wissen zur Vermeidung von Transfusionszwischenfällen wichtig ist.

Aus dem Bereich **Vererbungsgänge** sind folgende Fakten absolut prüfungsrelevant:
- Bei einem autosomal-dominanten Vererbungsgang beträgt das Risiko für die Kinder eines heterozygot erkrankten Elternteils ebenfalls zu erkranken 50 %.
- Bei einem autosomal-rezessiven Erbgang beträgt das Erkrankungsrisiko für die Kinder heterozygoter Eltern 25 %. (66 % der phänotypisch gesunden Kinder sind heterozygot, 33 % homozygot).
- Bei einem X-chromosomal-dominanten Erbgang gibt ein kranker Mann sein Leiden zu 100 % an seine Töchter und überhaupt nicht an seine Söhne weiter. Heterozygote Mütter hingegen vererben ein Merkmal nicht geschlechtsspezifisch zu 50 % an ihre Nachkommen.
- Bei einem X-chromosomal-rezessiven Erbgang erkranken meist Männer. Heterozygote Frauen nennt man Konduktorinnen. Sie erkranken selbst nicht, können das kranke Gen aber weitervererben.

Tipp: Bei diesen Zahlenbeispielen machst du dir die Vererbungsgänge am besten parallel mit einem Kreuzungsschema klar.

Zum Thema **Mutation** solltest du dir merken, dass
- Mutationen immer zufällig sind und dass zum Auftreten kein „Belastungsgrenzwert" überschritten werden muss,
- es unterschiedliche Konsequenzen einer Mutation geben kann; diese
- können zu einem Loss/Gain of Function oder zu keinen Auswirkungen führen,
- keine Auswirkungen auftreten, wenn die Mutation zum Beispiel in einem Intron stattgefunden hat,
- die Sichelzellanämie Folge einer Punktmutation ist und
- eine Deletion oder Insertion eines Basenpaares zu einer Rasterschubmutation führen kann.

FÜRS MÜNDLICHE

Das Kapitel Genetik ist jetzt mit der Vererbungslehre abgeschlossen. Zur Überprüfung deiner Kenntnisse folgen hier mögliche mündliche Prüfungsfragen zum Thema Vererbung.

1. Was können Sie zur mitochondrialen Vererbung sagen?

2. Bitte erläutern Sie uns die Mendel-Gesetze.

3. Welche strukturellen Chromosomenaberrationen kennen Sie?

4. Kennen Sie autosomal-rezessiv vererbte Krankheiten?

5. Erklären Sie mir bitte den Begriff „Konduktor".

6. Sagt Ihnen das Stichwort „Anti-D-Prophylaxe" etwas im Zusammenhang mit Blutgruppen?

7. Sind Patienten mit der Blutgruppe AB Universalempfänger oder Universalspender?

Fragen Antworten

1. Man findet mitochondriale Vererbung bei Krankheiten, die durch mtDNA (mitochondriale DNA) hervorgerufen werden. Eine mitochondriale Vererbung erfolgt in der Regel maternal (mütterlich), da nur allenfalls ein paar paternale (väterliche) Mitochondrien in die Eizelle übertreten. Diese paternalen Mitochondrien werden dann normalerweise zügig abgebaut.

2. Das 1. Mendel-Gesetz nennt man auch Uniformitätsgesetz: Kreuzt man zwei Homozygote verschiedener Allele, sind die Nachkommen uniform heterozygot.
Das 2. Mendel-Gesetz wird Spaltungsgesetz genannt: Kreuzt man Heterozygote, die das gleiche uniforme Allelpaar aufweisen, so spalten sich die Nachkommen im Verhältnis 1 : 2 : 1 auf.
Das 3. Mendel-Gesetz ist das Unabhängigkeitsgesetz: Kreuzt man homozygote Eltern, die sich in mehr als einem Allelpaar unterscheiden, so werden die einzelnen Allele unabhängig voneinander nach den ersten beiden Gesetzen vererbt. Allerdings müssen die Allele auf unterschiedlichen Chromosomen lokalisiert sein, damit sie nicht in der gleichen Kopplungsgruppe sind.

3. Bei der Deletion geht ein Teil eines Chromosoms verloren. Bei einer Duplikation wird ein Teil der genetischen Information verdoppelt. Mit Inversion bezeichnet man die Drehung eines Chromosomenstücks um 180 Grad. Diese Inversion kann para- oder perizentrisch sein.
Bei der reziproken Translokation kommt es zum wechselseitigen Segmenttausch zwischen verschiedenen Chromosomen. Bei der nichtreziproken Translokation besteht diese Wechselseitigkeit nicht.
Eine Sonderform stellt die Robertson-Translokation dar. Hier wird aus zwei akrozentrischen Chromosomen ein metazentrisches Chromosom. Die Chromosomenzahl reduziert sich folglich auf 45.

4. Beispiele wären die Phenylketonurie oder die Mukoviszidose. Typisch bei autosomal-rezessiv vererbten Krankheiten ist, dass die Eltern phänotypisch gesund, aber genotypisch heterozygot sind. Somit erklärt sich auch das Erkrankungsrisiko von 25 % für die Nachkommen.

5. Ein Konduktor ist ein Überträger einer bestimmten Erbanlage, ohne dass er diese Eigenschaft selbst besitzt. Ein klassisches

FÜRS MÜNDLICHE

Beispiel findet man bei X-chromosomal rezessiven Erbgängen – also z. B. bei der Farbenblindheit oder der Hämophilie A und B. Hier sind heterozygote Frauen Konduktorinnen und können ihr krankes Gen weitervererben, sind aber selbst nicht erkrankt.

6. Ja. Eine Anti-D-Prophylaxe muss man nach der Geburt durchführen, wenn die Mutter rhesusnegativ und der Vater rhesuspositiv ist. In dieser Konstellation besteht die Möglichkeit, dass das Kind die rhesuspositiven Blutgruppen-Eigenschaften des Vaters geerbt hat. Bei der Geburt kommen mütterlicher und kindlicher Kreislauf in Kontakt und die Mutter würde ohne eine solche Prophylaxe Antikörper gegen die kindlichen Erythrozyten bilden. Wäre bei einer zweiten Schwangerschaft das Kind erneut rhesuspositiv, könnten die (plazentagängigen) mütterlichen Antikörper die fetalen Erythrozyten direkt im Uterus angreifen. Es käme zu einem Morbus hämolyticus neonatorum, der in schweren Fällen auch zu einem Abort führen kann. Um eine solche Situation zu umgehen, gibt man direkt postpartal große Mengen Anti-D-Antikörper. Diese markieren die übergetretenen kindlichen Erythrozyten, die abgebaut werden, bevor das mütterliche Immunsystem sensibilisiert wird.

7. Sie sind Universalempfänger, d. h. sie können sowohl Vollblut, als auch Erythrozytenkonzentrate von Patienten mit der Blutgruppe 0, A, B und AB erhalten. Das liegt daran, dass Menschen mit der Blutgruppe AB in ihrem Serum keine Anti-A oder Anti-B-Antikörper haben.

KREUZEN

Hier findest du zum bisher Gelernten passende IMPP-Fragen:

Papier: **Examensfragen**
von MEDI-LEARN
→ Im Skript

Genetik

Online: **AMBOSS**
von MIAMED
→ www.miamed.de/ML

Genetik

App: **Lass mal Kreuzen**
von apoBank & MEDI-LEARN
→ Im Lernmodus

Fach **Biologie**
Kapitel **Genetik**

PAUSE

Pause

Zeit für eine kleine Pause ...

# 3 Allgemeine Mikrobiologie und Ökologie

Fragen in den letzten 10 Examen: 40

In diesem Kapitel geht es vorrangig um Bakterien, Pilze und Viren. Wir besprechen den allgemeinen Aufbau dieser Organismen und legen dabei besonderen Wert auf die medizinisch und vor allem physikumsrelevanten Aspekte. In den letzten Physikumsprüfungen wurden zwar relativ große Bereiche wie die genetische Organisation einer Bakterienzelle (s. 3.2.3, S. 18) oder das bakteriellen Zytoplasma (s. 3.2.4, S. 20) nicht abgefragt, trotzdem sind die Inhalte wichtig, um die Zusammenhänge im Bereich der allgemeinen Mikrobiologie zu verstehen. Den Abschluss bildet dann ein kurzer Ausflug zur Ökologie.

3.1 Prokaryonten und Eukaryonten

Grundsätzlich kann man zwei Organisationsformen von Zellen unterscheiden:
- die Prokaryonten
  (lat. pro: vor; griech. karyon: Kern) und
- die Eukaryonten (griech. eu: gut).

Schon aus dem Namen lässt sich ein wichtiger Unterschied der beiden Zellen ableiten: Prokaryonten haben im Gegensatz zu Eukaryonten keinen Kern, sondern ein **Kernäquivalent**.

Die weiteren prüfungsrelevanten Unterschiede sind in Tab. 14, S. 17 stichpunktartig aufgelistet und werden in den folgenden Abschnitten detailliert besprochen.

3.2 Allgemeine Bakteriologie

Steigen wir nun in die Besprechung der Bakterien ein. Prüfungsrelevant sind zum einen Kenntnisse über die verschiedenen äußeren Erscheinungsformen, zum anderen die spezifischen Strukturmerkmale der Mikroorganismen.

3.2.1 Morphologische Grundformen

Die Zellwand bestimmt die Form der Bakterienzelle: Ist sie kugelig aufgebaut, ist die Zelle ein Kokkus (Kugel). Staphylokokken kommen im Haufen zu liegen, Streptokokken sind fadenförmig angeordnet. Wenn die Ultrastruktur der Zellwand gestreckt oder kurvig angeordnet ist, ergibt sich eine Stäbchen- oder Schraubenform. Schon mit diesen einfachen morphologischen Unterschieden lassen sich die Bakterien einteilen und systematisieren (s. Abb. 5, S. 18 und Abb. 6, S. 18).

	Prokaryonten (Prozyten)	Eukaryonten (Euzyten)
Kern	– Kernäquivalent (Nukleoid) – nur ein Chromosom – keine Introns – Plasmide	– Zellkern mit Kernmembran – mehrere Chromosomen – viele Introns
Zytoplasma	– geringe Kompartimentierung – 70S-Ribosomen – Zellorganellen fehlen = keine Mitochondrien, kein ER, kein Golgi-Apparat	– komplexe Kompartimentierung – 80S-Ribosomen – charakteristische Zellorganellen: Mitochondrien, ER, Golgi-Apparat
Energiestoffwechsel	Atmungskette an Zytoplasmamembran lokalisiert	Atmungskette in Mitochondrien lokalisiert
Größe	1–10 Mikrometer	10–100 Mikrometer
Beispiele	Bakterien, Blaualgen	Pilze

Tab. 14: Physikumsrelevante Unterschiede Prokaryonten/Eukaryonten

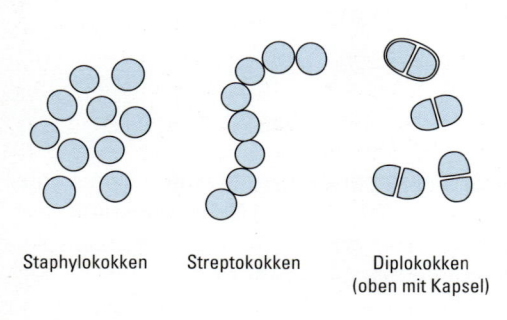

3 Allgemeine Mikrobiologie und Ökologie

Abb. 5: Kokken — Staphylokokken, Streptokokken, Diplokokken (oben mit Kapsel)

medi-learn.de/8-bio2-5

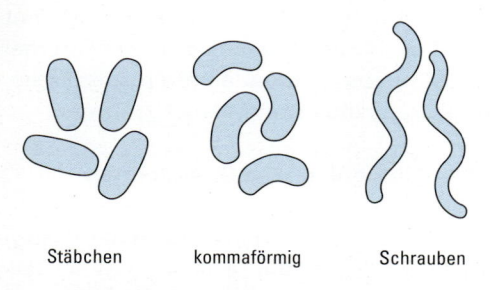

Abb. 6: Stäbchen und Schrauben — Stäbchen, kommaförmig, Schrauben

medi-learn.de/8-bio2-6

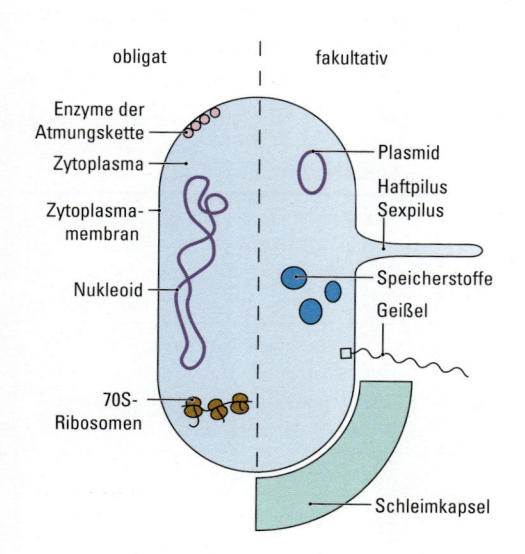

Abb. 7: Aufbau Bakterienzelle

obligat: Enzyme der Atmungskette, Zytoplasma, Zytoplasmamembran, Nukleoid, 70S-Ribosomen

fakultativ: Plasmid, Haftpilus, Sexpilus, Speicherstoffe, Geißel, Schleimkapsel

medi-learn.de/8-bio2-7

3.2.2 Bestandteile einer Bakterienzelle

Die Übersichtszeichnung in Abb. 7, S. 18 zeigt die obligaten und fakultativen Bestandteile einer Bakterienzelle, die in den folgenden Unterkapiteln näher erläutert werden.
Der Aufbau der Zellwand bei gramnegativen und grampositiven Bakterien wird im Kapitel 3.2.6, S. 24 behandelt.

3.2.3 Genetische Organisation einer Bakterienzelle

Im Gegensatz zu Eukaryonten haben Bakterienzellen keinen Zellkern, sondern ein **Nukleoid** (Kernäquivalent). Hier liegt die bakterielle DNA **ohne** schützende Kernmembran und frei von Histonproteinen vor (vgl. Zellkern Biologie 1, Abschnitt 1.4).
Der genetische Code (vgl. Biologie 1, Abschnitt 2.1.3) ist bei Bakterien etwas anders als bei Eukaryonten, da zum Teil andere Codons für die Aminosäuren codieren. Bakterien besitzen nur **ein** Chromosom, in dem die genetische Information in Form von **haploider**, doppelsträngiger DNA gespeichert ist. Dieses Chromosom ist ringförmig, relativ kurz und bietet daher nur Platz für ca. 1000 Gene.
Die Gene liegen größtenteils **singulär** vor. Im Falle einer Mutation kommt es also oft zu einem Ausfall des betreffenden Gens, da der Defekt nicht durch ein intaktes Allel kompensiert werden kann (da die bakterielle DNA ja haploid ist).
Ein weiterer Unterschied zu eukaryontischen Zellen besteht darin, dass die bakterielle DNA keine Introns besitzt. Hier liegen nur Exons vor, weshalb auch das Spleißen der hnRNA entfällt (vgl. mRNA-Reifung Biologie 1, Abschnitt 2.1.6).
Wie sind nun diese Gene auf dem bakteriellen Chromosom angeordnet? Die Gene liegen überwiegend in **Funktionseinheiten** (Operons) vor. Ein **Operon** besteht aus Strukturgenen und Kontrollelementen. Die Regulation ist relativ simpel: Über die Kontrollelemente wird die Ablesung der Strukturgene gesteuert.

3.2.3 Genetische Organisation einer Bakterienzelle

> **Merke!**
>
> Meistens werden **mehrere** Gene gleichzeitig abgelesen – ein Vorgang, den man **polycistronisch** nennt.

Plasmide

Plasmide sind kleine extrachromosomale ringförmige DNA-Moleküle, die zusätzlich zur chromosomalen Erbinformation in der Zelle vorliegen können. In der Regel enthalten diese Plasmide Gene, die z. B. eine Resistenz gegen Antibiotika vermitteln. Solche Resistenzen nennt man **R-Faktoren**. Sie können an bestimmten Stellen in das Hauptchromosom integriert werden, woraufhin ihre genetische Information abgelesen wird.

Plasmide haben aber auch die Fähigkeit, sich unabhängig vom Hauptchromosom zu replizieren. So können sehr viele Plasmidkopien hergestellt werden, welche z. B. die entsprechenden Resistenzgene besitzen.

Eine weitere wissenswerte Eigenschaft der Plasmide ist, dass sie zwischen den Bakterien (sogar zwischen unterschiedlichen Spezies) ausgetauscht werden können. Dadurch können Bakterien z. B. eine Resistenz erhalten, die sie nicht selbst durch eine (sehr unwahrscheinliche) Mutation erworben haben.

Es werden aber nicht nur Resistenzen ausgetauscht, sondern auch **F-Faktoren** (Fertilitätsfaktoren) und weitere **Virulenzfaktoren**. Solche Virulenzfaktoren übertragen z. B. Eigenschaften, die ein Bakterium aggressiver und pathogener machen. Beispiele für plasmidcodierte und damit austauschbare Eigenschaften sind Toxine und bakterielle Strukturen wie Fimbrien.

Die Fähigkeit der Bakterien, untereinander Plasmide auszutauschen, hat weitreichende praktische Folgen. Leidet ein Patient z. B. an einer Infektion mit Bakterien, die eine plasmidcodierte Antibiotikaresistenz gegen Penicillin aufweisen, kann sich die Resistenz auch auf andere, vorher nichtresistente Bakterien ausbreiten.

Folge: Wird dem Patienten als Antibiotikum Penicillin verabreicht, so zeigen sich alle Bakterien davon unbeeindruckt, die diese genetische Zusatzinformation besitzen. Sie haben also durch den Plasmidaustausch einen bedeutenden Selektionsvorteil erworben.

> **Merke!**
>
> Plasmide sind doppelsträngige, ringförmige, extrachromosomale DNA.

Parasexualität

Es gibt bei Bakterien drei verschiedene Möglichkeiten der parasexuellen Übertragung (nichtmeiotischen Rekombination) von genetischem Material:

– Bei der **Transformation** wird freie DNA **direkt** aufgenommen und ins Genom integriert. Diese Möglichkeit macht man sich medizinisch vor allem in der Gentechnik zunutze, indem man gereinigte DNA in die Bakterienzelle überträgt.
– Bei der **Transduktion** erfolgt der Transfer der DNA durch einen **Bakteriophagen**, der sie in das Bakterium injiziert. Dort wird die DNA dann in das Hauptgenom eingebaut.
– Bei der **Konjugation** wird zwischen zwei Bakterienzellen eine Zellplasmabrücke durch einen **Konjugationspilus** (Sexpilus) aufgebaut. Um einen solchen Pilus aufbauen zu können, brauchen Bakterien einen F-Faktor (Fertilitätsfaktor). **F+** bezeichnet das Vorliegen eines solchen Faktors, bei **F–** fehlt er. Der Vorteil eines F+-Bakteriums ist seine zusätzliche Quelle von Genen, über die Resistenzen und Virulenzfaktoren erworben werden können.

> **Merke!**
>
> Transformation: Übertragung von **f**reier DNA
> Transduktion: Übertragung von DNA mittels Bakteriophagen

3 Allgemeine Mikrobiologie und Ökologie

> **K**onjugation: Übertragung von DNA mittels **K**onjugationspilus (Sexpilus)
> Bakteriophage: ein Virus, das nur Bakterien befällt.

Transposons

Transposons sind mobile genetische Einheiten. Man nennt sie auch **springende Gene**. Solch ein springendes Gen besitzt flankierende DNA-Sequenzen, die für eine Integration ins bakterielle Hauptchromosom, in ein anderes Plasmid oder in das Genom eines Bakteriophagen sorgen. Ein Transposon kann z. B. der Überträger einer Antibiotikaresistenz sein. Inseriert ein Transposon mitten in einem bakteriellen Gen, so führt dies zu einem Unfall = einer Mutation. Ist das Gen überlebenswichtig, kann dadurch das Bakterium absterben.

3.2.4 Zytoplasma

Das bakterielle Zytoplasma besteht zum größten Teil aus Wasser (ca. 70 %). Weitere Bestandteile sind verschiedene Eiweiße, Ionen, RNAs, Zucker und Stoffwechselintermediate. Aufgrund der Prüfungsrelevanz beschäftigen wir uns hier zum einen mit den prokaryontischen Ribosomen, zum anderen mit wichtigen bakteriellen zytoplasmatischen Enzymen: den Restriktionsendonukleasen.

Bakterielle Ribosomen

Das Zytoplasma ist bei Bakterien der Ort der Proteinbiosynthese. In Bakterien gibt es nämlich kein endoplasmatisches Retikulum. Daher wird die mRNA nur von freien Ribosomen abgelesen, an denen auch die Proteine entstehen. Solche freien prokaryontischen Ribosomen unterscheiden sich in ihrem Aufbau von den eukaryontischen Ribosomen.
Es ist üblich, anstatt der Masse die Sedimentationskoeffizienten der Ribosomen anzugeben. Diese S-Werte sind NICHT additiv, daher ergeben die prokaryontischen 30S- und 50S-Untereinheiten ein 70S-Ribosom, und das eukaryontische 80S-Ribosom setzt sich aus einer 60S- und einer 40S-Untereinheit zusammen. Jede dieser Untereinheiten besteht aus **Proteinen** und **rRNA**.

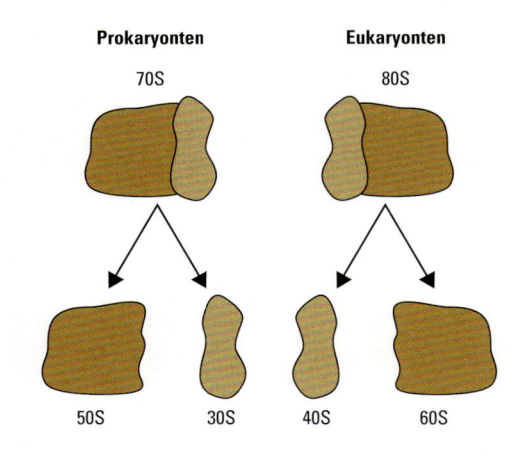

Abb. 8: Ribosomen *medi-learn.de/8-bio2-8*

> **Merke!**
>
> Prokaryontische Ribosomen (70S) sind zwar aus anderen Untereinheiten aufgebaut als eukaryontische Ribosomen (80S), haben aber die gleiche Funktion: die Proteinbiosynthese.

Der unterschiedliche Aufbau der pro- und eukaryontischen Ribosomen wird noch einmal bei der Besprechung der Antibiotika (s. 3.4, S. 32) relevant, da die 70S-Ribosomen **selektiv** angegriffen werden können.

Restriktionsendonukleasen

Restriktionsendonukleasen sind **bakterielle Endonukleasen** (Enzyme), die im Zytoplasma vorliegen. Dort zerschneiden sie Fremd-DNA an spezifischen Sequenzen, sodass die fremde genetische Information zerstört wird. Bildlich kann man sich diese kleinen Enzyme als Aktenvernichter vorstellen, die unliebsame Rechnungen (die fremde DNA), die durch den Brief-

3.2.4 Zytoplasma

schlitz ins Haus (Bakterium) gekommen sind, zerstören.

> **Merke!**
>
> Restriktionsendonukleasen sind bakterielle Enzyme. Sie kommen beim Menschen nicht vor.

Viele Restriktionsenzyme spalten die DNA an palindromischen Sequenzen. Ein **Palindrom** ist eine zu sich selbst gegenläufige Sequenz. Anders ausgedrückt: Strang und Gegenstrang haben – wenn man sie beide in 5´-3´-Richtung liest – jeweils die gleiche Sequenz.

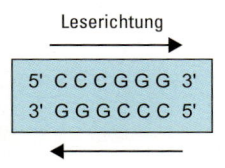

Leserichtung
5' C C C G G G 3'
3' G G G C C C 5'

Abb. 9: Palindrom   *medi-learn.de/8-bio2-9*

Grundsätzlich können beim Schneiden stumpfe oder klebrige Enden entstehen. Liegen die Schnittstellen in beiden Strängen genau gegenüber, entstehen stumpfe Enden (blunt ends). Sind die Schnittstellen versetzt, entstehen klebrige Enden (sticky ends), die die Fähigkeit haben, erneut aneinander zu binden.

5' C C C | G G G 3'   5' C C C G G | G 3'
3' G G G | C C C 5'   3' G | G G C C C 5'

blunt ends   sticky ends

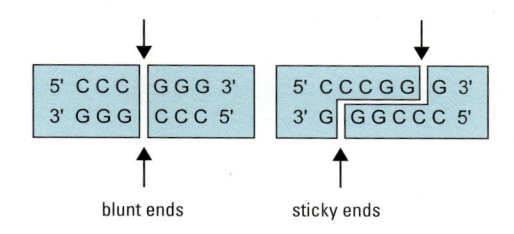

Abb. 10: Restriktionsendonukleasen

medi-learn.de/8-bio2-10

In der Gentechnik macht man sich das spezifische Schneideverhalten der Restriktionsenzyme zunutze. Man kann z. B. ganz bestimmte DNA-Sequenzen herstellen, diese in einen Vektor (Überträger) einbringen und in ein anderes Zellgenom einführen. Auf diese Weise ist es möglich, Gene für Insulin in Bakterien einzuschleusen – eine elegantere und sauberere Möglichkeit, das Hormon zu gewinnen, als es aus den Bauchspeicheldrüsen von Tierkadavern zu extrahieren.

DAS BRINGT PUNKTE

Bei der allgemeinen Mikrobiologie und Ökologie liegt der Prüfungsschwerpunkt auf dem Bereich der Mikrobiologie. Hier sind noch einmal die Punktebringer der oft gefragten Unterthemen **„genetische Organisation"** und **„Bakteriengenetik"** aufgeführt. Unbedingt merken solltest du dir, dass
- Bakterienzellen ein Nukleoid (Kernäquivalent) haben,
- Bakterien ein ringförmiges singuläres Chromosom besitzen, in dem KEINE Introns vorkommen,
- der genetische Code bei Bakterien etwas anders ist als bei Eukaryonten,
- Plasmide doppelsträngige, ringförmige, extrachromosomale DNA sind,
- Plasmide R-Faktoren (Resistenzfaktoren), F-Faktoren (Fertilitätsfaktoren) oder andere Virulenzfaktoren beinhalten können,
- Plasmide zwischen Bakterien (auch zwischen unterschiedlichen Spezies) ausgetauscht werden können,
- bei der Transformation freie DNA übertragen wird,
- bei der Transduktion der Transfer der DNA durch einen Bakteriophagen erfolgt und
- bei der Konjugation die Übertragung von DNA über einen Konjugationspilus gelingt.

FÜRS MÜNDLICHE

Die nun folgenden Fragen zum Thema allgemeine Bakteriologie kannst du unter anderem für eine Prüfungssimulation in deiner Lerngruppe verwenden.

1. **Können Sie mir sagen, was ein Plasmid ist?**

2. **Zeichnen Sie bitte ein beliebiges Palindrom und erläutern Sie die medizinische Relevanz.**

3. **Erläutern Sie, was Parasexualität in Bezug auf Mikroorganismen bedeutet!**

Fragen Antworten

1. Plasmide sind kleine, extrachromosomale, ringförmige DNA-Moleküle. Sie liegen zusätzlich zur chromosomalen Erbinformation in der Zelle vor. Plasmide können ins Hauptgenom integriert werden – dann wird ihre Information abgelesen – oder an andere Bakterienzellen weitergegeben werden. Solch eine Gen-Weitergabe über einen Konjugationspilus ist ein Beispiel für Parasexualität bei Bakterien. Plasmide können sogenannte R-Faktoren enthalten, die Resistenzen gegen bestimmte Antibiotika vermitteln.

2. – Palindrom:
   - GTTAAC
   - CAATTG
   – Medizinische Relevanz:
   - Bakterien besitzen Restriktionsendonukleasen, die DNA an spezifischen, palindromischen Sequenzen spalten können. So kann Fremd-DNA, die z. B. von einem Bakteriophagen injiziert wurde, abgewehrt werden.
   - In der Gentechnik erzeugt man mit Hilfe der Restriktionsendonukleasen bestimmte DNA-Sequenzen und in-

FÜRS MÜNDLICHE

tegriert diese in Bakterienzellen. So wird der Syntheseapparat der Bakterien ausgenutzt, um z. B. Insulin zu produzieren.

3. Man unterscheidet drei verschiedene Arten der Parasexualität von Bakterien:

Bei der Transformation wird freie DNA übertragen. Bei der Transduktion erfolgt der Transfer der DNA durch einen Bakteriophagen. Bei der Konjugation wird ein Konjugationspilus genutzt, um die DNA zu übermitteln.

PAUSE

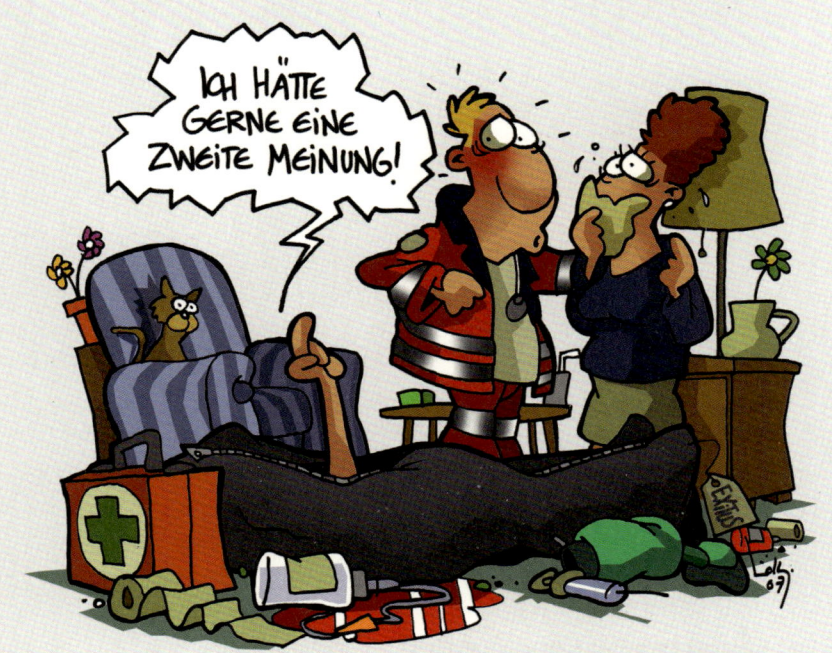

Mehr Cartoons unter www.medi-learn.de/cartoons

Pause

Ganzkörper-Apoptose? Mach eine kurze Pause …

3 Allgemeine Mikrobiologie und Ökologie

3.2.5 Zellmembran

Wie alle biologischen Membranen ist auch die bakterielle Zellmembran eine Einheitsmembran. Im Gegensatz zur menschlichen Zelle enthält sie aber **KEIN Cholesterin**.
Manche bakteriellen Toxine greifen gezielt am Cholesterin an, ein sehr passender Mechanismus, da das toxinbildende Bakterium dadurch selbst nicht beschädigt wird.

Energiestoffwechsel

In der Zellmembran befinden sich bei den Bakterien die Enzyme der Atmungskette. Diese sind auf der Innenseite der Membran lokalisiert. Bakterien haben KEINE Mitochondrien zur ATP-Synthese. Man nimmt vielmehr an, dass unsere Mitochondrien sich aus Bakterien entwickelt haben (s. Endosymbiontentheorie, Skript Biologie 1).

3.2.6 Zellwand

Fast alle Bakterien haben zusätzlich zur Zellmembran eine Zellwand, die sich wie ein Sack um die Bakterienzelle stülpt. Grundbaustein der Zellwand ist das **Murein**, ein lineares Heteroglykan, das lange Polysaccharidfäden ausbildet. Diese sind untereinander quervernetzt, sodass ein Mureinsack (Mureinsacculus) entsteht.
Die bakterielle Zellwand hat mehrere Funktionen:
– Ihre Hauptaufgabe ist sicherlich der Schutz des Bakteriums vor äußeren Umwelteinflüssen = eine **mechanische Aufgabe**. Bedenkt man außerdem, dass in einem Bakterium Überdruck herrscht, so wird die Zelle durch die Zellwand vor spontaner Lyse bewahrt. Die Zellwand wirkt hier wie ein Korsett. Wird dieses Korsett an einer Stelle beschädigt, kann das Bakterium regelrecht auslaufen. Das Prinzip kannst du dir an einem Fahrradreifen verdeutlichen: Auch hier herrscht ein Überdruck im Reifen. Beim Aufschlitzen mit einem Taschenmesser entweicht die Luft schwallartig und der Reifen ist platt.
– Wie bereits besprochen, ist die Ultrastruktur der Zellwand für die äußere Morphologie (Kokkus, Stäbchen) verantwortlich (s. 3.2.1, S. 17). Daneben kann sie noch weitere Strukturen, wie z. B. Pili, organisieren.
– Schließlich wird durch die **Ultrafiltrationsfunktion** der Zellwand eine selektive Stoffaufnahme und -abgabe gewährleistet; Stoffe, die nicht durch die Maschen des Mureinsacks passen, bleiben daher draußen.

Da Bakterien **von außen in Form** gehalten werden, benötigen sie kein Zytoskelett, wie es eukaryontische Zellen besitzen, um damit ihre Form zu wahren.

Der Aufbau der Zellwand ist bei grampositiven und gramnegativen Bakterien sehr unterschiedlich. Vereinfachend kann man sagen, dass bei grampositiven Bakterien das Mureinnetz aus bis zu 40 Schichten besteht, bei gramnegativen Bakterien sind es wesentlich weniger.

> **Merke!**
>
> Das Kohlenhydratmakromolekül Murein ist charakteristisch für die Zellwand von Bakterien, da Murein sonst nicht in der Natur vorkommt.

Übrigens ...
Lysozym – ein Enzym, das beim Menschen in der Tränenflüssigkeit, dem Speichel und in anderen Drüsensekreten vorkommt – hat die Fähigkeit, Mureinverbindungen zu spalten. Es gehört zur unspezifischen Immunabwehr.

3.2.6 Zellwand

Gramfärbung

Die Gramfärbung (s. Abb. 11, S. 25) erlaubt die Klassifizierung in grampositive und gramnegative Bakterien. Zunächst färbt man dabei die Bakterien mit einem blauen Farbstoff (Gentianaviolett). Dann behandelt man sie mit Alkohol und färbt mit einem roten Farbstoff (Carbolfuchsin) gegen. Folge:

- Bei Bakterien mit dicker Zellwand (guter Mureinausstattung) wird der blaue Farbstoff nicht durch den Alkohol ausgewaschen. Diese Bakterien bleiben daher blau und werden als grampositiv bezeichnet.
- Bei Bakterien mit dünner Zellwand (geringen Mureinmengen) wird der blaue Farbstoff durch den Alkohol ausgewaschen. Diese Bakterien werden rot gegengefärbt und als gramnegativ bezeichnet.

> **Merke!**
>
> Gramnegative Bakterien erscheinen rot, grampositive blau.

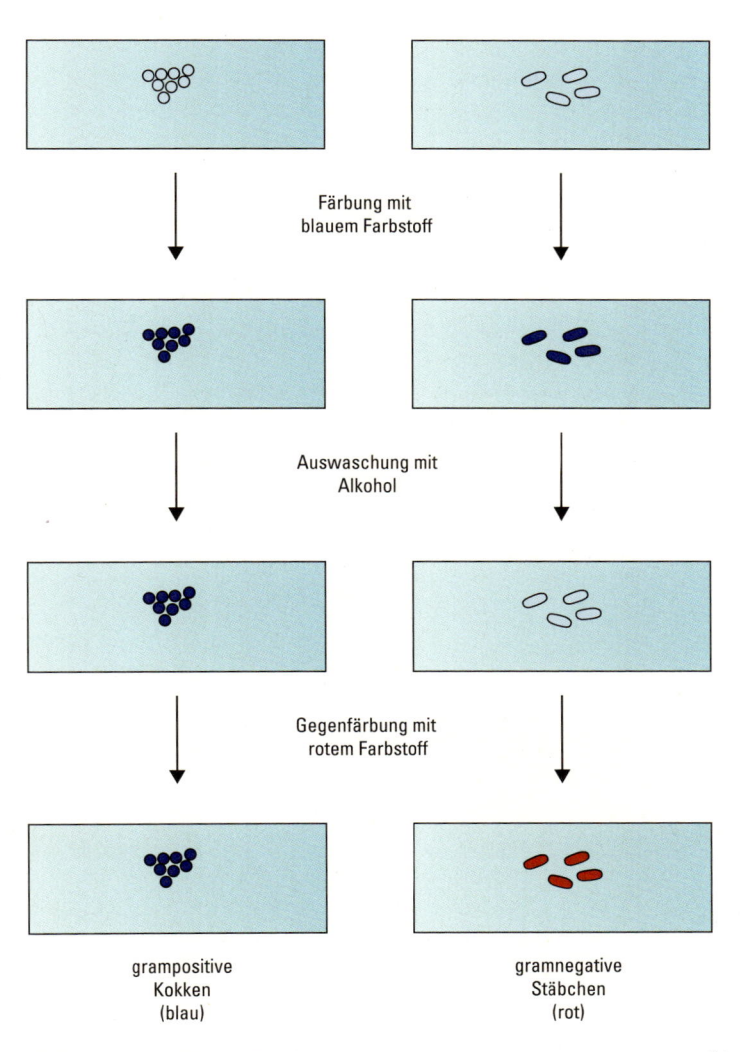

Abb. 11: Grampositive und gramnegative Bakterien

3 Allgemeine Mikrobiologie und Ökologie

Aufbau gramnegativer und grampositiver Bakterien

Grampositive Bakterien weisen einen dicken Mureinsacculus auf. Darauf sind weitere Makromoleküle lokalisiert, die in der Wand (Teichonsäuren) oder in der Zellmembran (Lipoteichonsäuren) verankert sind. **Teichonsäuren** und **Lipoteichonsäuren** wirken pyrogen (fiebererzeugend).

Gramnegative Bakterien besitzen nur eine dünne Mureinschicht, aber viele Lipoproteine. Sie haben außerdem noch eine **äußere Membran**, in der **Lipopolysaccharide** (LPS) verankert sind. Das ist deshalb so wichtig, weil diese Lipopolysaccharide **Endotoxine** sind und wie Teichon- und Lipoteichonsäuren pyrogen wirken (s. Abb. 12, S. 26).

> **Übrigens ...**
> Kommt es unter einer Antibiotikatherapie zum massenhaften Absterben von z. B. **gramnegativen** Bakterien, so droht eine Schock- und Fiebersymptomatik. Erklärung: Bakteriensterben → Auflösung der äußeren Membran → Freisetzung von LPS.

Toll-Like-Rezeptoren (TLRs) sind Rezeptoren, die bestimmte krankheitsselektive molekulare Muster erkennen (**PAMPs** = pathogen associated molecular patterns), die mit pathogenen Mikroorganismen, z. B. Bakterien und Viren assoziiert sind. Man zählt sie daher zu den **PRRs** (pattern recognition receptors). TLRs befinden sich auf Makrophagen, deren Phagozytosefähigkeit dadurch erleichtert wird. Bisher sind elf verschiedene TLRs bekannt; u. a. wurden bakterielles Peptidoglykan und Lipoprotein, LPS und virale-RNA als Liganden nachgewiesen.

L-Formen

Manche Bakterien können nach Verlust der Zellwand weiter überleben. Sie nehmen dann die **L**-Form an (im **L**ister-Institut in London wurden die zellwandlosen Formen zuerst beschrieben). Dieser Zellwandverlust kann z. B. durch Antibiotika entstehen. Nach Abfallen des Wirkspiegels eines Antibiotikums können diese L-Formen ihre Wand allerdings wieder aufbauen und dann einen Rückfall verursachen. L-Formen sind den Mykoplasmen morphologisch ähnlich, die von vornherein keine Zellwand haben.

Mykoplasmen

Mykoplasmen sind sehr kleine Bakterien, die **keine Zellwand** besitzen. Dafür haben sie ein inneres Stützgerüst aus Proteinen und sind sehr formvariabel. Aufgrund der fehlenden

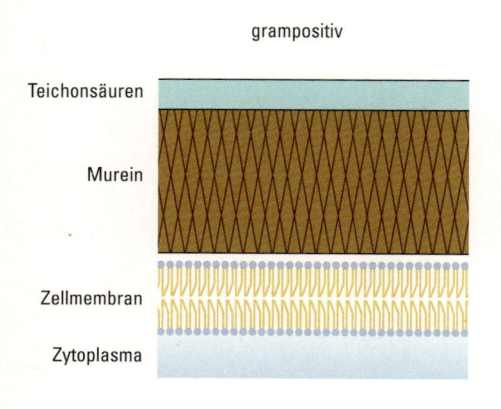

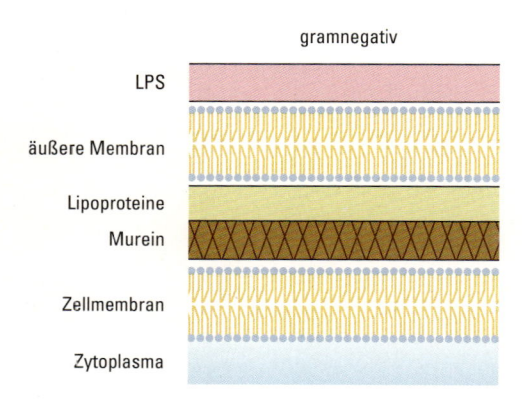

Abb. 12: Aufbau grampositiver und gramnegativer Bakterien

Zellwand verfügen sie über eine **natürliche Resistenz** gegenüber Penicillin, dem Antibiotikum, das die Zellwandneusynthese (s. 3.4, S. 32) hemmt.

Chlamydien

Chlamydien sind eine eigene Unterart von gramnegativen Bakterien, die sich obligat intrazellulär vermehren. Daher rechnete man sie bis vor 50 Jahren noch zu den Viren. Sie sind eine klinisch relevante Gruppe von pathogenen Erregern und können z. B. zu Lungenentzündungen, Bindehautentzündungen (besonders bei Neugeborenen) und Entzündungen im Genitalbereich führen.

Mykobakterien

Mykobakterien sind unbewegliche Stäbchen. Sie ähneln vom Wandaufbau den grampositiven Bakterien, haben allerdings in ihrer Wand einen **sehr hohen Wachs- und Lipidanteil**. Dieser bedingt ihre besondere Resistenz gegenüber Umwelteinflüssen.

Eine Anfärbung dieser Bakterien gelingt daher auch nur mit intensiven Methoden = heißer Farblösung. Sind die Mykobakterien jedoch einmal gefärbt, können sie auch mit Alkohol oder Säure nicht entfärbt werden. Daher werden sie auch als **säurefeste Stäbchen** bezeichnet.

> **Übrigens ...**
> Die Tuberkulose (Schwindsucht) wird durch Mykobakterien verursacht.

Mykobakterien haben eine sehr lange Generationszeit von bis zu 24 Stunden. Dieses Phänomen lässt sich über die aufwendige Synthese der Zellwand (aufgrund des Wachs- und Lipidreichtums) erklären.

3.2.7 Kapsel

Manche Bakterien haben die Fähigkeit zur Bildung einer Schleimkapsel. Solch eine Kapsel erhöht die Virulenz des Bakteriums, da sie einen **Schutz vor Phagozytose** darstellt. Ein Beispiel dafür sind die Pneumokokken, die Kapseln ausbilden und sich so vor Makrophagen schützen können.

DAS BRINGT PUNKTE

Hier sind noch einmal die oft gefragten Fakten zu den Abschnitten „**Zellmembran**", „**bakterielle Zellwand**" und „**Kapsel**" aufgeführt. Du solltest dir aus diesen Bereichen besonders merken, dass
- Grundbaustein der Zellwand das Heteroglykan Murein ist,
- die Funktionen der Zellwand die Aufrechterhaltung der äußeren Form eines Bakteriums, die Ultrafiltration und der Schutz vor mechanischen Umwelteinflüssen sind,
- mit der Gramfärbung grampositive (erscheinen blau) und gramnegative Bakterien (erscheinen rot) unterschieden werden können,
- grampositive Bakterien einen dicken Mureinsacculus besitzen, gramnegative Bakterien dagegen wesentlich schwächer mit Murein ausgestattet sind,
- gramnegative Bakterien in der äußeren Membran Lipopolysaccharide (LPS) besitzen, die beim Bakterienzerfall pyrogen wirken,
- L-Formen diejenigen Bakterien sind, die nach Zellwandverlust weiterleben können,
- Mykoplasmen keine Zellwand besitzen und daher eine natürliche Resistenz gegenüber Penicillin haben,
- Mykobakterien zu den säurefesten Stäbchen zählen und eine besonders resistente Zellwand haben, was der Grund für ihre lange Generationszeit ist und
- der Zellwand eine Kapsel aufliegen kann und diese vor Phagozytose schützt.

FÜRS MÜNDLICHE

Gramfärbungen und pyrogene Bakterien wirst du in deiner klinischen Ausbildung bald wiedertreffen. Merke dir daher die Antworten auf die folgenden Fragen.

1. Bitte unterscheiden Sie grampositive und gramnegative Bakterien!

2. Wissen Sie, wofür LPS steht?

Fragen Antworten

1. Die Gramfärbung erlaubt die Klassifizierung in grampositive und gramnegative Bakterien. Dabei erscheinen grampositive Bakterien blau und gramnegative rot. Der unterschiedlichen Anfärbbarkeit liegen Besonderheiten im Zellwandaufbau zugrunde. Vereinfacht kann man sagen, dass grampositive Bakterien eine dicke Zellwand aus vielen Mureinschichten haben. Murein ist ein Heteroglykan, das nur bei Bakterien vorkommt. Dadurch verbleibt der blaue Farbstoff in ihrer Wand. Gramnegative Bakterien sind wesentlich schlechter mit Murein ausgestattet: Der blaue Farbstoff lässt sich leicht entfernen, die Bakterien erscheinen daher rot gegengefärbt.

2. LPS ist die Abkürzung für Lipopolysaccharide. Sie kommen auf der äußeren Membran von gramnegativen Bakterien vor. Sie wirken pyrogen (fiebererzeugend).

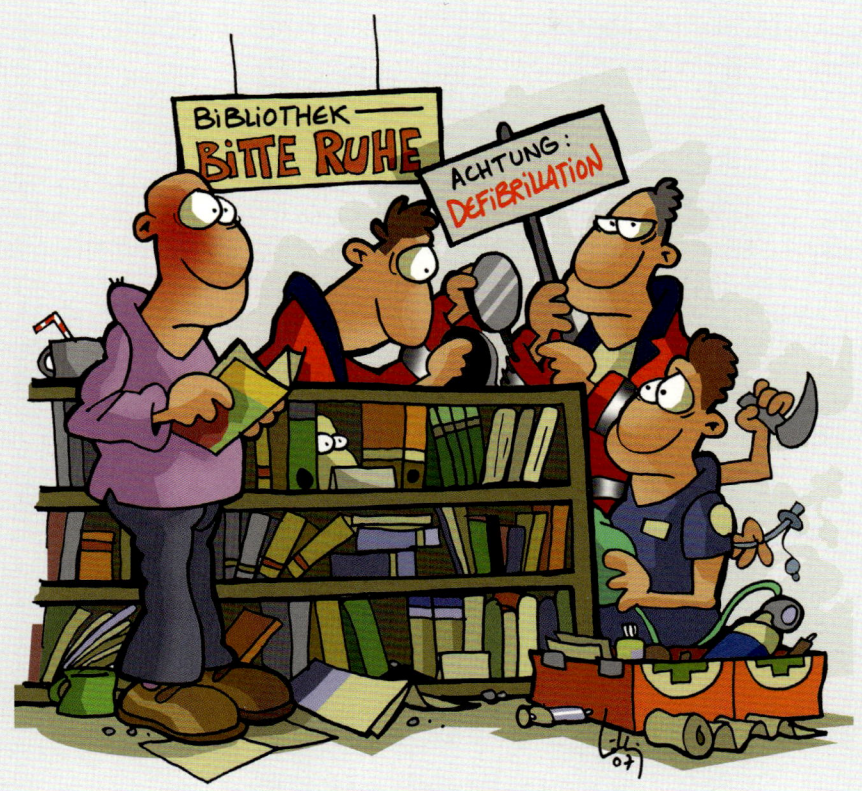

Pause

Zeit für eine weitere kleine Ruhepause ...

3 Allgemeine Mikrobiologie und Ökologie

3.2.8 Fimbrien (Pili)

Fimbrien (Pili) sind Fortsätze an der Oberfläche von Bakterien (s. Abb. 7, S. 18). Man unterscheidet
- **Haftpili**, die für Adhäsionskontakte z. B. an Epithelien benötigt werden von
- **Konjugationspili** (Sexpili), über die genetisches Material übertragen werden kann (s. Parasexualität, S. 19).

3.2.9 Geißeln

Manche Stäbchenbakterien besitzen die Fähigkeit, Geißeln auszubilden. Geißeln sind Fortbewegungsorganellen, die aus repetitiven Proteineinheiten aufgebaut sind. Das Protein heißt **Flagellin**. Diese Proteinfäden haben die Eigenschaft, wie ein Propeller zu rotieren und dadurch das Bakterium fortzubewegen. Man bezeichnet das Flagellin auch als H-Antigen. Da es in unterschiedlichen Formen vorkommt, kann man es zur Bakterientypisierung begeißelter Bakterien (z. B. E. coli) benutzen.

Geißeln sind in der bakteriellen Zellwand und Zellmembran verankert. Je nach Art der Begeißelung unterscheidet man monotriche (eine Geißel), lophotriche (ein Bündel von Geißeln) und peritriche (über die ganze Zelle verteilte) Begeißelung.

> **Merke!**
>
> Alle Kokken sind unbegeißelt und daher unbeweglich.

Schraubenbakterien können sich auch ohne Geißeln fortbewegen, indem sie um die eigene Achse rotieren.

3.2.10 Bakterielle Sporen

Bestimmte Bakterien haben die Fähigkeit zur **Sporulation**. Sie können unter ungünstigen Bedingungen eine wasserarme Dauerform (Spore) ausbilden. Sporen enthalten die genetische Information des Bakteriums, etwas Zytoplasma und eine sehr robuste Sporenwand. Sie haben einen reduzierten Stoffwechsel und sind widerstandsfähig gegen Erhitzen, Austrocknen und andere Umwelteinflüsse. Unter günstigen Lebensbedingungen kann die Spore sich wieder in die **vegetative Form** eines Bakteriums (normale Lebensform) umwandeln.

> **Merke!**
>
> - Sporen können nur von bestimmten Bakteriengattungen wie **Clostridien** und **Bacillus** gebildet werden.
> - Es entsteht immer nur **eine** Spore aus **einem** Bakterium.
> - Im Gegensatz zu Pilzsporen dienen bakterielle Sporen NICHT der Vermehrung.

Übrigens ...
Bacillus anthracis ist der Erreger des Milzbrandes. Während des Zweiten Weltkriegs experimentierten die Engländer auf einer Insel mit Milzbrandsporen, woraufhin die Insel bis in die 1990er Jahre unbewohnbar war ...

monotrich   lophotrich   peritrich

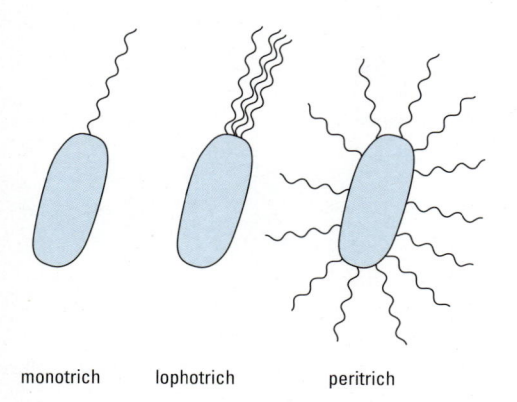

Abb. 13: Begeißelung   medi-learn.de/8-bio2-13

3.3 Bakterienphysiologie

In diesem Abschnitt geht es darum, welche Ansprüche Bakterien an ihr Nährmedium stellen, damit sie im Körper oder auf einer Laborplatte wachsen können.

3.3.1 Nährmedium

Für die Anzucht von Bakterien kann man flüssige oder feste Nährböden benutzen. Wenn ein Bakterium sich vermehrt, wird bei der flüssigen Kultur eine **Trübung** und bei dem festen Nährboden eine **Kolonie** sichtbar.
Ein festes Nährmedium stellt man z. B. mit Agar her, einer Substanz aus Tang, die auch bei höheren Temperaturen ihre Konsistenz bewahrt.
Um zu wachsen, brauchen Bakterien Nährstoffe, die den Nährböden zugesetzt werden:
– Kohlenstoff wird in Form von Glucose zugesetzt, die Stickstoffquelle ist meist Pepton (verkochtes Fleisch).
– Von den Mikroelementen wie z. B. Fe und Cu braucht ein Bakterium wesentlich weniger.

Meistens reicht eine Bebrütungszeit von 12 Stunden, um eine Kultur zu bewerten. Ausnahme: langsam wachsende Bakterien wie Mykobakterien (s. Mykobakterien, S. 27).

3.3.2 Verhalten gegenüber Sauerstoff

Es gibt sowohl **obligat aerobe** Bakterien, die nur in Anwesenheit von Sauerstoff wachsen, als auch **obligat anaerobe** Keime, für die Sauerstoff schädlich ist (s. Abb. 14, S. 31).
Aerobe Keime gewinnen ihre Energie über die Atmungskette, für anaerobe Bakterien besteht diese Möglichkeit nicht – sie nutzen die Gärung.
Zwischen diesen beiden Extremen sind die **fakultativ anaeroben** und die **fakultativ aeroben** Bakterien einzuordnen. Fakultativ anaerobe Bakterien sind in der Regel aerob, können aber durchaus auch auf anaerobe Stoffwechselwege umschalten. Analog dazu sind die fakultativ aeroben Keime normalerweise anaerob, können aber auch auf aerobe Energiegewinnung ausweichen.
Zusätzlich dazu gibt es noch die **capnophilen** Keime, die einen hohen CO_2-Anteil in ihrer Umgebung bevorzugen.

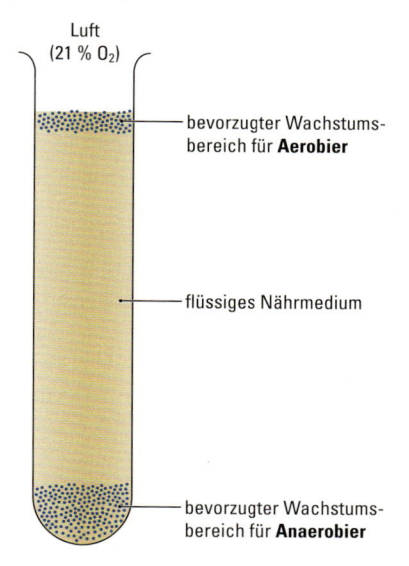

Abb. 14: Verhalten gegenüber Sauerstoff

medi-learn.de/8-bio2-14

3.3.3 Exkurs: Clostridienstämme

Clostridien (grampositive Stäbchen) sind nicht nur Sporenbildner (s. 3.2.10, S. 30), sondern auch ein gutes Beispiel für anaerobe Bakterien. Insgesamt existieren vier Unterarten, deren prüfungsrelevante Besonderheiten im Folgenden erläutert werden.
1. Das Bakterium **Clostridium botulinum** produziert das **Botulinumtoxin** (Botox), welches das stärkste bekannte Gift darstellt. Es hemmt die Acetylcholinfreisetzung an der motorischen Endplatte und führt so zu schlaffen Lähmungen. Klinisch kommt es zunächst an den kleinen Augenmuskeln zu Symptomen: Das früheste Anzeichen sind Doppelbilder. Die Lähmungen können dann weiter fortschreiten und durch eine Atemlähmung zum Tod führen.

3 Allgemeine Mikrobiologie und Ökologie

Es gibt mehrere Botoxunterarten (A bis F), die zum Teil über unterschiedliche Mechanismen die Acetylcholinfreisetzung hemmen. Subtyp B greift z. B. am SNARE-Protein (soluble N-ethylmaleimide-sensitive-factor attachment receptor) an und hemmt die Verschmelzung der Vesikel mit der Zellmembran.

Der Name Clostridium botulinum kommt von lat. botulus: Wurst. Denn in Wurstkonservenbüchsen war zu Zeiten früher Konservierungstechniken, in denen Sporen nicht zuverlässig vernichtet wurden, eine sauerstoffarme, optimale Umgebung für das Auskeimen dieser Anaerobier gegeben.

> Übrigens ...
> Botox wird gerne in der Schönheitschirurgie benutzt, um Falten „wegzuspritzen".

2. **Clostridium tetani** produziert das **Tetanustoxin**. Dieses Neurotoxin hemmt die Neurotransmitterausschüttung (GABA und Glycin) an den inhibitorischen Synapsen spinaler Motoneurone. Hierbei wirkt es als Metalloprotease und spaltet ein bei der Exozytose der Transmitter unabdingbares Molekül: das Synaptobrevin. Durch den Wegfall der Inhibition kommt es zur Übererregbarkeit der Motoneurone. So sind die auftretenden spastischen Lähmungen zu erklären. Klinisch imponiert unter anderem der Risus sardonicus (Teufelsgrinsen), bei dem die Gesichtsmuskulatur sich zu einem „Lächeln" verkrampft.

3. **Clostridium perfringens** ist der Auslöser des Gasbrandes. Damit bezeichnet man eine rasch fortschreitende nekrotisierende Faszienentzündung, die nur sehr selten auftritt. Sporen von Clostridien findet man im Erdboden (anaerobes Milieu). Wenn sie mit Staub und Dreck tief genug in eine Wunde gelangen, sind sie vor Sauerstoff geschützt und erfreuen sich bester Gedeihbedingungen. Dieser Infektionsweg ist klassisch für Tetanus und das Clostridium perfringens. Bei verschmutzten Wunden sollte man daher immer den Impfschutz gegen Tetanus überprüfen.

4. **Clostridium difficile** ist für antibiotikainduzierte Durchfälle verantwortlich. Die ausgelöste Erkrankung heißt pseudomembranöse Kolitis.

3.3.4 Verhalten gegenüber pH und Temperatur

Humanpathogene Keime bevorzugen beim pH-Wert und der Temperatur logischerweise das Milieu, welches im menschlichen Körper vorherrscht: Sie haben ein Temperaturoptimum bei 37 Grad und schätzen einen relativ neutralen pH-Wert. Daher sind die Eintrittspforten des Körpers für viele Keime eine unüberwindbare Barriere – z. B. das saure Milieu des Magens (pH 1) oder der Scheide (pH 4,5).

> Übrigens ...
> Es gibt ein Bakterium, das sich speziell an das Überleben im sauren Magenmilieu angepasst hat. Es heißt Helicobacter pylori und ist für viele Magengeschwüre verantwortlich.

3.4 Antibiotika

Antibiotika sind Mittel zur Bekämpfung von Mikroorganismen. Substanzen, welche die Vermehrung und das Wachstum von Bakterien hemmen, bezeichnet man als bakteriostatisch. Stoffe, die Bakterien abtöten, nennt man bakterizid (s. Abb. 15, S. 33). Diese Begrifflichkeiten gelten analog für Pilze: fungistatisch und fungizid. Es gibt eine Vielzahl verschiedener Antibiotika. Beispielsweise hemmen **Sulfonamide** und **Trimethoprim** die DNA-Replikation indem diese Substanzen die Bildung von Tetrahydrofolat (im Folsäurestoffwechsel) verhindern. Einen guten Überblick über alle prüfungsrelevanten Antibiotika findest du in Band 4 der Biochemie. Nachfolgend werden die im Rahmen der Biologie oft geprüften Antibiotika mit den Angriffspunkten an den Ribosomen und der Zellwand kurz dargestellt.

3.4.1 Angriff am prokaryontischen Ribosom

- Makrolide (z. B. Erythromycin) oder auch das Antibiotikum Chloramphenicol greifen an der 50S-Untereinheit der Prokaryonten an.
- Das Antibiotikum Chloramphenicol hemmt die große (50S-)Untereinheit der Prokaryonten. Die große Untereinheit der eukaryontischen Ribosomen wird dagegen nicht beeinflusst.
- Tetrazyclin wirkt an der kleinen (30S-)Untereinheit der Prokaryonten hemmend. Aufgrund der unterschiedlichen Bauweise werden eukaryontische Ribosomen auch von diesem Antibiotikum nicht beeinflusst.

Beide Wirkstoffe hemmen also durch Angriff an den prokaryontischen Ribosomen die prokaryontische Proteinbiosynthese. Trotzdem weisen sie beim Menschen Nebenwirkungen auf, da sie die Translation in unseren Mitochondrien stören, die ja ebenfalls 70S-Ribosomen besitzen (s. Endosymbiontentheorie, Skript Biologie 1).

ist für die Quervernetzung der Mureineinheiten in der Zellwand zuständig. Am empfindlichsten sind daher grampositive Bakterien, da sie eine dicke Zellwand aufweisen.

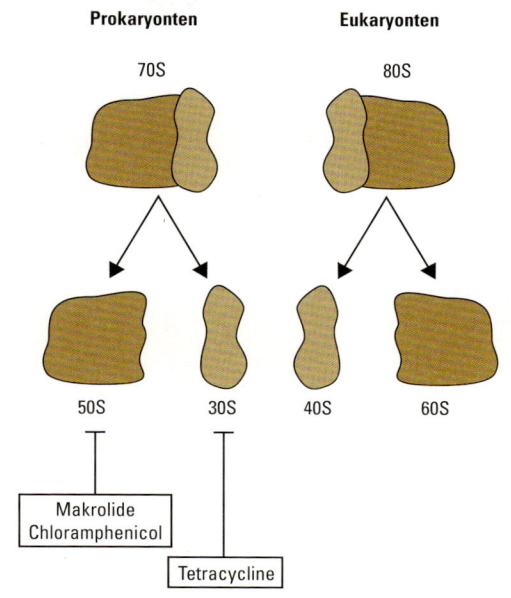

Abb. 16: Angriff am Ribosom *medi-learn.de/8-bio2-16*

3.4.3 Resistenzen

Hier unterscheidet man natürliche von erworbenen Resistenzen. Eine **natürliche Resistenz** liegt in den charakteristischen Eigenschaften von Bakterien begründet. Beispiel: Gegen Mykoplasmen, die keine Zellwand besitzen, wird man mit Penicillin wenig ausrichten können.

Erworbene Resistenzen entstehen durch Mutationen und können durch Plasmide verbreitet werden. Beispiel: Die Gene für **β-Lactamasen**, die den essenziellen β-Lactamring des Penicillins spalten und dadurch das Antibiotikum inaktivieren.

Für solche Fälle hat man glücklicherweise heute die **Betalactamaseinhibitoren**, die einem empfindlichen Penicillin beigemischt werden können und es damit vor dem Abbau schützen.

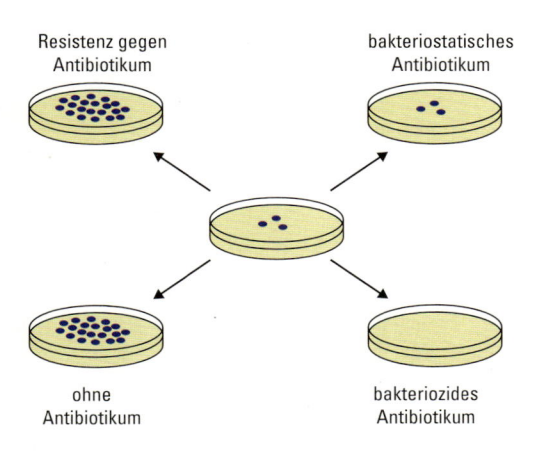

Abb. 15: Antibiotika-Wirkungen

medi-learn.de/8-bio2-15

3.4.2 Angriff an der Zellwand

Penicilline gehören zu den **β-Lactam-Antibiotika** (sie besitzen einen sehr reaktiven β-Lactamring). Ihre Wirkung besteht in der Hemmung eines bakteriellen Enzyms: der Transpeptidase. Diese

MRSA

Ein wichtiger Keim, den du im Zusammenhang mit Resistenzen kennen solltest, ist **MRSA**. Die Abkürzung steht für „methicillinresistenter Staphylococcus aureus". Zwar führen MRSA-Keime nicht häufiger zu Infektionen als normale Staphylococcus-aureus-Stämme, aber da es sich um einen multiresistenten Keim handelt, ist er schlecht behandelbar. Eine antibiotische Therapie sollte daher nur nach individueller Resistenzprüfung durchgeführt werden. Meist kommen dafür Reserveantibiotika (z. B. Vancomycin) zum Einsatz.

Übrigens …

Eine Übertragung von MRSA erfolgt häufig nosokomial, d. h. im Krankenhaus. Die größte Gefahr geht für die Patienten von kontaminierten Händen des medizinischen Fachpersonals aus. Um die Ansteckungsgefahr zu minimieren, werden daher betroffene Patienten im Krankenhaus meist isoliert.

Merke!

Ein Überleben von Bakterien, die eigentlich durch einen Wirkstoff abgetötet werden sollten, bezeichnet man als Persistenz.

DAS BRINGT PUNKTE

Im Bereich **"Bakterienphysiologie"** ist es wissenswert, dass
- Bakterien bestimmte Ansprüche in Bezug auf pH, Temperatur und Sauerstoffgehalt an ihr Nährmedium stellen,
- für obligat aerobe Bakterien, die nur in Anwesenheit von Sauerstoff wachsen, die Abwesenheit von Sauerstoff tödlich ist,
- meist zwölf Stunden Bebrütungszeit ausreichen, um eine Kultur zu bewerten,
- die Reduplikationszeit von E. coli ca. 20 Minuten beträgt.

Zu den **Antibiotika** solltest du dir unbedingt merken, dass
- bakteriostatische Antibiotika die Vermehrung und das Wachstum von Bakterien hemmen.
- bakterizide Antibiotika Bakterien abtöten.
- Chloramphenicol die große (50S-)Untereinheit der Prokaryonten hemmt.
- Tetrazyclin an der kleinen (30S-)Untereinheit der Prokaryonten hemmend wirkt.
- Penicilline zu den β-Lactam-Antibiotika gehören. Sie hemmen die bakterielle Transpeptidase, die für die Quervernetzung der Mureineinheiten in der Zellwand zuständig ist.
- erworbene Resistenzen durch Mutationen entstehen. Sie können durch Plasmide verbreitet werden.
- natürliche Resistenzen ihren Ursprung in charakteristischen Eigenschaften von Bakterien (keine Zellwand = unempfindlich gegen Penicillin) haben.

FÜRS MÜNDLICHE

Die folgenden Prüfungsfragen solltest du dir nicht nur bis zum Examen merken, denn Antibiotika und MRSA werden dir bei deiner späteren ärztlichen Tätigkeit immer wieder über den Weg laufen.

1. Kennen Sie den Wirkmechanismus von β-Lactam-Antibiotika?

2. Kennen Sie Antibiotika, die an bakteriellen Ribosomen ansetzen?

3. Erläutern Sie die Abkürzung MRSA.

Fragen Antworten

1. β-Lactam-Antibiotika wie Penicilline greifen an der Zellwand der Bakterien an. Ihre Wirkung besteht in der Hemmung der Transpeptidase, eines bakteriellen Enzyms, das für die Quervernetzung der Mureineinheiten in der Zellwand zuständig ist.
Am empfindlichsten sind Bakterien, die eine dicke Zellwand aufweisen, also grampositive Bakterien.

2. Das Antibiotikum Chloramphenicol hemmt die große (50S-)Untereinheit der prokaryontischen Ribosomen. Tetrazyclin hingegen wirkt an der kleinen (30S-)Untereinheit. Beide Antibiotika wirken somit selektiv an bakteriellen Ribosomen, die eukaryontischen (80S-)Ribosomen werden nicht beeinflusst.
Es können jedoch Nebenwirkungen auftreten, da die (70S-)Ribosomen der

FÜRS MÜNDLICHE

Mitochondrien ebenfalls gehemmt werden.

3. MRSA steht für „methicillinresistenter Staphylococcus aureus". Dabei handelt es sich um einen oft nosokomial übertragenen Keim, der aufgrund seiner Antibiotikaresistenzen schlecht therapierbar ist.

PAUSE

Pause

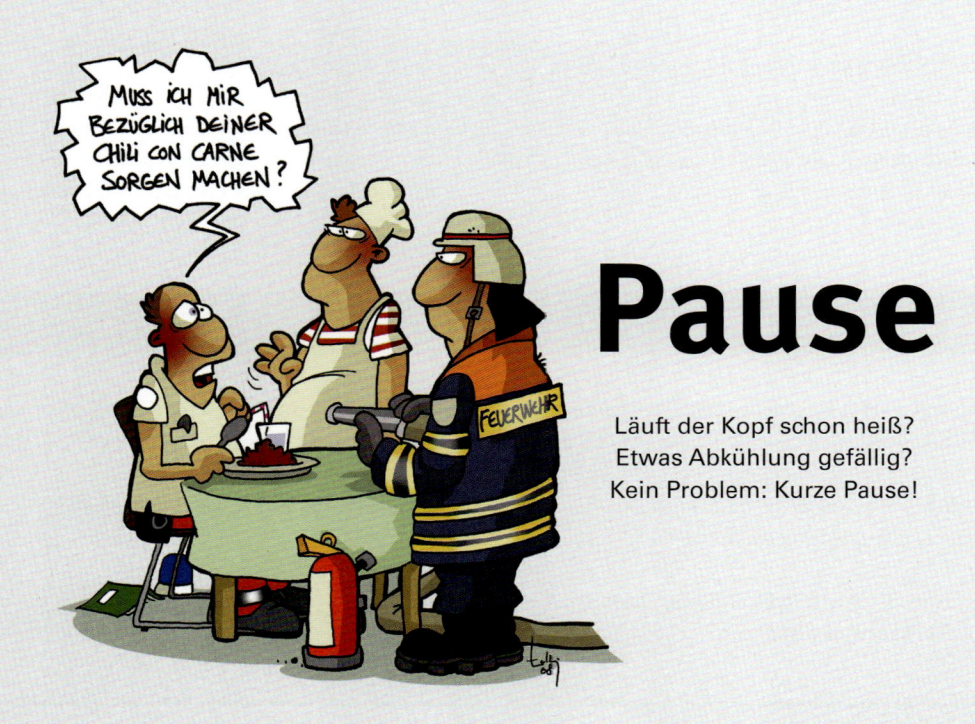

Läuft der Kopf schon heiß?
Etwas Abkühlung gefällig?
Kein Problem: Kurze Pause!

Mehr Cartoons unter www.medi-learn.de/cartoons

3.5 Bakterienklassifizierung

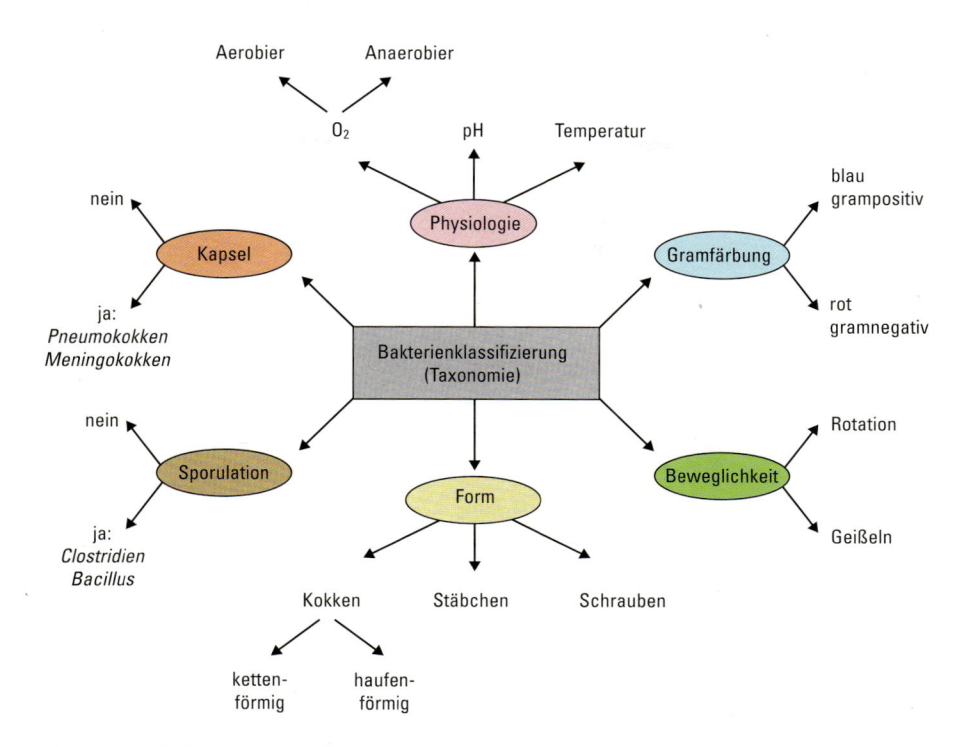

Abb. 17: Bakterienklassifizierung
medi-learn.de/8-bio2-17

3.5 Bakterienklassifizierung

Abb. 17, S. 37 fasst die Merkmale zusammen, mit denen man Bakterien klassifizieren kann. Diese Merkmale werden als taxonomische Merkmale bezeichnet.

In letzter Zeit wurden vermehrt einzelne Bakterienarten gefragt. Daher solltest du dich mit Tab. 15 a, S. 38 und Tab. 15 b, S. 39 intensiver beschäftigen.

Um auch dein visuelles Gedächtnis beim Lernprozess zu nutzen, ist jeweils eine Schemazeichnung des entsprechenden Bakteriums eingefügt. So lassen sich bereits auf einen Blick Besonderheiten erkennen:

- Die **Gramfärbung**: Ist das Bakterium ausgefüllt gezeichnet bedeutet das grampositiv, eine rote Schattierung bedeutet gramnegativ.
- Ist das Bakterium haufenförmig, in Kettenform oder als Zweierkombo dargestellt, handelt es sich um die morphologische Grundform (s. a. 3.2.1, S. 17), in der das Bakterium vorkommt.

Anstelle netter Schemazeichnungen oder Bilder eines Bakterienabstrichs wurden im Physikum zu diesem Thema auch gerne Textaufgaben gestellt:

> **Beispiel**
> Frage: Welche Bakterien stellen sich rund, in Haufen liegend, unbegeißelt und in der Gramfärbung blau dar?
> Antwort/Kommentar: Da nach in Haufen liegenden, grampositiven, unbegeißelten Kokken gefragt wird, handelt es sich hier um Staphylokokken.
> Wären die Kokken kettenförmig angeordnet, würde es sich um Streptokokken handeln. Der Zusatz „unbegeißelt" ist unnötig, da Kokken ausnahmslos keine Geißeln haben.

3 Allgemeine Mikrobiologie und Ökologie

Bakterium	Morphologische Schemazeichnung	Erläuterung zur Morphologie	Klinik (Auswahl)
Staphylokokken (S. aureus)		grampositive Kokken, haufenförmig angeordnet	Abszesse
Streptokokken		grampositive Kokken, fadenförmig angeordnet	Angina tonsillaris/ Scharlach
Pneumokokken		grampositive Kokken; Diplokokken mit Kapsel	Pneumonie (Impfstoff erhältlich)
Meningokokken (Neisserien)		gramnegative Kokken; Diplokokken mit Kapsel	Meningitis (Impfstoff erhältlich)
Bacillus anthracis		grampositive Stäbchen, Fähigkeit zur Sporulation	Milzbrand

Tab. 15 a: Prüfungsrelevante Bakterien

Frage: Kennen Sie ein Bakterium, das sich länglich darstellt, in der Gramfärbung rot erscheint und ringsherum begeißelt ist? Antwort: E. coli erfüllt die Kriterien, da es ein gramnegatives, peritrich begeißeltes Stäbchen ist.

3.6 Pilze

Pilze sind von medizinischem Interesse, weil sie einerseits Mykosen (Pilzbefälle von Haut und Schleimhäuten) verursachen und andererseits durch ihre Syntheseprodukte zu Vergiftungen führen können.

3.6 Pilze

Bakterium	Morphologische Schemazeichnung	Erläuterung zur Morphologie	Klinik (Auswahl)
Clostridien		grampositive Stäbchen, Fähigkeit zur Sporulation	Tetanus, Botulismus (s. 3.3.3 Exkurs: Clostridienstämme auf Seite 31)
Mykobakterien		grampositive Stäbchen, säurefest, mit Kapsel	Tuberkulose
Escherichia coli (E. coli)		gramnegative Stäbchen, peritrich begeißelt	Harnwegsinfekte, Wundinfekte
Helicobacter pylori		gramnegative Stäbchen (gekrümmt)	Magenulkus, Magenkrebs
Treponema		gramnegative Schraubenform (Spirochätenform)	Syphilis (Lues)

Tab. 15 b: Prüfungsrelevante Bakterien

Übrigens ...
Pilzerkrankungen gehören oft zu den opportunistischen Erkrankungen. Das bedeutet, dass sie erst im Zuge einer anderen Infektion manifest werden. Ein klinisches Beispiel: Eine Pilzbesiedelung des Mundraums (Soor) wird bei einem gesunden Menschen nur äußerst selten beobachtet, aber bei einem Aids-Kranken (mit geschwächtem Immunsystem) ist sie relativ häufig.

Aufgrund dieser medizinischen Relevanz beschäftigen wir uns nun etwas genauer mit den Pilzen:
Pilze haben eine **Zellmembran** und eine **Zellwand**. Die Zellmembran besteht wie jede Biomembran aus einer Lipiddoppelschicht. Ein wichtiger Unterschied zu menschlichen Membranen ist aber, dass anstelle des Cholesterins das Steroid **Ergosterol** vorkommt. Die Zellwand wird von diversen Proteinen und Polysacchariden wie **Chitin** und Glukanen gebildet.

3 Allgemeine Mikrobiologie und Ökologie

Wie ernähren sich Pilze? Da sie kein Chlorophyll besitzen, sind sie nicht zur Photosynthese fähig. Pilze beziehen ihre Energie aus dem Abbau organischer Verbindungen. Diesen Energiegewinnungstyp bezeichnet man als heterotroph (s. Ökologie ab Seite 47).

> **Merke!**
>
> Pilze sind Eukaryonten.

Klassifiziert man die Pilze anhand ihres Aussehens, so lassen sich zwei morphologische Grundformen unterscheiden, die du für das Physikum kennen solltest:
Sprosspilze und Fadenpilze.

den sind. Eine Zelle bezeichnet man als **Hyphe**, mehrere zusammengelagerte als **Mycel**.

> **Merke!**
>
> Fadenpilze vermehren sich durch **Sporenbildung**. Das darf man nicht mit der bakteriellen Sporenbildung verwechseln, bei der resistente Dauerformen entstehen (s. 3.2.10, S. 30).

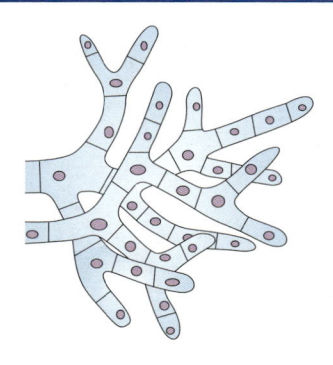

Abb. 19: Fadenpilze (z. B. Aspergillus)

medi-learn.de/8-bio2-19

3.6.3 Antimykotika

Antimykotika wirken meist am Ergosterol. Eine recht elegante Lösung, wenn man bedenkt, dass menschliche Zellen kein Ergosterol besitzen. Folgende Stoffklassen solltest du kennen:
- **Azole** (Imidazol) hemmen die Ergosterolsynthese und wirken somit fungistatisch.
- **Polyene** (Amphotericin B) binden an das Ergosterol in der Pilzzellmembran. Sie bilden durch Seit-zu-Seit-Interaktion kleine Poren, durch die die Membran instabil wird (fungizide Wirkung). Leider binden Polyene auch zu einem geringen Prozentsatz an menschliches Cholesterin (aufgrund der Ähnlichkeit zu Ergosterol) und es können somit starke Nebenwirkungen auftreten.
- **Griseofulvin** hemmt die Chitinbiosynthese. Es wird bevorzugt in keratinhaltiges Gewebe eingelagert und eignet sich daher gut zur Therapie von Nagelpilzen.

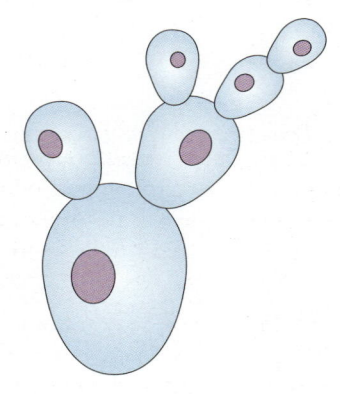

Abb. 18: Sprosspilze (z. B. Candida albicans)

medi-learn.de/8-bio2-18

3.6.1 Sprosspilze

Sprosspilze sind Einzeller, die sich durch **Sprossung** vermehren. Das ist ein Vorgang, bei dem sich die Zellmembran ausstülpt und ein Tochterkern in diese Zellausbuchtung wandert. Wird diese Ausstülpung ganz abgetrennt, sind zwei Pilzzellen entstanden; bleibt eine Verbindung bestehen, spricht man von einem **Pseudomycel**.

3.6.2 Fadenpilze

Fadenpilze bilden röhrenartige Strukturen aus, wobei die einzelnen Zellen miteinander verbun-

3.6.4 Pilztoxine

> **Übrigens ...**
> Die Anti-Pilz-Salbe Canesten® kennst du wahrscheinlich. Der darin enthaltene Wirkstoff ist ein Azol und der Wirkmechanismus folglich die Hemmung der Ergosterolsynthese.

3.6.4 Pilztoxine

Tab. 16 gibt einen Überblick über die prüfungsrelevanten Pilze und ihre Mykotoxine. Diese Gifte zu lernen, lohnt sich gleich zweifach, da sie nicht nur für das Physikum, sondern auch für die Klinik wichtig sind.

3.7 Viren

In diesem Kapitel besprechen wir Viren, Viroide und Prionen. Im schriftlichen Examen wird besonders der morphologische Aufbau der Viren geprüft. Spezifische Eigenschaften von Bakteriophagen und Retroviren sind ebenfalls gern gefragter Stoff. Steigen wir aber zunächst mit einigen allgemeinen Aussagen in die Virologie ein: Viren sind sehr kleine **subzelluläre** Gebilde. Ihre durchschnittliche Größe beträgt 0,1 Mikrometer, daher sind sie mit dem Lichtmikroskop (max. Auflösungsbereich 0,25 Mikrometer) nicht zu beobachten. Eine der Besonderheiten von Viren ist, dass sie keinen eigenen Stoffwechsel haben. Deshalb sind sie echte **Parasiten**, die einen Wirtsorganismus benötigen. Sie schleusen ihre genetische Information ein, integrieren sie ins Wirtsgenom und nutzen den fremden Syntheseapparat, um sich zu vermehren.

> **Merke!**
> Die virale Vermehrung findet NICHT als Zellteilung statt, sondern durch Zusammenlagerung (Assembly) einzelner viraler Molekülkomponenten.

3.7.1 Aufbau

Aus welchen Komponenten besteht ein Virus?

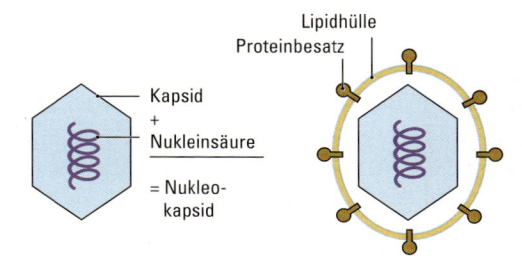

Abb. 20: Virusaufbau — *medi-learn.de/8-bio2-20*

Das virale Genom besteht entweder aus RNA oder aus DNA. Da nie beide Nukleinsäuren vorkommen, benutzt man die Art der Nukleinsäure auch als Klassifizierungsmerkmal. Man unterteilt die Viren somit in **RNA-Viren** und **DNA-Viren**. Das Genom ist dabei stets durch ein Kapsid (Proteine) geschützt.

> **Merke!**
> Kapsid und Genom zusammen bezeichnet man als Nukleokapsid.

Pilz	Mykotoxin	Wirkung
Aspergillus **fla**vus (ein Schimmelpilz)	**Afla**toxine	Aflatoxine sind hitzeresistent und stark leberkanzerogen.
Amanita phalloides (Knollenblätterpilz)	α-Amanitin	Das Gift hemmt eukaryontische RNA-Polymerasen, ist also ein Transkriptionshemmer.
Claviceps purpurea (Mutterkorn)	Ergotamin	Ergotamin ist ein Halluzinogen. Ferner vasokonstriktive Wirkung (kann zu Nekrosen an den Extremitäten führen).
Penicillium notatum (ein Schimmelpilz)	Penicillin	Angriff auf die Zellwand (s. 3.4.2, S. 33)

Tab. 16: Physikumsrelevante Pilze und Mykotoxine

3 Allgemeine Mikrobiologie und Ökologie

Manche Viren haben außerdem noch eine **Hülle** (Envelope), die dem Kapsid aufgelagert ist. Diese Lipidhülle geht aus der Membran derjenigen Zelle hervor, die vom Virus befallen wurde.

3.7.2 Vermehrungszyklus

Der virale Befall von Wirtsorganismen folgt einem festgelegten Schema:
1. **Adsorption:** Dieser Vorgang bezeichnet die Anheftung des Virus an Rezeptoren der Wirtszelle.
2. **Penetration:** Darunter versteht man die Aufnahme des Nukleokapsids und einiger viraler Enzyme in die Wirtszelle.
3. **Uncoating:** Nun wird das Nukleokapsid in die Nukleinsäure und das Kapsid zerlegt. Das Kapsid wird weiter abgebaut und die Nukleinsäure in das Wirtsgenom integriert.
4. **Protein- und Nukleinsäuresynthesephase:** Im Laufe dieser Phase wird die genetische Information durch den Wirt repliziert und transkribiert. Dadurch entstehen die viralen Nukleinsäuren (RNA oder DNA) und virale mRNA. Die virale mRNA wird translatiert, und es entstehen virale Proteine, die für den Aufbau neuer Viren benötigt werden.
5. **Virusreifung:** Zu guter Letzt werden noch die einzelnen viralen Komponenten zusammengesetzt.
6. **Freisetzung:** Die fertigen Viren verlassen die Zellen dann auf unterschiedlichen Wegen:
   - **Knospung:** Manche Viruspartikel (nicht alle!) nehmen jeweils ein Stück Zellmembran mit. Die Membran bezeichnet man auch als (Virus-)Hülle. Dieser Freisetzungsvorgang ist in Abb. 21, S. 42 dargestellt.
   - **Lyse:** Die Wirtszelle wird zerstört, die Viruspartikel verlassen gleichzeitig die Zelle. Diese besonders aggressive Form der Virusfreisetzung kennzeichnet meist solche Erreger, die einen akuten Krankheitsverlauf verursachen.
   - **Exozytose:** Eine „sanfte" Form der Virusfreisetzung über normale Exozytosevorgänge.

> **Merke!**
>
> Die Virushülle leitet sich von der Wirtszellmembran ab.

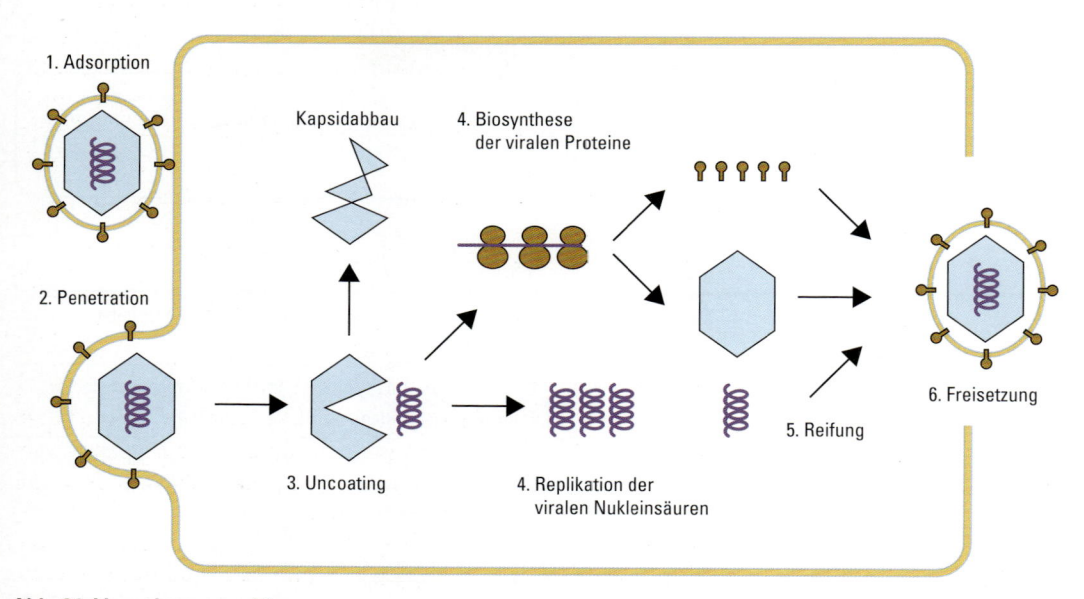

Abb. 21: Vermehrung von Viren

medi-learn.de/8-bio2-21

3.7.3 Virenklassifikation

Viren werden nach ihrer Behüllung und ihrem Genom klassifiziert. Man unterscheidet
- behüllte und unbehüllte Viren,
- RNA/DNA-Genom,
- einzelsträngige (single stranded = ss) und doppelsträngige (double stranded = ds) Genome.

Bislang genügte es, im Physikum über die Klassifikation der Grippeviren Bescheid zu wissen: Grippeviren (Influenzaviren) gehören zu den **behüllten ss-RNA-Viren**. Es sind Orthomyxoviren mit einem **segmentierten Genom**. Die Influenzaviren A und B besitzen acht RNA-Moleküle. Jedes dieser Moleküle codiert für ein einzelnes virales Protein. Hiervon sind zwei Proteine in der Lipidhülle – das **Hämagglutinin** (H) und eine **Neuraminidase** (N) – auch für die Typisierung der Grippeviren entscheidend.

> Übrigens ...
> Die im Jahr 2009 aufgetretene „Schweinegrippe" hatte z. B. die Typisierung **H1N1**.

3.7.4 Bakteriophagen

Viren, die an spezifische Rezeptoren auf einer Bakterienoberfläche binden und daraufhin ihre virale DNA injizieren, nennt man Bakteriophagen oder kurz: Phagen.
Diese Viren werden weiter unterteilt in
- **temperente** Phagen und
- **virulente** Phagen.

Während virulente Phagen die Wirtszelle zerstören (lysieren), lassen temperente Phagen sie am Leben. Manche Bakterien sind stumm mit einem Phagen infiziert. Den Besitz eines solchen induzierbaren Prophagen nennt man **Lysogenie**.

3.7.5 Retroviren (RNA-Viren)

Alle Retroviren besitzen als Nukleinsäure RNA. Diese kann daher nicht direkt in das Wirtsgenom (DNA) integriert werden, sondern muss erst in DNA umgeschrieben werden. Zu diesem Zweck besitzen Retroviren das Enzym **reverse Transkriptase**, das eine RNA-abhängige DNA-Synthese durchführen kann. Bekanntester Vertreter dieser Viren ist das **HI-Virus** (**h**uman **i**mmunodeficiency **v**irus). HI-Viren befallen vorwiegend T-Helferzellen. Der Grund dafür ist relativ einfach: Das Virus bindet an spezifische Rezeptoren (CD 4), die fast nur auf T-Helferzellen zu finden sind. Durch den fortschreitenden Ausfall der T-Lymphozyten entsteht das Vollbild Aids (**a**cquired **i**mmune **d**eficiency **s**yndrome).

> Übrigens ...
> Die reverse Transkriptase wird auch in der Gentechnik verwendet. Man kann mit Hilfe des Enzyms eine DNA-Kopie einer mRNA anfertigen. Diese nennt man cDNA (copyDNA). Die cDNA kann nun über einen Vektor (Überträger) in ein Bakteriengenom überführt werden und zur gentechnischen Synthese von Proteinen dienen.

3.7.6 Viroide

Viroide sind kleine, zirkulär geschlossene RNA-Elemente. Sie liegen nackt vor, d. h. sie haben weder Kapsid noch Hülle. Wie Viren werden sie daher vom Wirtsorganismus vermehrt. Viroide gelten als Erreger von Pflanzenkrankheiten.

Merke!
Viroide sind KEINE „Defektmutanten" von Viren.

3.7.7 Prionen

Prionen sind infektiöse Eiweißpartikel (Proteine), bei denen sich keine Nukleinsäuren nachweisen lassen. Sie gelten als Auslöser der Creutzfeldt-Jakob-Krankheit.
Im Tierreich lösen Prionen bei Schafen die Krankheit Scrapie und bei Rindern die bovine spongioforme Enzephalopathie (BSE) aus.

DAS BRINGT PUNKTE

Aus den Bereichen „**Pilze**" und „**Viren**" gibt es einige wichtige Punktebringer:
- Pilze sind heterotrophe Eukaryonten, die sich durch Sporenbildung vermehren.
- Pilze können Mykosen und Vergiftungen hervorrufen.
- Der Schimmelpilz Aspergillus flavus produziert stark leberkanzerogene Aflatoxine.
- Viren bestehen aus einer Nukleinsäure (RNA oder DNA) und Proteinen. Fakultativ kann noch eine aus der Wirtsmembran abgeleitete Hülle vorhanden sein.
- Viren besitzen keinen eigenen Stoffwechsel und sind somit Parasiten.
- Viren können ihre Wirtszelle über verschiedene Wege verlassen: Knospung, Exozytose oder Lyse.
- Bakteriophagen sind bakterienspezifische Viren.
- Retroviren besitzen als Nukleinsäure RNA und benötigen deshalb das Enzym reverse Transkriptase.
- Prionen sind „nackte" Eiweißpartikel. Sie lösen z. B. BSE aus.

FÜRS MÜNDLICHE

Nach den Bakterien folgen nun die Viren. Eine Vertiefung der Thematik z. B. in deiner Lerngruppe lohnt sich, denn Viren werden gerne abgefragt.

1. **Erläutern Sie bitte den Vermehrungszyklus von Viren.**
2. **Was wissen Sie über Retroviren?**
3. **Was ist das Besondere an Bakteriophagen?**
4. **Was können Sie zu Prionen sagen?**
5. **Können Sie mir ein wenig über die humanpathogenen Eigenschaften von E.coli erzählen?**

Fragen Antworten

1. Zunächst heftet sich das Virus an Rezeptoren der Wirtszelle an. Diesen Vorgang bezeichnet man als Adsorption. Nun folgt die Penetration, durch die das Virus in die Zelle gelangt. Beim Uncoating wird das Nukleokapsid in die Nukleinsäure und das Kapsid zerlegt. Die Nukleinsäure kann in das Genom eingebaut werden, und das Kapsid wird abgebaut.
Es folgt eine Phase der Protein- und Nukleinsäuresynthese. Die virale genetische Information wird durch den Wirt repliziert und transkribiert. Es entstehen virale Nukleinsäuren und virale mRNA, die translatiert wird. Die so entstehenden viralen Proteine und Nukleinsäuren werden für den Aufbau neuer Viren benötigt. Am Ende werden die einzelnen viralen Komponenten zusammengesetzt. Die fertigen Viren können die Zelle durch Knospung oder Zerstörung der Wirtszelle verlassen.

2. Retroviren besitzen die Nukleinsäure RNA. Da diese nicht direkt in das Wirtsgenom integriert werden kann (das geht nur mit DNA), besitzen Retroviren ein spezielles Enzym: die reverse Transkriptase. Diese kann eine RNA-abhängige DNA-

FÜRS MÜNDLICHE

Synthese durchführen. Bekanntester Vertreter der Retroviren ist das HI-Virus.

3. Bakteriophagen sind Viren, die Bakterien befallen. Sie binden an spezifische Rezeptoren auf einer Bakterienoberfläche; daraufhin injizieren sie ihre virale DNA in das Bakterium.

4. Prionen sind infektiöse Eiweißpartikel. Es lassen sich keine Nukleinsäuren nachweisen. Prionen gelten als Auslöser der Creutzfeldt-Jakob-Krankheit und von BSE.

5. Escherichia coli ist ein gramnegatives, peritrich begeißeltes Stäbchenbakterium. Es kommt normalerweise bei uns im Darm vor. Daher dient es z. B. bei der Qualitätsüberprüfung von Trinkwasser als sogenannter Fäkalindikator. Es gibt eine Reihe von humanpathogenen Stämmen. Diese sind u. a. für Harnwegsinfektionen verantwortlich, können aber auch Wundinfekte auslösen.

PAUSE

Pause

Viren! Ein gängiges Problem ...
Einmal kurz durchatmen und entspannen!

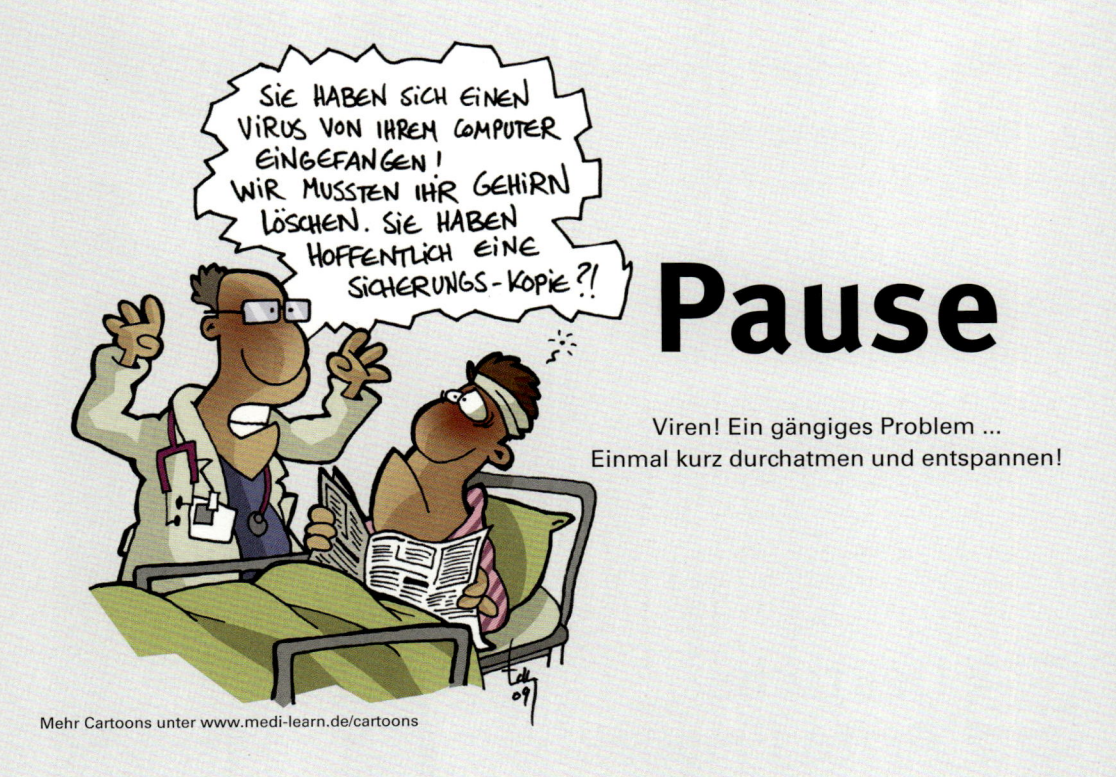

Mehr Cartoons unter www.medi-learn.de/cartoons

Ein besonderer Berufsstand braucht besondere Finanzberatung.

Als einzige heilberufespezifische Finanz- und Wirtschaftsberatung in Deutschland bieten wir Ihnen seit Jahrzehnten Lösungen und Services auf höchstem Niveau. Immer ausgerichtet an Ihrem ganz besonderen Bedarf – damit Sie den Rücken frei haben für Ihre anspruchsvolle Arbeit.

- Services und Produktlösungen vom Studium bis zur Niederlassung
- Berufliche und private Finanzplanung
- Beratung zu und Vermittlung von Altersvorsorge, Versicherungen, Finanzierungen, Kapitalanlagen
- Niederlassungsplanung & Praxisvermittlung
- Betriebswirtschaftliche Beratung

Lassen Sie sich beraten!

Nähere Informationen und unseren Repräsentanten vor Ort finden Sie im Internet unter www.aerzte-finanz.de

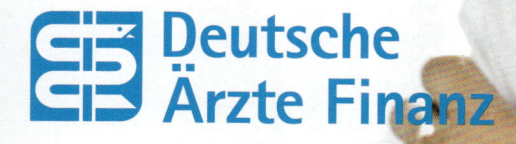

Deutsche Ärzte Finanz

Standesgemäße Finanz- und Wirtschaftsberatung

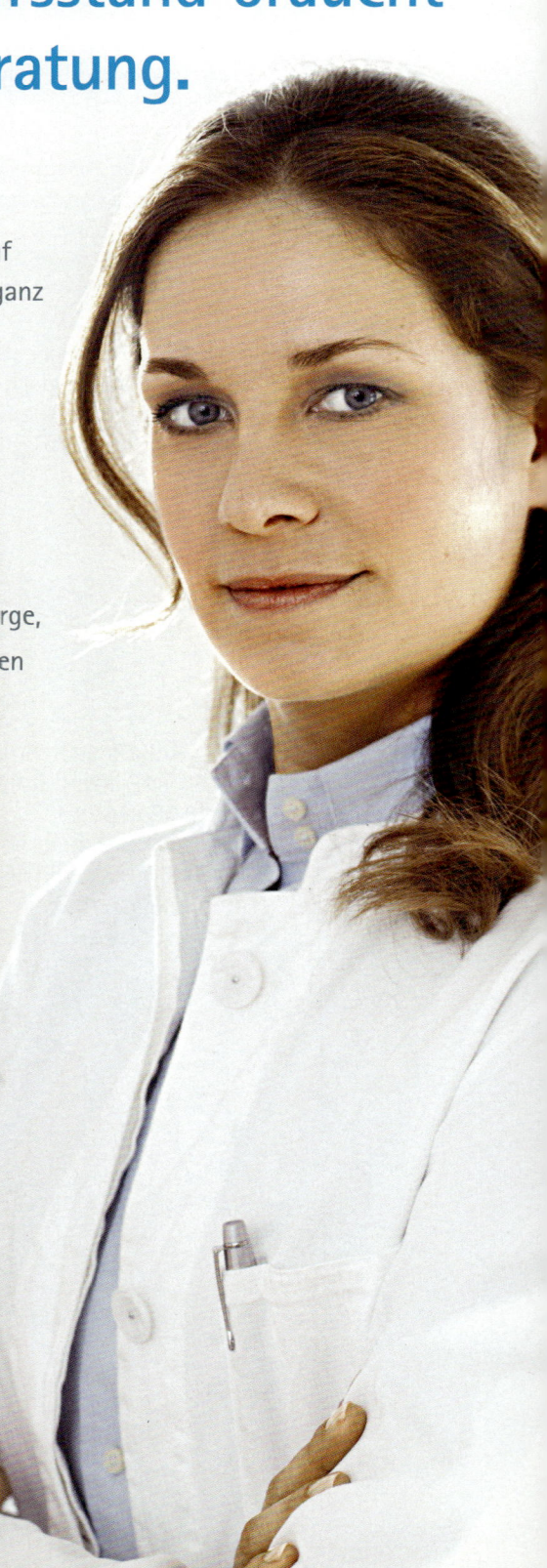

3.8 Ökologie

Steigen wir nun in das letzte Kapitel dieses Skripts ein: die Ökologie. Zu diesem Themenbereich wurden in letzter Zeit kaum Fragen gestellt, daher beschränken wir uns auf die absolut wichtigsten Fakten und eine Doppelseite.

3.8.1 Symbiose

Mit Symbiose bezeichnet man eine Form des Zusammenlebens, die **für beide Partner von Nutzen** ist. Ein wichtiges Beispiel sind unsere Darmbakterien (E. coli): Sie verdauen die für den Menschen unbrauchbare Zellulose und liefern uns dafür wichtige Vitamine, die wir über die Darmschleimhaut aufnehmen. Der Dickdarm hat die höchste Bakteriendichte des menschlichen Körpers.

3.8.2 Kommensalismus

Unter Kommensalismus (Tischgemeinschaft) versteht man eine friedliche Koexistenz. Im Tierreich kann man z. B. Löwen und Fliegen als kommensalisch bezeichnen, wenn sie zusammen einen Elefanten verspeisen. Ein anderes Beispiel ist die Hautflora des menschlichen Körpers, die viele kommensale Keime aufweist. Diese Keime ernähren sich von unseren Hautabschilferungen und Talgablagerungen. Von gegenseitigem Nutzen kann man nicht sprechen, sonst wäre es eine symbiotische Beziehung.

> **Übrigens ...**
> Im Wort Kommensalismus steckt das Wort **Mensa**, und das ist sicherlich jedem bekannt ...

3.8.3 Parasitismus

Mit Parasitismus (Schmarotzertum) bezeichnet man eine Beziehung, bei der ein Partner den anderen schädigt und sich auf dessen Kosten einen Vorteil verschafft. Beginnen wir auch hier mit einem Beispiel aus dem Tierreich: Ein Kuckuck legt seine Eier in fremde Nester und überlässt das Brüten und die Brutpflege anderen Tieren, deren eigene Jungen dafür zum Wohle des Kuckucks sterben müssen. Parasiten des Menschen sind z. B. Viren. Sie sind obligat intrazelluläre Parasiten, die den Wirtsorganismus nutzen, um sich zu vermehren, und ihn dadurch schädigen

> **Übrigens ...**
> Neben den Viren sind auch die Bakterienarten Rickettsien und Chlamydien intrazelluläre Parasiten.

3.8.4 Die Nahrungskette

Von allen Stoffkreisläufen in der Biologie ist nur die Nahrungskette prüfungsrelevant. Bevor wir gleich die Nahrungskette näher beleuchten, vorweg noch zwei wichtige Definitionen:

– **Autotrophe** Organismen leiten ihre Energie primär aus dem Sonnenlicht oder aus anorganischen Substraten ab. Sie sind damit nicht auf die Aufnahme von anderen organischen Substraten angewiesen.
– **Heterotroph** sind solche Organismen, die ihre Energie aus dem Abbau organischer Substanzen beziehen.

Im Prinzip sind heterotrophe Organismen also auf die „Aufnahme" anderer Organismen angewiesen, während autotrophe Lebensformen ihre Energie selber – ohne die Aufnahme organischer Substanzen – herstellen können.

3 Allgemeine Mikrobiologie und Ökologie

Wir Menschen sind heterotroph. Manch einer behauptet zwar, er bekäme Energie durch ein Sonnenbad. Satt geworden ist davon aber noch keiner ...

Autotrophe Organismen sind z. B. grüne Pflanzen, die ihr Chlorophyll zur Photosynthese nutzen.

die sich von schwächeren Karnivoren ernähren. Geschlossen wird der Stoffkreislauf durch die **Destruenten** (Mikroorganismen: Bakterien, Pilze ...). Diese verwerten tote Produzenten und Konsumenten und stellen die entstehenden Mineralstoffe dem Stoffkreislauf erneut zur Verfügung.

> **Merke!**
>
> Konsumenten und Destruenten sind heterotroph.

Abbau/Anreicherung von Schadstoffen

Am Abbau organischer Substanzen sind Mikroorganismen beteiligt. So können etwa in Gewässern natürliche Verschmutzungen (z. B. Fäkalien) durch sauerstoffverbrauchende Bakterien abgebaut werden. Dabei spricht man von der Selbstreinigung eines Gewässers. Solche Bakterien macht man sich auch in Kläranlagen zunutze. Dabei entstehen unter aerober und anaerober Zersetzung typischerweise folgende Gase:

aerob: CO_2 (Kohlendioxid)
anaerob: CH_4 (Methan),
           H_2S (Schwefelwasserstoff)

Schwermetalle wie Quecksilber können nicht durch Bakterien abgebaut werden. Folglich reichern sich solche Substanzen über die Nahrungskette an und belasten am Ende den Menschen ...

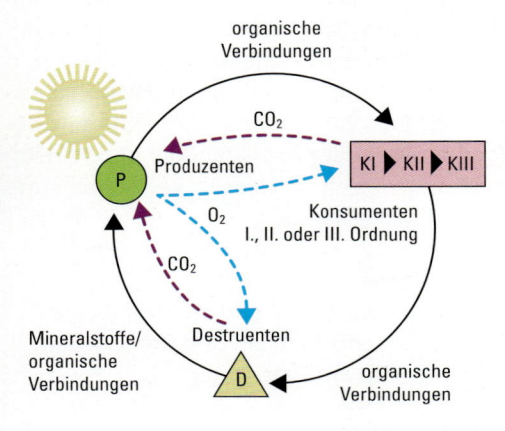

Abb. 22: Nahrungskette medi-learn.de/8-bio2-22

So, jetzt geht's zum Endspurt mit der Nahrungskette: Eine Nahrungskette beginnt mit autotrophen **Produzenten** = grünen Pflanzen, die zur Photosynthese befähigt sind. Diese werden von pflanzenfressenden Tieren (Herbivoren) verspeist, die ihrerseits Nahrungsgrundlage für fleischfressende Tiere (Karnivoren) sind. Herbivoren und Karnivoren werden als primäre und sekundäre **Konsumenten** bezeichnet. Tertiärkonsumenten sind Karnivoren,

DAS BRINGT PUNKTE

Folgende Fakten solltest du dir zur **Ökologie** unbedingt merken:
- Die Definitionen von Symbiose, Kommensalismus und Parasitismus (s. Fürs Mündliche).
- Heterotrophe Lebewesen gewinnen ihre Energie aus dem Abbau organischer Substanzen.
- Autotrophe Organismen gewinnen ihre Energie aus dem Sonnenlicht durch Photosynthese oder durch andere anorganischen Substrate.
- Eine Nahrungskette besteht aus Produzenten, Konsumenten und Destruenten.
- Konsumenten und Destruenten sind heterotroph.

FÜRS MÜNDLICHE

Zu guter Letzt ein einfacher Themenkomplex, sozusagen aus dem Leben gegriffen und daher gut zu merken:

1. **Welche Arten des Zusammenlebens von Lebewesen kennen Sie?**

Fragen Antworten

1. Man unterscheidet Symbiose, Kommensalismus und Parasitismus.
   - Bei der Symbiose ist die Form des Zusammenlebens für beide Partner von Vorteil.
   - Unter Kommensalismus versteht man eine Tischgemeinschaft mit friedlicher Koexistenz.
   - Als Parasitismus bezeichnet man eine Beziehung, bei der ein Partner den anderen schädigt und sich auf dessen Kosten einen Vorteil verschafft.

KREUZEN

Hier findest du zum bisher Gelernten passende IMPP-Fragen:

Papier: **Examensfragen**
von MEDI-LEARN
→ Im Skript

Allgemeine Mikrobiologie und Ökologie

Online: **AMBOSS**
von MIAMED
→ www.miamed.de/ML

Allgemeine Mikrobiologie und Ökologie

App: **Lass mal Kreuzen**
von apoBank & MEDI-LEARN
→ Im Lernmodus

Fach **Biologie**
Kapitel **Mikrobiologie**

PAUSE

Index

A
AB0-System 3, 14
ABC (ATP-Binding-Cassette)-Transporter 12
Acetylcholin 31
Adsorption 42
Aflatoxin 41, 44
Agar 31
Agglutination 4
AIDS (Acquired Immune Deficiency Syndrome) 39
Albinismus 12
Allel 1, 14
Allelie, multiple 1
α-Amanitin 41
Amphotericin B 40
Angelman-Syndrom 2
Antibiotikaresistenz 19
Antibiotikum 32, 35
Antimykotika 40
Antizipation 2
Aspergillus flavus 41, 44
Assembly 41
Azol 40

B
Bacillus anthracis 30, 38
Bakterienklassifizierung 37
Bakterienphysiologie 31, 35
– Clostridienstämme 31
– Nährmedium 31
– Verhalten gegenüber Sauerstoff 31
Bakteriophage 19, 20, 43, 45
bakteriostatisch 32
bakterizid 32
Belastungsgrenzwert 11
blunt ends 21
Blutgruppensystem
– AB0 3
– MN 6
– Rhesus 5
Botulinumtoxin 31
BSE 44, 45

C
Carbolfuchsin 25
CD 4 43
CFTR-Kanal 12
Chitin 39
Chlamydien 27
Chloramphenicol 33
Chlorophyll 48
Cholesterin 24
Chorea Huntington 2
Clostridienstämme 31
– Clostridium botulinum 31
– Clostridium difficile 32
– Clostridium perfringens 32
– Clostridium tetani 32
Codominanz 1
Creutzfeldt-Jakob-Krankheit 43

D
Destruent 48, 49
Disomie, uniparentale 2
cDNA 43
DNA-Viren 41
Dominanz 1

E
Endotoxin 26
Envelope 42
Ergosterol 39
Ergotamin 41
Escherichia coli 39
Eukaryont 17
Exozytose 42
Expressivität 1

F
Farbenblindheit 9
Fertilitätsfaktor 22
F-Faktoren 19
Filialgeneration 2
Fimbrie 30
Flagellin 30
fungistatisch 32
fungizid 32

G
Gasbrand 32

Index

Geißeln 30
Generationszeit 27
Genlokus 1
Genom
– segmentiertes 43
– virales 41
Genotyp 1
Gentianaviolett 25
Gewässer 48
Glykokalix 3, 14
Gramfärbung 25, 37
Griseofulvin 40

H
Haftpilus 30
Hämagglutinin 43
Hämolyse 5
Hämophilie 9
– A 9
– B 9
H-Antigen 30
Hardy-Weinberg-Gesetz 10
Helicobacter pylori 32, 39
Herbivore 48
Heterogenie 1
HI-Virus (human immunodeficiency virus) 43, 45
Hypercholesterinämie, familiäre Typ IIa 11
Hyphe 40

I
Imidazol 40
Imprinting, genomisches 2

K
Kapsel 27
Kapsid 41
Karnivore 48
Kernäquivalent 17, 22
Knollenblätterpilz 41
Knospung 42
Kohlendioxid 48
Kokkus 17, 18
Kolonie 31
Kommensalismus 47, 49
Konduktorin 8
Konjugation 19, 20, 22

Konjugationspilus 19, 22, 30
Konsument 48, 49
Kopplungsgruppe 3
Kreuzschemata 2

L
β-Lactam-Antibiotika 33, 35
β-Lactamase 33
Lektine 4
L-Form 26, 28
Lipopolysaccharid 26
Lipoteichonsäure 26
Lyse 42
Lysogenie 43
Lysozym 24

M
Malaria 13
Melanin 12
– Eumelanin 12
– Phäomelanin 12
Mendel-Gesetze 2
– Spaltungsgesetz 3
– Unabhängigkeitsgesetz 3
– Uniformitätsgesetz 2
Meningokokkus 38
Methan 48
Mikroelement 31
Milzbrandsporen 30
Morbus hämolyticus neonatorum 6
MRSA 34, 36
Mukoviszidose 12
Murein 24
Mureinsacculus 28
Muskeldystrophie, myotone 2
Mutation 11
– Loss/Gain of Function 11
– Pseudogen 11
– Punktmutation 12
– Rasterschubmutation (Frameshift) 13
– somatische 11
Mutterkorn 41
Mycel 40
Mykobakterie 27, 39
Mykoplasmen 26
Mykose 38

Index

N
Nährmedium 31
Nahrungskette 47, 48
Neuraminidase 43
nosokomial 34
Nukleoid 18, 22
Nukleokapsid 41

O
Ökologie 47
Operon 18
Organismus
– autotropher 47
– heterotropher 47

P
Palindrom 21, 22
PAMPs (pathogen associated molecular patterns) 26
Parasexualität 19, 23
Parasitismus 47, 49
Parentalgeneration 2
Penetranz 1
Penetration 42
Penicillin 33, 41
Pepton 31
Persistenz 34
Phage
– temperent 43
– virulent 43
Phagozytose 27
Phänotyp 1
Phenylketonurie 10
Photosynthese 48
Pilz 38, 44
– Fadenpilz 40
– Pilztoxin 41
– Sprosspilz 40
Plasmid 19
Pleiotropie 1
Pneumokokkus 38
polycistronisch 19
Polyene 40
Populationsgenetik 10
Prader-Willi-Syndrom 2
Prionen 43, 45
Produzent 48
Prokaryont 17
Promotorbereich 11
PRRs (pattern recognition receptors) 26
Pseudodominanz 7
Pseudogen 11
pyrogen 26

R
Reduplikationszeit 35
Resistenz 33
– erworbene 33
– natürliche 33
Resistenzfaktor 22
Restriktionsendonuklease 20
Retrovirus 43
reverse Transkriptase 43
Rezessivität 1
R-Faktoren 19
Rhesus-Blutgruppensystem 5
Ribosomen 20
– 70S-Ribosomen 17, 20
– 80S-Ribosomen 17, 20
– bakterielle 20
– eukaryontische 20
– prokaryontische 20
RNA-Virus 41

S
Schadstoff 48
– Selbstreinigung 48
Schraubenbakterium 30
Schraubenform 18
Schwefelwasserstoff 48
Schweinegrippe 43
Sedimentationskoeffizient 20
Sexpilus 19
Sichelzellanämie 12
Skorbut 12
SNARE-Protein 32
Soor 39
Spaltungsgesetz 15
Sporen, bakterielle 30
Sporulation 30
Sprossung 40
Stäbchenform 18
Stammbaum 9
Staphylokokkus 17, 38

Index

sticky ends 21
Stoppcodon 12
Streptokokkus 17, 38
Symbiose 47, 49
Synaptobrevin 32

T
Teichonsäure 26
Tetanustoxin 32
Tetrazyclin 33
Toll-Like-Rezeptor 26
Transduktion 19, 22, 23
Transformation 19, 22, 23
Transpeptidase 33
Transposons (springende Gene) 20
Treponema 39
Tyrosinase 12

U
Unabhängigkeitsgesetz 15
Uncoating 42
Uniformitätsgesetz 15

V
Vaterschaftstest 6
Vektor 43
Vererbungsgang
– autosomal-dominant 6
– autosomal-rezessiv 7
– bei Zwillingen 9
– gonosomal-dominant 8
– gonosomal-rezessiv 8
– mitochondrial 9
Viroid 43
Virulenzfaktor 19
Virus 41, 44
– Bakteriophagen 43
– Prione 43
– Retrovirus 43
– Vermehrungszyklus 42
– Virenklassifikation 43
– Viroid 43

W
Wirtsgenom 41
Wirtsorganismus 41

X
X-Chromosom 8
X-chromosomal 8

Z
Zellmembran 24
Zellulose 47
Zellwand 24
Zwillinge 9
– dizygotisch 9
– monozygotisch 9
Zytoplasma 20

Feedback

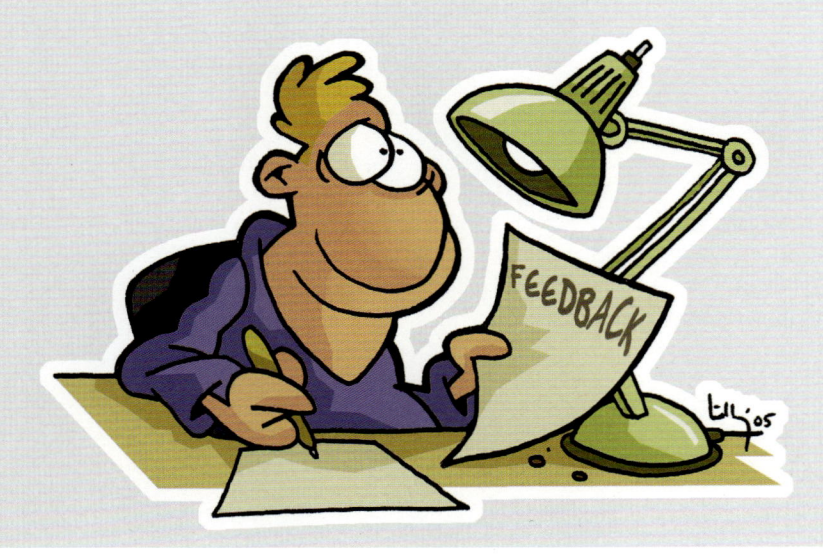

Deine Meinung ist gefragt!

Es ist erstaunlich, was das menschliche Gehirn an Informationen erfassen kann. Slbest wnen kilene Fleher in eenim Txet entlheatn snid, so knnsat du die eigneltchie Iofnrmotian deoncnh vershteen – so wie in dsieem Text heir.

Wir heabn die Srkitpe mecrfhah sehr sogrtfältg güpreft, aber vilcheliet hat auch uesnr Girehn – so wie deenis grdaee – unbeswust Fheler übresehne. Um in der Zuuknft noch bsseer zu wrdeen, bttein wir dich dhear um deine Mtiilhfe.

Sag uns, was dir aufgefallen ist, ob wir Stolpersteine übersehen haben oder ggf. Formulierungen verbessern sollten. Darüber hinaus freuen wir uns natürlich auch über positive Rückmeldungen aus der Leserschaft.

Deine Mithilfe ist für uns sehr wertvoll und wir möchten dein Engagement belohnen: Unter allen Rückmeldungen verlosen wir einmal im Semester Fachbücher im Wert von 250 Euro. Die Gewinner werden auf der Webseite von MEDI-LEARN unter www.medi-learn.de bekannt gegeben.

Schick deine Rückmeldung einfach per E-Mail an support@medi-learn.de oder trag sie im Internet in ein spezielles Formular für Rückmeldungen ein, das du unter der folgenden Adresse findest:

www.medi-learn.de/rueckmeldungen

Einladung zu einer bezahlten Famulatur an der Ostsee

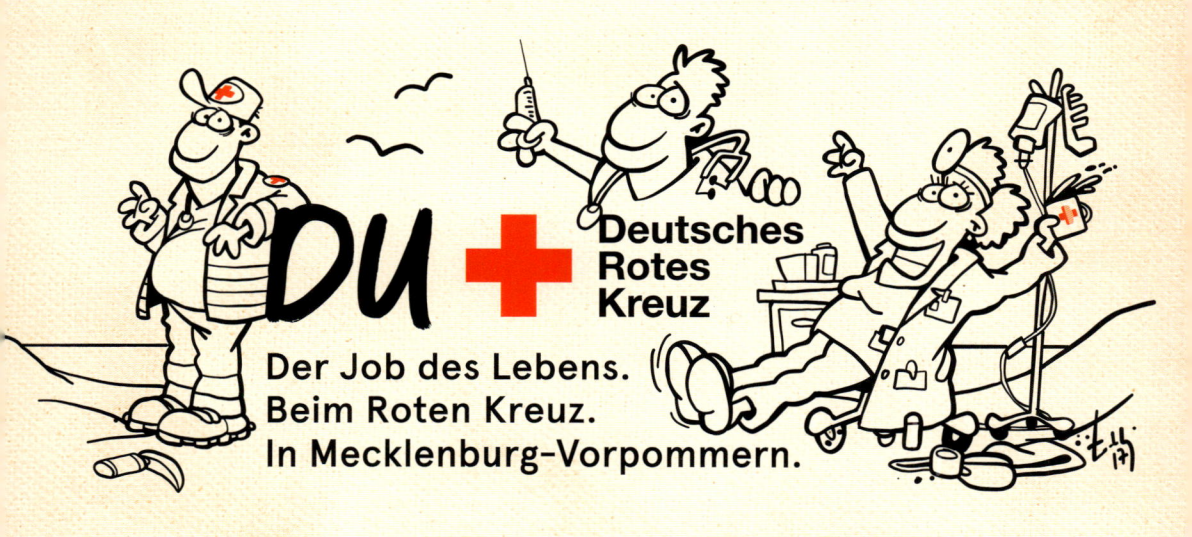

DU + Deutsches Rotes Kreuz

Der Job des Lebens.
Beim Roten Kreuz.
In Mecklenburg-Vorpommern.

Theorie ist gut. Praxis ist besser. Starte jetzt Deine Famulatur in einem der vier DRK-Krankenhäuser in Mecklenburg-Vorpommern!

www.drk-zukunft.de/famulatur
www.drk-kh-mv.de

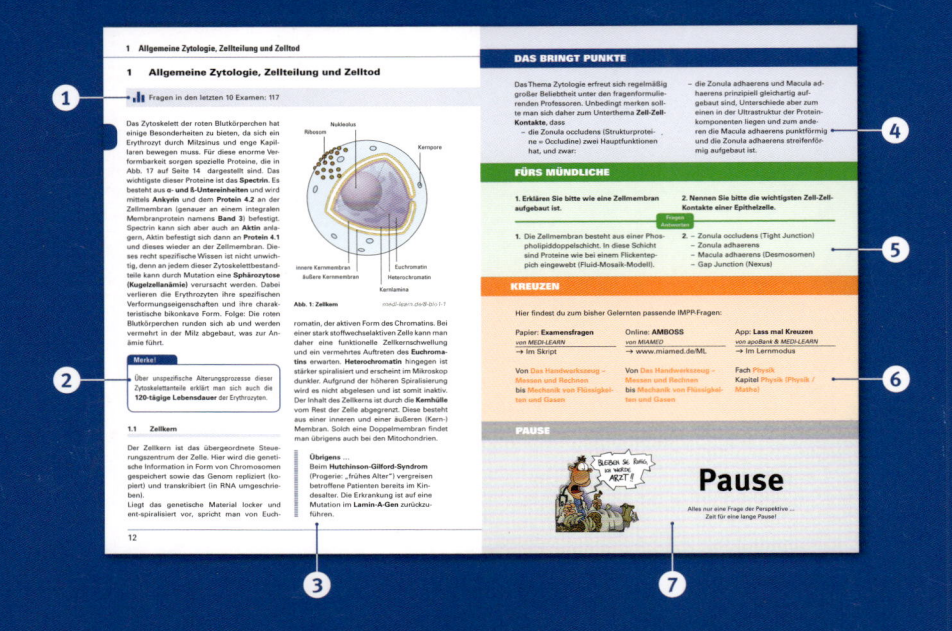

1. Relevanz-Angaben
Sie geben an, wie viele Fragen in den letzten zehn Examina zum Thema gestellt wurden. Beim Wiederholen kannst du dich so auf hochrelevante Kapitel konzentrieren.

2. Merke
Aspekte, die du unbedingt verinnerlichen solltest. Zu diesen gehören Lernhilfen, Eselsbrücken, Hinweise auf Stolperfallen sowie kurze Zusammenfassungen.

3. Übrigens
Um Zusammenhänge besser verinnerlichen zu können, findest du hier Alltags- und Klinikverweise.

4. Das bringt Punkte
Die besonders häufig im schriftlichen Physikum gefragten Fakten findest du hier.

5. Fürs Mündliche
Häufig gestellte Fragen mit unseren Lösungsvorschlägen, um dich auf deine mündliche Prüfung vorzubereiten.

6. Kreuzen
Die zum Abschnitt passenden IMPP-Fragen in unterschiedlichen Medien.

7. Pausen-Hinweise
Regelmäßige Pausen nach Lernabschnitten lassen dich effektiver lernen.

MEDI-LEARN Skriptenreihe

Examensfragen 3

Fragensammlung Biologie

... tierisch gute Kurse!

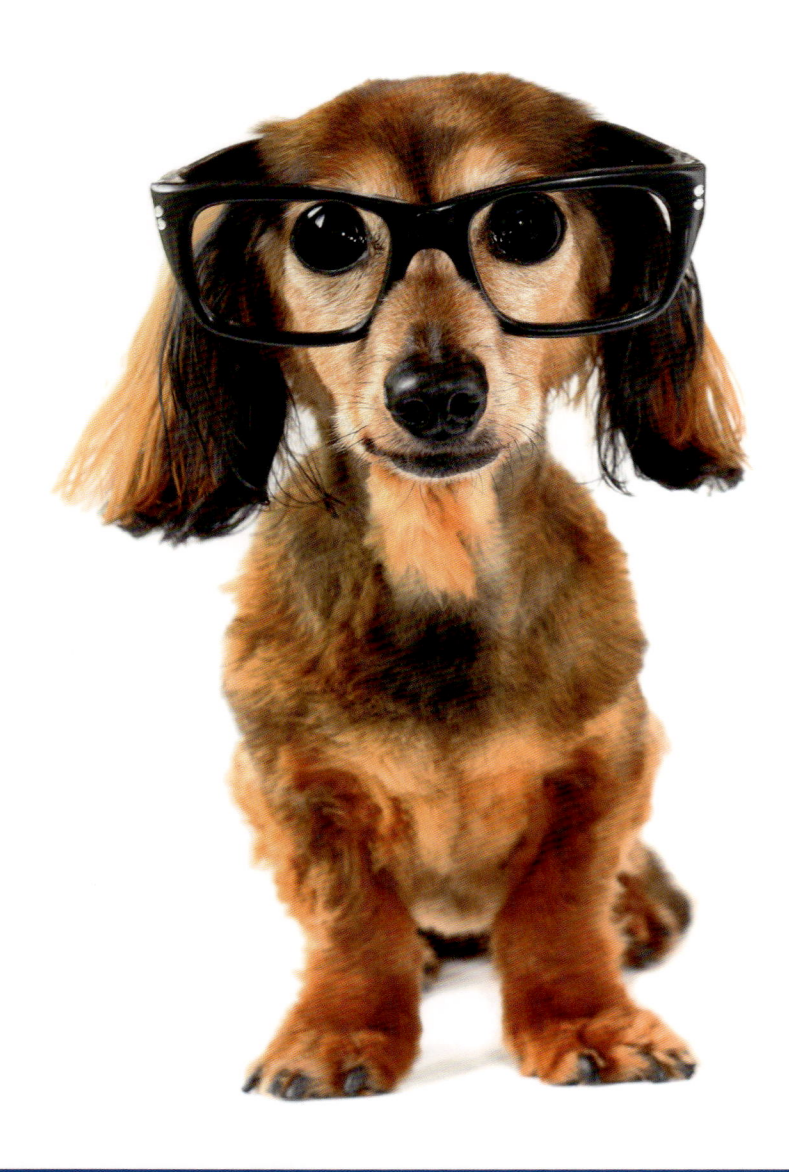

Intensivkurse in Marburg
Mehr Infos unter www.medi-learn.de/kurse

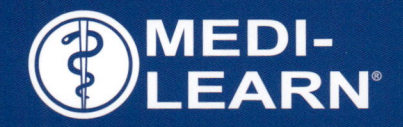

MEDI-LEARN

- Biologie 1
- Biologie 2
- Lösungsbogen

Herausgeber:
MEDI-LEARN Verlag GbR
Dorfstraße 57, 24107 Ottendorf
Tel. 0431 78025-0, Fax 0431 78025-262
E-Mail support@medi-learn.de
www.medi-learn.de

Verlagsredaktion:
Jens Plasger, Dipl.-Oek./Medizin (FH) Désirée Weber, Denise Drdacky, Dr. Marlies Weier, Sabine Herold, Christian Plasger, Christian Weier

Layout und Satz:
Fritz Ramcke, Kristina Junghans, Christian Gottschalk, Lisa Seibert, Arne von Bassi

Grafiken:
Institut für medizinische und pharmazeutische Prüfungsfragen (IMPP) in 55116 Mainz

Druck:
Löhnert Druck

1. Auflage 2018
© 2018 MEDI-LEARN Verlag GbR, Kiel
ISBN: 978-3-95658-082-6

Das vorliegende Werk ist in all seinen Teilen urheberrechtlich geschützt. Alle Rechte sind vorbehalten, insbesondere das Recht der Übersetzung, des Vortrags, der Reproduktion, der Vervielfältigung auf fotomechanischen oder anderen Wegen und Speicherung in elektronischen Medien.
Ungeachtet der Sorgfalt, die auf die Erstellung von Texten und Abbildungen verwendet wurde, können weder Verlag noch Autor oder Herausgeber für mögliche Fehler und deren Folgen eine juristische Verantwortung oder irgendeine Haftung übernehmen.

Wichtiger Hinweis für alle Leser
Die Medizin ist als Naturwissenschaft ständigen Veränderungen und Neuerungen unterworfen. Sowohl die Forschung als auch klinische Erfahrungen führen dazu, dass der Wissensstand ständig erweitert wird. Dies gilt insbesondere für medikamentöse Therapie und andere Behandlungen. Alle Dosierungen oder Applikationen in diesem Buch unterliegen diesen Veränderungen.
Obwohl das MEDI-LEARN Team größte Sorgfalt in Bezug auf die Angabe von Dosierungen oder Applikationen hat walten lassen, kann es hierfür keine Gewähr übernehmen. Jeder Leser ist angehalten, durch genaue Lektüre der Beipackzettel oder Rücksprache mit einem Spezialisten zu überprüfen, ob die Dosierung oder die Applikationsdauer oder -menge zutrifft. Jede Dosierung oder Applikation erfolgt auf eigene Gefahr des Benutzers. Sollten Fehler auffallen, bitten wir dringend darum, uns darüber in Kenntnis zu setzen.

Examensfragen

Fragensammlung Biologie

1. Auflage

Die Prüfungsaufgaben sind urheberrechtlich geschützt. Inhaber der Urheberrechte an den Aufgaben ist das Institut für medizinische und pharmazeutische Prüfusgsfragen (IMPP) in 55116 Mainz. Ohne Zustimmung des IMPP ist jede Nutzung der Aufgaben außerhalb der engen Grenzen des Urheberrechtsgesetzes unzulässig.

MEDI-LEARN Verlag GbR

Vorwort

Warum eine Fragensammlung auf Papier?
Das ist doch völlig „retro", werden einige von euch denken.
Wir sagen jedoch: BACK TO THE ROOTS – und das aus gutem Grund!

Lesen ist nicht gleich Lesen
Aktuelle Studien belegen erhebliche Unterschiede zwischen dem Lesen am Bildschirm und dem Lesen von Texten auf Papier. Während Bildschirmtexte eher überflogen werden, ist die Konzentration beim Lesen gedruckter Texte deutlich erhöht.
Mittlerweile gibt es aber nur noch die Möglichkeit, die Examensfragen elektronisch zu kreuzen, während in der Original-Prüfung die Fragen auf Papier bearbeitet und die Lösungen auf einen Computerbogen übertragen werden müssen.

Thematische Sortierung für die Lernphase
Wir haben die Fragen der Termine Herbst 12 bis Frühjahr 17 passend zu unserer Skriptenreihe thematisch sortiert. Wenn du die Fragen scannst, indem du die richtigen Lösungen mit einem Textmarker hervorhebst, siehst du die Prüfungsschwerpunkte jeweiligen Themen auf einen Blick.

Original-Examen als Generalprobe
Die Examensfragen nach F17 haben wir ausgekoppelt und thematisch nicht eingeordnet. So kann jedes Examen nach F17 als Generalprobe verwendet werden. Außerdem kannst du auf diese Weise sicher sein, dass dein Ergebnis nicht durch die Kenntnis der Fragen verfälscht ist.

Computerbogen (sog. „Antwortbeleg")
Es findet sich ein Mustercomputerbogen im Heft, auf den du genau wie in der Prüfung deine Lösungen übertragen kannst. Wenn dieser Bogen verbraucht ist, kannst du eine weitere Vorlage downloaden unter: www.medi-learn.de/computerbogen

Lösungsbogen
Auf dem Lösungsbogen findest du neben der richtigen Lösung auch die Schwierigkeit der jeweiligen Fragen.
Der Schwierigkeitsindex (S) sagt dir, welcher Anteil der Studenten die Fragen in der Original-Prüfung richtig gekreuzt hat. S=0.95 bedeutet z.B., dass 95% der Prüfungskandidaten diese Frage richtig hatten.

Protokollbogen und Inhaltsverzeichnis
Auf dem Protokollbogen, der gleichzeitig die Funktion eines Inhaltsverzeichnisses erfüllt, kannst du deine Kreuzergebnisse thematisch notieren.
Da du hier siehst, wie viele Fragen dem Thema zugeordnet sind und wie schwer diese im Mittel waren, kannst du erkennen, welche Themen für dich besonders lohnenswert sind.
Du solltest am besten die großen Themen wiederholen, insbesondere solche, bei denen dein persönliches Ergebnis am weitesten nach unten von der mittleren Schwierigkeit abweicht. Hier lohnt sich die Wiederholung am meisten.

Fragenkommentare von AMBOSS
Auf miamed.de/ML findest du ein Verzeichnis der MEDI-LEARN-Themen.
So kannst du Fragen, die du zuvor auf Papier gekreuzt hast, thematisch wiederfinden.
Außerdem findest du hier eine Eingabemaske, um gezielt Kommentare zu einzelnen Fragen aufzurufen.

Antwortbeleg

Kennzeichnen Sie Ihre Antwort exakt und eindeutig mit einem Kreuz!

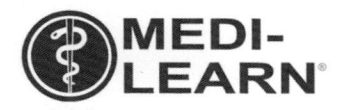

A B B D E
○ ○ ○ ☒ ○

MEDI-LEARN

Den kompletten Antwortbeleg kannst du dir hier herunterladen:
www.medi-learn.de/computerbogen

Protokollbogen

		Seite	Fragen N	richtig:
1	Biologie 1: Zytologie, Genetik I	1	152	
1.1	Allgemeine Zytologie, Zellteilung und Zelltod (s: 0.77)	1	142	
1.1.1	Membranen der Zellen (s: 0.76)	1	9	
1.1.2	Zytoskelett (s: 0.8)	2	39	
1.1.3	Zellkern (s: 0.63)	6	9	
1.1.4	Zytoplasma (s: 0.77)	7	6	
1.1.5	Zellorganellen (s: 0.82)	8	44	
1.1.6	Zellvermehrung und Keimzellbildung (s: 0.67)	13	31	
1.1.7	Zelltod (s: 0.84)	17	4	
1.2	Genetik (s: 0.57)	17	27	
1.2.1	Organisation eukaryontischer Gene (s: 0.53)	17	10	
2	Biologie 2: Genetik II, Mikrobiologie (s. 0.77)	18	57	
2.2.1	Formale Genetik (s: 0.55)	18	10	
2.2.2	Populationsgenetik (s: 0.58)	20	3	
2.2.3	Mutationen (s: 0.71)	20	4	
2.1	Allgemeine Mikrobiologie und Ökologie (s: 0.69)	21	40	
2.1.1	Prokaryonten und Eukaryonten (s: 0.76)	21	2	
2.1.2	Allgemeine Bakteriologie (s: 0.8)	21	14	
2.1.3	Antibiotika (s: 0.76)	23	5	
2.1.4	Bakterienklassifizierung (s: 0.57)	23	8	
2.1.5	Pilze (s: 0.36)	24	2	
2.1.6	Viren (s: 0.68)	24	5	
2.1.7	Ökologie (s: 0.63)	25	4	

Hinweis: Du findest hinter den Kapitelüberschriften Angaben zur mittleren Schwierigkeit der zu diesem Kapitel gestellten Fragen (z. B. s: 0.95). Dieser Wert sagt dir, welcher Anteil der Studenten die Fragen zu diesem Kapitel richtig gekreuzt hat. Weitere Statistiken findest du unter: www.medi-learn.de/statistik

Allgemeine Zytologie, Zellteilung und Zelltod (s: 0.77)

1 Biologie 1: Zytologie, Genetik I
1.1 Allgemeine Zytologie, Zellteilung und Zelltod (s: 0.77)
1.1.1 Membranen der Zellen (s: 0.76)

1. *F16-2-7* Die Zusammensetzung des inneren und äußeren Blatts (inner/outer membrane leaflet) der Zellmembran ist unterschiedlich (Membranasymmetrie).
Im Allgemeinen findet man im inneren im Vergleich zum äußeren Blatt
(A) mehr Phosphatidylcholin
(B) mehr Phosphatidylserin
(C) mehr Sphingomyelin (Ceramidphosphocholin)
(D) weniger Phosphatidylethanolamin
(E) weniger Phosphatidylinositol

2. *H16-2-7* Wo befindet sich die Glykokalix einer (menschlichen) Zelle typischerweise?
(A) an der äußeren Membran der Kernhülle
(B) an der inneren Membran der Kernhülle
(C) an der inneren Mitochondrienmembran
(D) außen an der Zellmembran
(E) innen an der Zellmembran

3. *F13-2-7* Die Transzytose ist am ehesten charakteristisch für
(A) Adipozyten
(B) Enterozyten
(C) Fibrozyten
(D) glatte Muskelzellen
(E) neutrophile Granulozyten

4. *F14-2-3* In welchem der genannten Kompartimente werden Rezeptor (z. B. LDL-Rezeptor) und Ligand im Rahmen der rezeptorvermittelten Endozytose typischerweise getrennt?
(A) Caveola
(B) coated pit
(C) coated vesicle
(D) Endosom
(E) Peroxisom

5. *F13-1-68* Bei der rezeptorvermittelten Endozytose von LDL
(A) bildet Clathrin eine korbartige Struktur um die sich einstülpende Zellmembran
(B) binden COP-I-Mantelproteine an den LDL-Rezeptor
(C) bindet Clathrin an das Apolipoprotein B_{100}
(D) hemmt Clathrin die Bildung der endozytotischen Vesikel
(E) vermitteln COP-II-Mantelproteine die Fusion der endozytotischen Vesikel mit dem Lysosom

6. *F17-2-8* Welches der Moleküle ist bei der Clathrin-vermittelten Endozytose für die Abschnürung des Vesikels von der Zellmembran am ehesten bedeutsam?
(A) Dynamin
(B) Dynein
(C) Myosin
(D) Sekretin
(E) Tubulin

7. *H15-2-9* Im Bereich von Caveolae ist die Zellmembran
(A) ausschließlich aus Phospholipiden zusammengesetzt
(B) durch das weitgehende Fehlen von Cholesterol (Cholesterin) besonders steif
(C) durch das weitgehende Fehlen von Sphingomyelin besonders steif
(D) durch u. a. den Gehalt an Caveolin grübchenförmig invaginiert
(E) knospenartig nach außen (extrazellulär) vorgewölbt

8. *F14-2-11* Die Glykokalix ist eine Schicht
(A) an der Außenseite der Zellmembran
(B) an der zytoplasmatischen Seite der Zellmembran
(C) an der zytoplasmatischen Seite endozytierter Vesikel
(D) an der zytoplasmatischen Seite der Kernmembran
(E) an der Innenseite der Kernmembran

Biologie 1: Zytologie, Genetik I

9. *H15-2-3* Ausgehend von Ceramid entstehen durch Anheftung von Zuckergruppen Glykolipide. Dies geschieht typischerweise
(A) im Golgi-Apparat
(B) im Lysosom
(C) im Peroxisom
(D) im rauen endoplasmatischen Retikulum
(E) in der Kernhülle

1.1.2 Zytoskelett (s: 0.8)

10. *F13-1-67* Welche der folgenden Modifikationen ist zur Verankerung eines Proteins in der Zellmembran am ehesten geeignet?
(A) Farnesylierung eines Cysteinrestes
(B) Hydroxylierung von Lysinresten
(C) Mannosylierung eines Serinrestes
(D) N-terminale Acetylierung
(E) Phosphorylierung eines Tyrosinrestes

11. *H12-2-12* Kinesine bewegen sich typischerweise entlang von
(A) Actin
(B) Intermediärfilamenten
(C) Laminen
(D) Mikrotubuli
(E) Myosin

12. *F13-2-6* Welches Molekül ist für den schnellen retrograden Transport von Endozytosevesikeln im Axon von entscheidender Bedeutung?
(A) Actinin
(B) Dynein
(C) Myosin
(D) Neurofilament
(E) saures Gliafaserprotein

13. *H13-2-2* Dynein ist am wahrscheinlichsten ein Motorprotein von
(A) Actin
(B) Cytokeratin
(C) Mikrotubuli
(D) Myosin
(E) Vimentin

14. *F16-2-1* Bei welchem der genannten Proteine handelt es sich am ehesten um ein Motorprotein, das mit den Mikrotubuli assoziiert ist?
(A) Espin
(B) Filamin
(C) Fimbrin
(D) Kinesin
(E) Villin

15. *H16-1-47* Kinesin gehört zu den Motorproteinen, die mit bestimmten zellulären Strukturen interagieren und unter Hydrolyse von ATP daran entlang wandern (z. B. unter Mitnahme von Vesikeln als Fracht).
An welcher zellulären Struktur wandert Kinesin typischerweise entlang?
(A) Actinfilament
(B) DNA
(C) Mikrotubulus
(D) Neurofilament
(E) Zellmembran

16. *F17-2-2* Die elektrische Kopplung zwischen Herzmuskelzellen für die Erregungsfortleitung erfolgt hauptsächlich über
(A) Desmosomen
(B) Fokalkontakte (Contactus focales)
(C) Gap junctions
(D) Hemidesmosomen
(E) Tight junctions

17. *H16-2-11* Connexine sind charakteristische Bausteine der
(A) Desmosomen
(B) Fokalkontakte (Contactus focales)
(C) Gap junctions
(D) Hemidesmosomen
(E) Tight junctions

18. *H12-2-14* Welche Aussage über Kinozilien trifft typischerweise zu?
(A) Die Hauptstrukturelemente des Axonems sind Intermediärfilamente.
(B) Die Hauptstrukturelemente des Axonems sind Actinfilamente.
(C) Die Hauptstrukturelemente des Axonems sind Myosinfilamente.
(D) Sie enthalten mitochondriale Enzymkomplexe.
(E) Sie sind im Zytoplasma über Kinetosomen verankert.

Zytoskelett (s: 0.8)

19. *H15-2-8* Bei welchem der genannten Proteine handelt es sich am ehesten um ein Motorprotein, das mit Mikrotubuli assoziiert ist?
(A) α-Actinin
(B) Dynein
(C) Ezrin
(D) Fimbrin
(E) Moesin

20. *H16-2-9* Das Motorprotein, welches die Kraft für die Bewegung der Kinozilien erzeugt, ist typischerweise:
(A) Dynein
(B) Flagellin
(C) Kinesin
(D) Motilin
(E) Myosin

21. *F13-2-9* Eine Erkrankung, bei der sich das Epithel der Haut von seiner Basalmembran ablöst, betrifft am ehesten welchen Zellkontakt?
(A) Fascia adherens
(B) Hemidesmosom
(C) Macula adherens
(D) Nexus
(E) Zonula adherens

22. *H12-1-57* Welche Aussage zu den Komponenten des Zytoskeletts trifft zu?
(A) Das Zentrosom ist in den Zellen das Organisationszentrum für die Aktinpolymerisation.
(B) Die Kinozilien des Flimmerepithels enthalten jeweils (9 · 2) + 2 Aktinfilamente.
(C) Die Mikrovilli des intestinalen Bürstensaums enthalten vor allem Bündel aus Mikrotubuli als Zytoskelett.
(D) Die β-Untereinheit des Tubulins benötigt die Bindung von ATP zur Polymerisation.
(E) Die Zytokeratine zählen zu den Intermediärfilamenten.

23. *H13-2-4* Das Intermediärfilament Nestin ist im Nervensystem des Erwachsenen am ehesten charakteristisch für
(A) ausgereifte Astrozyten
(B) Oligodendrozyten
(C) Mikrogliazellen
(D) neuronale Stammzellen
(E) Neurone in Spinalganglienzellen

24. *H14-2-7* Welche(s) der genannten Intermediärfilamente liegen/liegt typischerweise der Kernmembran von innen an?
(A) basische Keratine
(B) saure Keratine
(C) Lamin
(D) Neurofilament
(E) Vimentin

25. *H14-2-8* Am ehesten als immunhistochemisch nachweisbarer Marker für Fettzellen geeignet ist
(A) Desmin
(B) Keratin
(C) Lamin A
(D) Lamin B
(E) Vimentin

26. *F15-2-6* Zu den Intermediärfilamentproteinen zählt:
(A) Cardiolipin
(B) Dynein
(C) Nexin
(D) Porin
(E) Vimentin

27. *F16-2-5* Welcher der folgenden Zellbestandteile ist typischerweise von zwei Membranen umgeben, wobei der inneren Membran ein Netzwerk aus Intermediärfilamenten anliegt?
(A) Golgi-Apparat
(B) Lysosom
(C) Mitochondrium
(D) Nukleus
(E) Peroxisom

28. *H12-2-11* In welchen Zellkontakt strahlen typischerweise Intermediärfilamente ein?
(A) fokaler Kontakt
(B) Gap junction
(C) Macula adherens (Desmosom)
(D) Tight junction
(E) Zonula adherens

Biologie 1: Zytologie, Genetik I

29. *F13-2-8* Welche Funktion besitzen Desmosomen typischerweise?
(A) Sie dienen der mechanischen Verbindung von Zellen.
(B) Sie verbinden Epithelzellen mit der Basallamina.
(C) Sie verschließen den Interzellularraum (Barrierefunktion).
(D) Über sie erfolgt der Austausch von kleinen Molekülen zwischen Nachbarzellen.
(E) Über sie erfolgt die elektrische Kopplung von Nachbarzellen.

30. *H13-2-12* Bei einem Patienten mit Pemphigus vulgaris, einer blasenbildenden Erkrankung der Epidermis, liegen Antikörper gegen Bestandteile von Haftstrukturen vor, die der interzellulären Adhäsion der Keratinozyten dienen.
Gegen welches der genannten Moleküle sind diese Antikörper somit am wahrscheinlichsten gerichtet?
(A) Desmoglein
(B) Desmosin
(C) Dystrophin
(D) Integrin
(E) Occludin

31. *F14-2-10* Beim Pemphigus vulgaris entstehen flüssigkeitsgefüllte Blasen in der Epidermis durch Ablösen der Zellen voneinander. Hierfür sind Autoantikörper gegen Zellkontaktstrukturen verantwortlich.
Diese Antikörper richten sich typischerweise gegen welche der genannten Proteine?
(A) Claudine
(B) Connexine
(C) Desmogleine
(D) Fibronektine
(E) Occludine

32. *H14-2-10* Typische Transmembranproteine der Desmosomen bei Epithelzellen sind:
(A) Aktinfilamente
(B) Cadherine
(C) Catenine
(D) Integrine
(E) Keratinfilamente

33. *F15-2-8* Auf welche der genannten Strukturen zeigt der Pfeil im elektronenmikroskopischen Ausschnitt der Abbildung?

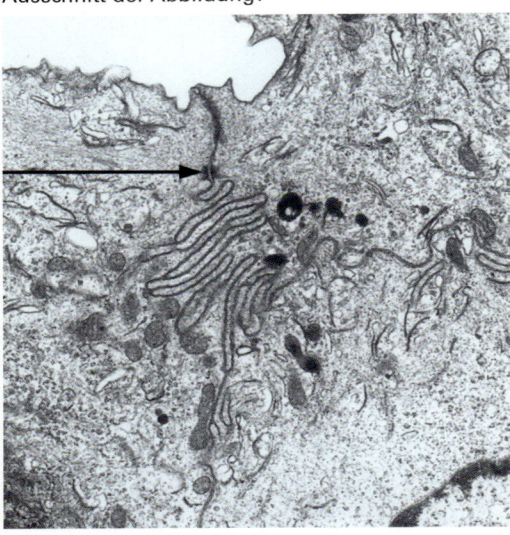

(A) Desmosom
(B) Hemidesmosom
(C) Nexus
(D) Zonula adhaerens
(E) Zonula occludens

34. *H16-2-10* Epithelzellen sind miteinander (u. a.) über (Punkt-)Desmosomen verbunden. An den Plaques der (Punkt-)Desmosomen sind (Zyto-)Keratinfilamente verankert.
Welches der folgenden Proteine vermittelt typischerweise diese Verankerung durch unmittelbare Interaktion mit den (Zyto-)Keratinfilamenten?
(A) α-Actinin
(B) Desmoplakin
(C) Myosin
(D) Talin
(E) Vinculin

35. *H16-2-1* Welche Aussage zu den Mikrotubuli trifft zu?
(A) Das sog. Minusende eines Mikrotubulus ist typischerweise vom Mikrotubulus-Organisationszentrum (MTOC) weg und zur Zellperipherie hin gerichtet.
(B) Ein (einzelner) Mikrotubulus hat einen Durchmesser von etwa 7 nm.
(C) Ein (einzelner) Mikrotubulus ist ein kompakter Zylinder ohne Höhlung.

(D) Ein (einzelner) Mikrotubulus setzt sich meist aus 25 Protofilamenten zusammen.
(E) Ein Mikrotubulus-Protofilament besteht im Wesentlichen aus aneinandergelagerten Tubulin-Heterodimeren.

36. *H12-2-13* Welches Molekül trägt typischerweise zur Quervernetzung der Aktinfilamente in den Mikrovilli bei?
(A) Fibrillin
(B) Fimbrin
(C) Keratin
(D) Myosin
(E) Vimentin

37. *F14-2-6* Stereozilien enthalten typischerweise
(A) Aktin
(B) Dynein
(C) Lamine
(D) Mikrotubuli
(E) Sarkoglykane

38. *F16-2-9* Die in der Abbildung mit einem Pfeil markierte Struktur ist am ehesten

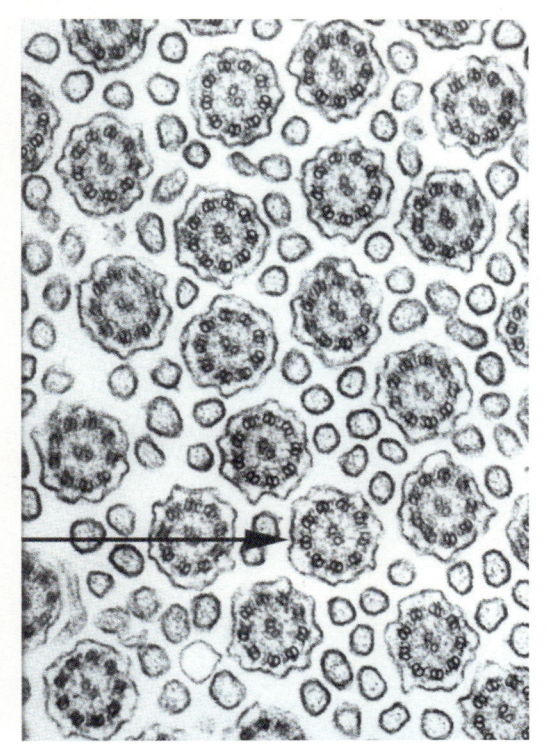

(A) ein Mikrovillus im Längsschnitt
(B) ein Mikrovillus im Querschnitt
(C) eine Kinozilie im Längsschnitt
(D) eine Kinozilie im Querschnitt
(E) eine Stereozilie im Längsschnitt

39. *F15-2-1* Bestimmte Gifte, zu denen Colchicin gehört, können die Polymerisation der Tubuline zu Mikrotubuli hemmen bzw. zu einer Depolymerisation der Mikrotubuli in der Zelle führen.
Welcher zelluläre Effekt ist somit durch die Anwendung eines derartigen Gifts am wahrscheinlichsten zu erwarten?
(A) beschleunigter Zellzyklus
(B) Blockierung der Mitose
(C) gesteigerte Zellmotilität
(D) maligne Entartung durch Bildung von Thymindimeren (Thymidindimeren)
(E) mehr Zellteilungen pro Zeiteinheit

40. *F17-2-10* (Das u. a. in der Herbstzeitlosen, Colchicum autumnale, als Gift enthaltene) Colchicin beeinflusst in menschlichen Zellen bestimmte Polymerisations-/Depolymerisationsvorgänge. Es verhindert in erster Linie die korrekte Ausbildung von
(A) Actinfilamenten
(B) Intermediärfilamenten
(C) Laminen
(D) Mikrotubuli
(E) Myosinfilamenten

41. *H15-2-10* Welche Aussage zu transmembranären Molekülen in Zellkontakten trifft zu?
(A) In der Macula adhaerens (Desmosom), einem Zell-Zell-Kontakt, sind Integrine die typischen transmembranären Zelladhäsionsmoleküle.
(B) In der Zonula adhaerens sind Desmogleine und Desmocolline die typischen transmembranären Zelladhäsionsmoleküle.
(C) Integrine gehören zu den Zelladhäsionsmolekülen vom Immunglobulintyp.
(D) Zonulae adhaerentes enthalten typischerweise Cadherine als transmembranäre Zelladhäsionsmoleküle.
(E) Zonulae occludentes (Tight junctions) enthalten typischerweise Connexine als transmembranäre Kontaktmoleküle.

Biologie 1: Zytologie, Genetik I

42. *H13-2-11* Welche der Aussagen zu Zonulae occludentes (Tight junctions) trifft am ehesten zu?
(A) Sie weisen eine ausgeprägte intrazelluläre Plaque aus Plakoglobin auf.
(B) Es handelt sich überwiegend um punktförmige Zellkontakte.
(C) Sie erleichtern die Diffusion kleiner Moleküle von einer Zelle in die Nachbarzelle.
(D) Sie trennen in Epithelien das apikale vom basolateralen Gebiet der Zellmembran.
(E) In diesen Bereichen ist eine gemeinsame Zellmembran entstanden, indem das ehemals innere Zellmembranblatt dem der Nachbarzelle unmittelbar anliegt.

43. *F14-2-9* Welches Element des Zytoskeletts strahlt (über Adaptorproteine) typischerweise in Tight junctions ein?
(A) Aktin
(B) Connexine
(C) Desmin
(D) Keratin
(E) Mikrotubuli

44. *F15-2-9* Die Grenze zwischen apikaler und basolateraler Zellmembran bei Epithelzellen (des Menschen) ist typischerweise die Region der
(A) Desmosomen
(B) fokalen Adhäsionskontakte (Fokalkontakt)
(C) Hemidesmosomen
(D) Nexus
(E) Zonula occludens

45. *H13-2-1* Das Zytoskelett
(A) ist an der Fortbewegung einer Zelle beteiligt
(B) besteht in erster Linie aus Kollagen
(C) löst sich während der Zellteilung vollständig auf
(D) setzt sich typischerweise durch die Kernporen in den Zellkern fort
(E) bildet die Glykokalyx

46. *F14-2-7* Die wichtigsten Zytoskelettelemente sollen nach ihrem mittleren Durchmesser in absteigender Reihenfolge angeordnet werden. Welche der Anordnungen trifft zu?
(A) Mikrotubuli > Intermediär-Filamente > Aktin
(B) Mikrotubuli > Aktin > Intermediär-Filamente
(C) Intermediär-Filamente > Mikrotubuli > Aktin
(D) Intermediär-Filamente > Aktin > Mikrotubuli
(E) Aktin > Intermediär-Filamente > Mikrotubuli

47. *F15-2-5* Der Wortbestandteil „intermediär" in „Intermediärfilamente" bezieht sich darauf, dass Intermediärfilamente
(A) aus Molekülen aufgebaut sind, die intermediär zwischen denen der Mikrotubuli und denen des Kollagens stehen
(B) den Zwischenzellraum durchqueren
(C) eine Funktion sowohl als Teil des Zytoskeletts als auch als Teil des Proteinbiosyntheseapparates erfüllen
(D) eine Länge besitzen, die im Mittel zwischen der der Kollagenfasern und der der elastischen Fasern liegt
(E) einen Durchmesser besitzen, der im Mittel zwischen dem der Actinfilamente und dem der Mikrotubuli liegt

48. *F17-1-57* Welche der folgenden Moleküle zählen zum Zytoskelett der Zellen?
(A) Chondroitinsulfate
(B) Fibronectine
(C) Intermediärfilamente
(D) Kollagenfasern
(E) Laminine

1.1.3   Zellkern (s: 0.63)

49. *H12-2-8* Das konstitutive Heterochromatin (Bestandteil des Interphasekerns)
(A) ist wenig kondensiert
(B) enthält zahlreiche transkribierte Gene für Proteine
(C) wird im Zellzyklus früh repliziert
(D) ist reich an acetylierten Histonen
(E) enthält repetitive DNA-Sequenzen

50. *F17-2-4* In vielen Zellkernen (beim Menschen) ist histologisch außerhalb der Nucleoli ein morphologisches Muster aus Euchromatin und Heterochromatin zu erkennen.
Welche(r) der folgenden Funktionen bzw. Prozesse ist hierbei dem Euchromatin (in vivo) am ehesten zuzuordnen?
(A) ATP-Gewinnung
(B) Chromosomenanheftung an die Kernlamina
(C) Organisation der Teilungsspindel (Mitose-Spindel)
(D) Transkription
(E) Translation

51. *F13-2-1* Welche Aussage zum Nukleolus trifft typischerweise zu?
(A) Er wird von einer Membran umschlossen.
(B) Er ist der Bildungsort der Histone.
(C) Er ist der Bildungsort der Zykline.
(D) Er enthält Bausteine für Ribosomen.
(E) Er wird während der Mitose sichtbar.

52. *H13-2-5* In welchem der genannten Zellkompartimente werden die meisten rRNAs synthetisiert?
(A) glattes endoplasmatisches Retikulum
(B) Kernmatrix
(C) Nukleolus
(D) Nukleoplasma
(E) Zytoplasma

53. *H13-2-19* An welcher der genannten Funktionen sind small nucleolar RNAs (sno RNA) in erster Linie beteiligt?
(A) Kodierung von Proteinen
(B) Initiierung der Transkription
(C) Regulierung der Translation
(D) Regulierung der genomischen Prägung
(E) Modifizierung von Basen der rRNA

54. *H12-2-10* Die in der Abbildung mit einem Pfeil markierte Struktur ist charakterisiert durch das Vorkommen von:

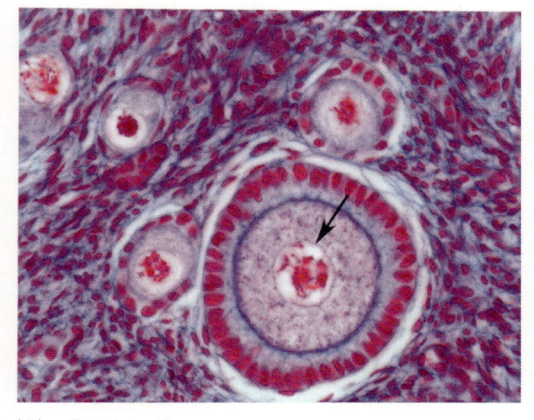

(A) Gap junctions
(B) Endozytose
(C) Exozytose
(D) Kernporen
(E) Laminin

55. *H13-1-57* Das kleine G-Protein Ran ist am Import und Export von Proteinen durch die Kernporen beteiligt.
Welche Funktion erfüllt Ran typischerweise, wenn es GTP gebunden hat?
Ran-GTP bewirkt die
(A) Abspaltung der nukleären Lokalisierungssequenz von den importierten Proteinen
(B) Assoziation von zu transportierenden Proteinen mit Importinen im Zytoplasma
(C) Blockade des Proteinexports aus dem Zellkern
(D) Dissoziation von Importinen und importierten Proteinen im Zellkern
(E) Öffnung der Kernpore für den Proteinimport

56. *F15-1-54* Zwischen Zytosol und Zellkern findet ein bidirektionaler Transport statt.
Welches der Proteine ist maßgeblich an dessen Transportmechanismus beteiligt?
(A) Arf
(B) Dynamin
(C) Rab
(D) Ran
(E) Ras

57. *H16-2-3* Größere Proteine gelangen aus dem Zytosol ins Kernplasma (Nukleoplasma) typischerweise
(A) an Importine gebunden durch Kernporenkomplexe
(B) cotranslational durch Sec-Translocons
(C) in entfaltetem Zustand durch TOM/TIM-Komplexe
(D) transmembranär durch Flippasen
(E) transmembranär durch Floppasen

1.1.4 Zytoplasma (s: 0.77)

58. *F13-2-2* Wo wird Glykogen intrazellulär typischerweise gespeichert?
(A) im glatten endoplasmatischen Retikulum
(B) im Golgi-Apparat
(C) im rauen endoplasmatischen Retikulum
(D) im Zytoplasma
(E) in der Kernmatrix

Biologie 1: Zytologie, Genetik I

59. *F14-2-1* Wo stellen sich Glykogeneinlagerungen im elektronenmikroskopischen Bild eines Hepatozyten hauptsächlich dar?
(A) im glatten endoplasmatischen Retikulum
(B) im rauen endoplasmatischen Retikulum
(C) in Mitochondrien
(D) im Golgi-Apparat
(E) im Zytoplasma

60. *F17-2-5* Glykogen als Energiespeicher kann in Form von Rosetten in der Zelle gespeichert werden.
Wo liegen die Glykogenrosetten typischerweise?
(A) im Golgi-Apparat
(B) im Lumen des glatten endoplasmatischen Retikulums
(C) im Lumen des rauen endoplasmatischen Retikulums
(D) im Nukleolus
(E) im Zytosol

61. *H12-2-1* Ein Proteasom ist ein Proteinkomplex mit Proteaseaktivität, durch den u. a. falsch gefaltete Proteine abgebaut werden.
Woran werden die abzubauenden Proteine vom Proteasom typischerweise erkannt?
(A) Bei den abzubauenden Proteinen liegt ein Austausch von einer oder mehreren Aminosäuren vor.
(B) Sie weisen als Sekundärstruktur eine β-Faltblatt-Struktur auf.
(C) Sie sind hyperphosphoryliert.
(D) Sie sind mit einer Kette aus mehreren Ubiquitin-Molekülen konjugiert.
(E) Sie sind glykosyliert.

62. *F14-1-51* Für den intrazellulären Abbau durch das Proteasom werden Proteine typischerweise zuerst mit Ubiquitin markiert.
Welche Aussage hierzu trifft typischerweise zu?
(A) Ubiquitin ist ein Oligosaccharid aus 76 Monosaccharid-Einheiten.
(B) Ubiquitin wird ATP-abhängig aktiviert.
(C) Für die Erkennung durch das Proteasom reicht ein Ubiquitin-Molekül pro Proteinsubstrat.
(D) Ubiquitin wird kovalent an spezifische Leucin-Reste der abzubauenden Proteine gekoppelt.
(E) Im Innern des Proteasoms wird Ubiquitin durch Zusammenwirken verschiedener Proteasen in seine Aminosäuren gespalten.

63. *F15-1-50* Das Proteasom
(A) bezeichnet die Gesamtheit der Proteine in einer Zelle
(B) ist ein Heterodimer aus einer 40S- und einer 60S-Untereinheit
(C) findet sich vorwiegend in Lysosomen von Makrophagen
(D) baut bevorzugt Proteine ab, die durch Glykosylierung markiert sind
(E) baut bevorzugt Proteine ab, die polyubiquitinyliert sind

1.1.5 Zellorganellen (s: 0.82)

64. *H14-2-6* Die Endosymbiontentheorie bezieht sich am ehesten auf das Vorhandensein welches/welcher der genannten Bestandteile der eukaryonten Zelle?
(A) endoplasmatisches Retikulum
(B) Golgi-Apparat
(C) Lysosomen
(D) Mitochondrien
(E) Ribosomen

65. *H12-2-6* Wo werden typischerweise mitochondriale (Vorläufer-)Proteine synthetisiert?
(A) am glatten endoplasmatischen Retikulum
(B) im Golgi-Apparat
(C) im intermembranären Raum von Mitochondrien
(D) im Nucleolus
(E) an freien Ribosomen

66. *H12-2-5* Mitochondrien des tubulären Typs sind am ehesten charakteristisch für
(A) glatte Muskelzellen
(B) Glykogen speichernde Zellen
(C) Ito-Zellen
(D) Skelettmuskelzellen
(E) Steroidhormone bildende Zellen

67. *H13-2-6* Welcher Vorgang läuft typischerweise in einem membranumgrenzten Zellorganell ab?
(A) oxidative Phosphorylierung
(B) anaerobe Glykolyse
(C) Biosynthese von Fettsäuren
(D) Synthese von Pentosen
(E) De-novo-Synthese von Purin-Nukleotiden

Zellorganellen (s: 0.82)

68. *H13-2-22* Welches der folgenden Organellen verfügt über eigenes genetisches Material?
(A) Peroxisom
(B) Mitochondrium
(C) Lysosom
(D) Endosom
(E) Melanosom

69. *F14-2-13* Durch die Schädigung welcher der genannten Zellorganellen wird am wahrscheinlichsten eine Apoptose ausgelöst?
(A) Lysosom
(B) Peroxisom
(C) Mitochondrium
(D) Golgi-Apparat
(E) Zentriol

70. *F16-2-4* Wo (in einer Eukaryontenzelle) läuft der Citrat-Zyklus ab?
(A) glattes endoplasmatisches Retikulum
(B) Golgi-Apparat
(C) Karyoplasma
(D) Mitochondrium
(E) Zytosol

71. *H15-2-14* Das mitochondriale Genom (in menschlichen Zellen) liegt als ringförmiges Molekül vor.
Etwa wie hoch ist insgesamt der Anteil an dem Ring, den die Abschnitte des Rings mit mitochondrialen Genen (für Proteine, tRNAs und rRNAs) ausmachen?
(A) < 1 %
(B) 2-4 %
(C) 7-10 %
(D) 30-45 %
(E) > 90 %

72. *F13-2-4* Welches Organell hat Cardiolipin typischerweise als Membranbestandteil?
(A) glattes endoplasmatisches Retikulum
(B) Golgi-Apparat
(C) Lysosom
(D) Mitochondrium
(E) Peroxisom

73. *F13-2-5* In welchem Zellkompartiment können mitochondriale Proteine synthetisiert werden?
(A) glattes endoplasmatisches Retikulum
(B) Golgi-Apparat
(C) intermembranärer Raum von Mitochondrien
(D) mitochondriale Matrix
(E) Nukleolus

74. *F17-2-9* Am Mitochondrium lassen sich (innere) Matrix, Innenmembran, Intermembranraum und Außenmembran unterscheiden.
Typischerweise im ersten der oben genannten vier Bereiche befindet/befinden sich:
(A) Cardiolipin
(B) Cytochrom c
(C) mt-DNA
(D) Porin
(E) Translokasen

75. *H15-2-5* Welche der Beschreibungen zur Lokalisation der Enzymkomplexe der Atmungskette trifft am ehesten zu?
(A) Sie sind in der äußeren Mitochondrienmembran eingebettet.
(B) Sie flottieren frei im intermembranösen Raum der Mitochondrien.
(C) Sie sind in der inneren Mitochondrienmembran eingebettet.
(D) Sie flottieren frei im Matrixraum der Mitochondrien.
(E) Sie sind als mitochondriale Granula im Matrixraum aggregiert.

76. *H16-2-6* In welcher der Membranen ist in einer (eukaryontischen) Zelle typischerweise Cardiolipin enthalten?
(A) äußere Membran der Kernhülle
(B) äußere Mitochondrienmembran
(C) innere Mitochondrienmembran
(D) Membran des glatten endoplasmatischen Retikulums
(E) Membran des rauen endoplasmatischen Retikulums

77. *H12-2-3* An welchem der genannten Stoffwechselwege oder Prozesse sind Peroxisomen am ehesten beteiligt?
(A) ATP-Synthese
(B) Citrat-Zyklus
(C) O-Glykosylierung von Proteinen
(D) Proteinbiosynthese
(E) Synthese von Etherlipiden

Biologie 1: Zytologie, Genetik I

78. *H14-2-5* In Peroxisomen wird/werden typischerweise abgebaut:
(A) langkettige DNA
(B) langkettige Zucker
(C) kurzkettige RNA
(D) sehr langkettige Fettsäuren
(E) kurzkettige Proteine

79. *F16-2-6* Bei der Adrenoleukodystrophie können typischerweise Fettsäuren mit sehr langen Ketten (VLCFAs), z. B. Cerotinsäure (n-Hexacosansäure, $C_{26}H_{52}O_2$), nicht mehr abgebaut werden. Auf eine bei dieser Erkrankung vorliegende Funktionsstörung welcher Zellorganelle lässt dies in erster Linie schließen?
(A) glattes endoplasmatisches Retikulum
(B) Mitochondrium
(C) Peroxisom
(D) raues endoplasmatisches Retikulum
(E) Stachelsaumbläschen (Clathrin Coated Vesicle)

80. *F14-2-24* Die akrosomale Exozytose (Akrosomreaktion) des Spermiums ist am ehesten charakterisiert durch:
(A) Tubenwanderung des Spermiums
(B) Abstoßen des Schwanzfadens
(C) Bewegungshemmung benachbarter Spermien
(D) Ausschüttung von Enzymen
(E) Phagozytose durch die Oozyte

81. *F16-2-21* Im Rahmen der Befruchtung durchdringt das Spermium typischerweise
(A) das Peritonealepithel des Ovars
(B) die Corona radiata
(C) die Theca folliculi externa
(D) die Theca folliculi interna
(E) die Tunica albuginea des Ovars

82. *H14-2-3* Lipofuszin findet sich typischerweise
(A) in primären Lysosomen
(B) in Mitochondrien
(C) in Residualkörpern
(D) in Peroxisomen
(E) im Golgi-Apparat

83. *H16-2-5* Worin bzw. wo ist Lipofuszin typischerweise in der Zelle (z. B. im Kardiomyozyten) angesammelt?
(A) glattes endoplasmatisches Retikulum
(B) Nukleolus
(C) Mitochondrien
(D) Peroxisomen
(E) Telolysosomen

84. *H12-2-2* Welche der folgenden Strukturen besitzen eine Biomembran (Lipid-Doppelschicht)?
(A) Glykogenpartikel
(B) Lipidtröpfchen in Zellen des weißen Fettgewebes
(C) Lysosomen
(D) Mikrotubuli
(E) Ribosomen

85. *F14-2-4* Welches der genannten Enzyme ist am ehesten charakteristisch für Lysosomen?
(A) Galaktosyltransferase
(B) Acyl-CoA-Oxidase
(C) Na^+/K^+-ATPase
(D) RNA-Polymerase
(E) saure Phosphatase

86. *H14-2-4* Die Abbildung zeigt die immunhistochemische Darstellung eines Kathepsins in zwei Nervenzellen.
Welcher Organelle ist die Immunreaktivität am ehesten zuzuordnen?

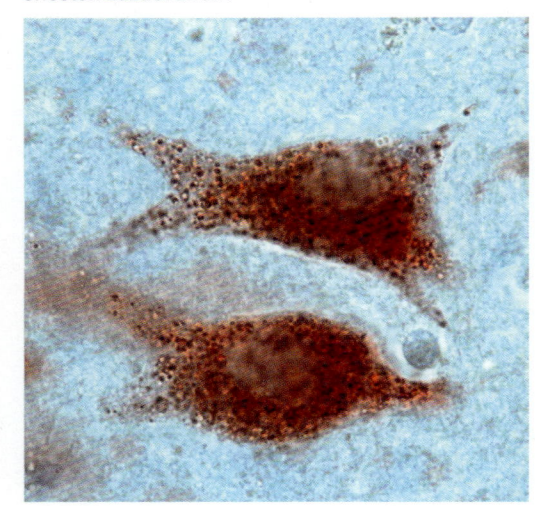

(A) Lysosomen
(B) Peroxisomen
(C) Mitochondrien
(D) synaptischen Vesikeln
(E) Melanosomen

87. *F15-2-4* Vesikel aus dem TGN (trans-Golgi network), die lysosomale (Pro-)Enzyme enthalten, sind lysosomale Transportvesikel.
Welches der folgenden Proteine ist für diese lysosomalen Transportvesikel am ehesten typisch?
(A) Inositoltrisphosphat-Rezeptor (IP_3-Rezeptor)
(B) Katalase
(C) Mannose-6-phosphat-Rezeptor
(D) Monoamin-Oxidase (MAO)
(E) Urat-Oxidase (Uricase)

88. *F17-1-55* Bei welchem der genannten Enzyme handelt es sich am ehesten um das Leitenzym der Lysosomen?
(A) Glucose-6-phosphatase
(B) Hexokinase
(C) Lipoprotein-Lipase
(D) saure Phosphatase
(E) Signalpeptidase

89. *F13-1-65* Bei der genetisch determinierten I-Zell-Krankheit (Mucolipidose II) gelangen bestimmte lysosomale Enzyme aufgrund eines fehlenden Adressierungssignals nicht in die Lysosomen.
Welcher Kohlenhydratligand als Marker für den Transport in die Lysosomen fehlt den entsprechenden Enzymen somit bei dieser Erkrankung?
(A) Fructose-2,6-bisphosphat
(B) Galactose-1-phosphat
(C) Glucose-6-phosphat
(D) Mannose-6-phosphat
(E) Ribose-5-phosphat

90. *H16-1-32* Welche der folgenden Aussagen über Glykoproteine trifft zu?
(A) Der Kohlenhydratanteil von Glykoproteinen ist über Disulfidbrücken an das Protein gebunden.
(B) Der Kohlenhydratanteil zellmembranständiger Glykoproteine befindet sich typischerweise auf der zytosolischen Seite.
(C) Glykoproteine enthalten hauptsächlich Fructose als Baustein.
(D) Sezernierte Glykoproteine durchlaufen während ihrer Biosynthese den Golgi-Apparat.
(E) Zu den Glykoproteinen zählen die Ganglioside.

91. *F17-1-54* Typischerweise in welchem Zellkompartiment werden Proteine O-glykosyliert (werden Zucker an einen Serin- oder Threoninrest des Proteins gebunden)?
(A) glattes endoplasmatisches Retikulum
(B) Golgi-Apparat
(C) Lysosomen
(D) Peroxisomen
(E) raues endoplasmatisches Retikulum

92. *F17-2-7* Wie erhalten typischerweise die lysosomalen Hydrolasen eine Markierung während ihrer Herstellung und Reifung?
(A) Abspaltung einer Peptidkette von Lipoproteinen im Golgi-Apparat
(B) Bildung von Mannose-6-phosphat-Resten im Golgi-Apparat
(C) O-Glykosylierung von Serin-Resten im Golgi-Apparat
(D) Phosphorylierung von Serin-Resten im endoplasmatischen Retikulum
(E) Sulfatierung von Tyrosin-Resten im Golgi-Apparat

93. *H15-2-4* Damit lysosomale Hydrolasen vom Golgi-Apparat schließlich ins Lysosom gelangen, erhalten sie typischerweise eine Markierung.
Was liegt in dieser Markierung typischerweise vor?
(A) C-terminale Aminosäuresequenz Lys-Asp-Glu-Leu (KDEL)
(B) Mannose-6-phosphat-Rest
(C) N-terminale Myristylierung
(D) (Poly-)Ubiquitinierung
(E) sulfatierter Tyrosylrest

94. *F14-2-2* Das cis-Golgi-Netzwerk (die cis-Seite des Golgi-Komplexes)
(A) entsteht durch Verschmelzung von Clathrinsaum-Vesikeln
(B) bildet die Kernhülle
(C) wird in seiner (ihrer) Position typischerweise durch Spektrin stabilisiert
(D) ist Abschnürungsort der Lysosomen
(E) steht im Austausch mit dem endoplasmatischen Retikulum

Biologie 1: Zytologie, Genetik I

95. *F14-2-5* Innerhalb von Mitochondrien findet man am ehesten
(A) Basalkörper
(B) Clathrin
(C) Caveolae
(D) Ribosomen
(E) Tubulin

96. *H14-2-2* Ein Protein, das typischerweise an freien Ribosomen gebildet wird, ist
(A) Elastin
(B) Fibronektin
(C) Matrix-Metalloproteinase
(D) Prokollagen
(E) Tubulin

97. *F15-2-2* Wo im Keratinozyten werden die Polypeptidketten der Zytokeratine typischerweise synthetisiert?
(A) am rauen endoplasmatischen Retikulum
(B) an freien (nicht membrangebundenen) Ribosomen im Zytoplasma
(C) im glatten endoplasmatischen Retikulum
(D) im Golgi-Apparat
(E) im Nukleolus

98. *F17-2-3* Welche Aussage zu Anteilen eukaryontischer extramitochondrialer Ribosomen bzw. deren Vorstufen trifft zu?
Es erfolgt die Bildung der
(A) 5S-rRNA durch Transkription im Zytoplasma
(B) Vorstufe für die 18S-, 5,8S- und 28S-rRNA durch Transkription im Nukleolus
(C) Vorstufe für die 18S-, 5,8S- und 28S-rRNA durch Transkription im Zytoplasma
(D) Proteinanteile durch Translation im Nukleolus
(E) Proteinanteile durch Translation im Nukleus außerhalb des Nukleolus

99. *F16-2-2* Bei der eukaryonten Zelle entstehen (extramitochondrial) ausgehend von einer ribosomalen 40S-Untereinheit und einer ribosomalen 60S-Untereinheit an einem mRNA-Strang ein 80S-Ribosom.
Bei diesem Prozess
(A) wird ein 8S-Anteil von der 40S-Untereinheit und ein 12S-Anteil von der 60S-Untereinheit abgespalten
(B) wird ein 10S-Anteil von jeder Untereinheit abgespalten
(C) wird ein 20S-Anteil von der 40S-Untereinheit abgespalten
(D) wird ein 20S-Anteil von der 60S-Untereinheit abgespalten
(E) wird die 40S- und die 60S-Untereinheit ohne Abspaltung größerer Anteile verwendet

100. *H16-2-2* Ribosomen
(A) bestehen aus Ribonukleinsäuren und Proteinen
(B) bewirken die Bildung von Ribonukleinsäuren durch Transkription
(C) haben einen Durchmesser von etwa 600 nm
(D) sind von einer eigenen Biomembran umgebene Zellorganellen
(E) sitzen typischerweise im Lumen des rauen endoplasmatischen Retikulums

101. *H13-1-56* Die C-terminale Aminosäuresequenz Lys-Asp-Glu-Leu (KDEL) in einem Protein ist ein typisches Signal dafür, dass das Protein
(A) an Nukleoporine bindet
(B) in das endoplasmatische Retikulum gehört
(C) in Peroxisomen transportiert wird
(D) vom Signal Recognition Particle (SRP) erkannt wird
(E) zum TOM-Komplex der mitochondrialen Außenmembran gelangt

102. *F17-2-6* Welche der folgenden Funktionen ist für das raue endoplasmatische Retikulum (rER) am ehesten typisch?
(A) Abbau von Fettsäuren mit sehr langen Ketten (VLCFAs), z. B. Cerotinsäure (n-Hexacosansäure, $C_{26}H_{52}O_2$)
(B) Citrat-Zyklus
(C) Synthese der Polypeptidketten von Proteinen, die zur Ausschleusung aus der Zelle bestimmt sind
(D) Synthese des Steroidprohormons Pregnenolon aus Cholesterol (Cholesterin) durch die 20,22-Desmolase
(E) Transport von Zellorganellen (z. B. Mitochondrien, Melanosomen) unter Mitwirkung von Dyneinen, Kinesinen und Myosinen als Motorproteinen

103. *H15-2-2* Welche Funktion besitzen die Ribosomen charakteristischerweise?
(A) Glykogen-Synthese
(B) N-Glykosylierung neu synthetisierter Proteine
(C) Steroidhormon-Synthese

(D) Translation
(E) Xenobiotika-Detoxifikation

104. *F16-2-3* In welchem der genannten Zellbereiche findet typischerweise cotranslationale bzw. posttranslationale Modifikation sekretorischer Proteine statt?
(A) Basalkörper (basal body, Basalkörperchen, Corpusculum basale)
(B) endoplasmatisches Retikulum
(C) Nukleolus
(D) Peroxisom
(E) Zentrosom

105. *H15-1-64* Der SRP-Rezeptor (signal recognition particle receptor) ist ein typisches Membranprotein des
(A) endoplasmatischen Retikulums
(B) Golgi-Apparats
(C) Lysosoms
(D) Peroxisoms
(E) synaptischen Vesikels

106. *F13-2-3* Barbiturate induzieren in Hepatozyten in erster Linie eine starke Proliferation der/des
(A) Mitochondrien
(B) rauen endoplasmatischen Retikulums
(C) glatten endoplasmatischen Retikulums
(D) Zentriols
(E) Lysosomen

107. *H16-2-4* In welchem Zellkompartiment eines Hepatozyten ist die Glucose-6-phosphatase typischerweise lokalisiert?
(A) endoplasmatisches Retikulum
(B) Golgi-Apparat
(C) Mitochondrium
(D) Peroxisom
(E) Zytosol

1.1.6 Zellvermehrung und Keimzellbildung (s: 0.67)

108. *F17-2-14* Bei welchem der folgenden Karyotypen liegt eine strukturelle Chromosomenaberration vor, der typischerweise genau zwei Bruchereignisse zugrundeliegen, die beide auf dem kurzen Arm desselben Chromosoms erfolgten?
(A) 46,XX,ins(2;5)(q33;q31q34)
(B) 46,XX,inv(8)(p12p22)
(C) 46,XY,dup(6)(q15q23)
(D) 46,XY,inv(2)(p25q23)
(E) 46,XY,t(2;2)(p25;q35)

109. *F17-2-16* Für welche der folgenden Krankheiten ist das Philadelphia-Chromosom am ehesten typisch?
(A) chronisch-myeloische Leukämie (CML)
(B) Fanconi-Anämie
(C) Trisomie 18
(D) Trisomie 21
(E) Xeroderma pigmentosum

110. *H15-2-21* Welche Aussage zu Stammzellen trifft im Allgemeinen zu?
(A) Bei asymmetrischer Zellteilung einer Stammzelle behält eine der Tochterzellen Stammzellcharakter (Stammzelleigenschaften).
(B) Bei asymmetrischer Zellteilung einer Stammzelle werden die alten, potentiell fehlerfreien DNA-Stränge bevorzugt an die sich weiter differenzierende Tochterzelle weitergegeben.
(C) Stammzellen kommen im adulten Organismus nicht mehr vor.
(D) Stammzellen kommen in Embryonen nach dem 8-Zellstadium nicht mehr vor.
(E) Totipotente Stammzellen sind im Gegensatz zu spezialisierten Gewebezellen des adulten Organismus terminal differenziert.

111. *H15-2-36* Am ehesten welche der folgenden Zellen zeichnet sich durch Polyploidie aus?
(A) Mastzelle
(B) Megakaryozyt
(C) Osteoblast
(D) Plasmazelle
(E) Spermatogonie

112. *F13-2-10* Was ist am ehesten als Mitoseindex zu verstehen?
(A) Anzahl der Zellteilungen während der Lebensdauer einer Zelle
(B) Anzahl der Zellteilungen pro 1 000 Zellen
(C) Anzahl der Zellteilungen pro Tag
(D) Anzahl der Zellteilungen unter standardisierten Kulturbedingungen
(E) Zahlenverhältnis von Mitose zu Apoptose

Biologie 1: Zytologie, Genetik I

113. *F15-2-12* Welches der genannten Gewebe des Erwachsenen zeigt typischerweise den höchsten Mitoseindex (hier bestimmt als Anzahl der Mitose-Figuren pro 1 000 Zellkerne im histologischen Präparat)?
(A) Gefäßendothel
(B) gelbes Knochenmark
(C) Kryptenepithel des Dünndarms
(D) Nervengewebe des Rückenmarks
(E) Skelettmuskulatur

114. *F13-2-12* Im Anschluss an die erste Reifeteilung gilt für den Chromosomensatz und für die Anzahl der homologen Chromatiden in jeder einzelnen Tochterzelle
(A) 4n 4C
(B) 2n 4C
(C) 2n 2C
(D) 1n 2C
(E) 1n 1C

115. *F14-2-14* Im Rahmen der Meiose findet DNA-Replikation statt in der
(A) S-Phase vor der 1. Reifeteilung
(B) G1-Phase vor der 1. Reifeteilung
(C) G1-Phase zwischen der 1. und 2. Reifeteilung
(D) S-Phase zwischen der 1. und 2. Reifeteilung
(E) Telophase der 1. Reifeteilung

116. *F17-2-12* Welche Aussage trifft typischerweise für die erste Reifeteilung der Meiose (beim Menschen) zu?
(A) Die beiden Schwesterchromatiden eines Chromosoms werden voneinander getrennt und auf die Tochterzellen verteilt.
(B) Es entstehen genetisch identische Tochterzellen.
(C) Es findet Crossing over statt.
(D) Sie dauert im Allgemeinen 10-30 Minuten.
(E) Sie ist eine Äquationsteilung.

117. *F16-2-12* Leptotän, Zygotän, Pachytän und Diplotän sind Stadien in der
(A) Prophase der Mitose
(B) Prophase der 1. Reifeteilung
(C) Prophase der 2. Reifeteilung
(D) Metaphase der 1. Reifeteilung
(E) Zytokinese

118. *H15-2-12* In der Prophase der 1. Reifeteilung der Meiose kommt es zur paarweisen Zusammenlagerung (Synapsis) bestimmter Strukturen. Welche der folgenden Aussagen beschreibt dies am besten?
In der Prophase der 1. Reifeteilung der Meiose paaren sich jeweils
(A) ein p- und ein q-Chromosomenarm miteinander
(B) zwei Bivalente miteinander
(C) zwei Chiasmata miteinander
(D) zwei homologe Chromosomen miteinander
(E) zwei synaptonemale Komplexe miteinander

119. *F16-2-13* Wo befindet sich in der Regel eine pseudoautosomale Region 1 (PAR1)?
(A) im kurzen Arm des X-Chromosoms
(B) im langen Arm des Y-Chromosoms
(C) im Telomerbereich des langen Arms von Chromosom 21
(D) im Zentromerbereich von Chromosom 1
(E) in der Chromosomenbande 5q31

120. *H16-2-14* In welchem der unten aufgeführten Bereiche des Y-Chromosoms kommt es beim Mann in der Meiose am wahrscheinlichsten zur Paarung mit dem X-Chromosom und Crossing over?
(A) distales Ende des kurzen Armes
(B) proximaler Abschnitt des kurzen Armes
(C) Zentromerregion
(D) heterochromatischer Abschnitt des langen Armes
(E) proximaler Abschnitt des langen Armes

121. *F17-2-77* Im Verlauf der Spermienbildung beim Mann finden die beiden meiotischen Teilungen (erste und zweite Reifeteilung) statt.
Welche der genannten Zellen befindet sich am wahrscheinlichsten im Stadium einer der Reifeteilungen der Meiose?
(A) Spermatide
(B) Spermatogonie A
(C) Spermatogonie B
(D) Spermatozoon
(E) Spermatozyt II

122. *F14-2-18* In seltenen Fällen kann es vorkommen, dass ein männliches Neugeborenes in allen seinen Körperzellen zwei Y-Chromosomen hat, sein Karyotyp also 47, XYY lautet.
Diese Chromosomenaberration ist Folge einer elterlichen Meiosestörung (nondisjunction).
In welcher der genannten meiotischen Teilungen ist die Meiosestörung am wahrscheinlichsten aufgetreten?
(A) Frühphase der Meiose 1 in der Oogenese
(B) Spätphase der Meiose 1 in der Oogenese
(C) Meiose 1 in der Spermatogenese
(D) Meiose 2 in der Oogenese
(E) Meiose 2 in der Spermatogenese

123. *F13-2-13* Die maximale Zahl der Barr-Körperchen (Geschlechtschromatin), die in einem Zellkern darstellbar sind, entspricht der Zahl der
(A) X-Chromosomen
(B) X-Chromosomen plus 1
(C) X-Chromosomen minus 1
(D) X-Chromosomen minus 2
(E) Y-Chromosomen

124. *F14-2-17* Barr-Körperchen
(A) werden autosomal-rezessiv vererbt
(B) sind inaktivierte Y-Chromosomen
(C) sind inaktivierte X-Chromosomen
(D) finden sich in großer Anzahl im Zytoplasma eukaryontischer Zellen
(E) sind ein charakteristisches Strukturmerkmal von Neuronen neugeborener Jungen

125. *H14-2-16* Die sog. Barr-Körperchen
(A) finden sich in großer Anzahl im Zytoplasma eukaryontischer Zellen
(B) sind inaktivierte Y-Chromosomen
(C) werden autosomal rezessiv vererbt
(D) sind inaktivierte X-Chromosomen
(E) sind ein charakteristisches Strukturmerkmal von Neuronen neugeborener Jungen

126. *F16-2-14* Wie viele Barr-Körperchen pro Zelle sind bei einem Karyotyp 49,XXXXY am ehesten zu erwarten (bei einer Nachweismethode mit einer Sensitivität von nahezu 100 %)?
(A) 0
(B) 1
(C) 2
(D) 3
(E) 4

127. *H16-2-15* Welche der aufgeführten Strukturen fehlt bei einem Menschen mit einem Karyotyp 45,X am wahrscheinlichsten?
(A) Harnblase
(B) Niere
(C) Prostata
(D) Uterus
(E) Vagina

128. *H12-2-9* Welcher der genannten Sachverhalte tritt am wahrscheinlichsten während der Telophase der Mitose auf?
(A) H1-Histon-Phosphorylierung
(B) Auflösung des Nucleolus
(C) Phosphorylierung der Lamine
(D) Lösung des Kohesin-Komplexes
(E) Beginn der rRNA-Synthese

129. *F17-2-11* Welche Aussage zur M-Phase (Mitosephase) trifft am ehesten zu?
Das Enzym Separase spaltet die beiden Schwesterchromatiden am Zentromer voneinander typischerweise
(A) zu Beginn der Prophase
(B) am Übergang von Prophase zu Prometaphase
(C) am Übergang von Prometaphase zu Metaphase
(D) am Übergang von Metaphase zu Anaphase
(E) am Übergang von Anaphase zu Telophase

130. *H13-2-17* In welche Phase des Zellzyklus fällt der Zerfall der Kernhülle?
(A) G_1-Phase
(B) S-Phase
(C) Prometaphase der M-Phase
(D) Anaphase der M-Phase
(E) G_2-Phase

Biologie 1: Zytologie, Genetik I

131. *F15-2-11* Im Rahmen der Zellzykluskontrolle gibt es einen Kontrollpunkt-Mechanismus in der Metaphase, der den Übergang zur Anaphase nur unter bestimmten Bedingungen erlaubt.
Welche der folgenden Umschreibungen gibt am besten wieder, was an diesem Kontrollpunkt überprüft wird?
(A) Chromosomenanordnung in der Äquatorialplatte
(B) DNA-Replikation
(C) DNA-Schaden
(D) Nahrungsangebot
(E) rRNA-Synthese

132. *H15-2-11* Welche Aussage zu den Zellkernmembran-Bestandteilen während der Mitose trifft am ehesten zu?
Sie werden während der Mitose
(A) durch Exozytose eliminiert
(B) im Lysosom abgebaut
(C) im Proteasom abgebaut
(D) intrazellulär gespeichert
(E) vorübergehend in die Zellmembran integriert

133. *F15-2-10* Eine (diploide somatische) Zelle hat im Zellzyklus 1 Chromatide pro Chromosom (also 2 Chromatiden pro homologem Chromosomenpaar)
(A) am Ende der G_1-Phase
(B) am Ende der G_2-Phase
(C) am Ende der S-Phase
(D) zu Beginn der G_2-Phase
(E) zu Beginn der M-Phase

134. *F13-2-11* Das Kinetochor
(A) besteht aus acht H1-Histonen
(B) ist Bestandteil des Proteasoms
(C) dient der Verankerung von Mikrotubuli am Chromosom
(D) ist besonders häufig in Neuronen anzutreffen
(E) enthält Telomerasen

135. *H15-2-15* Welche Aussage zum Gen SRY (sex determining region Y) trifft am ehesten zu?
(A) Es befindet sich auf dem langen Arm des Y-Chromosoms.
(B) Es ist in der pseudoautosomalen Region 2 lokalisiert.
(C) Das Gen XIST (X inactive specific transcript) ist eine dazu homologe Kopie auf dem X-Chromosom.
(D) Es kodiert für ein Protein des Zytoskeletts.
(E) Sein Fehlen führt zu einem weiblichen Phänotyp.

136. *F15-1-48* Welche Aussage zu Cyclinen wie z. B. Cyclin E trifft am ehesten zu?
(A) Sie heißen Cycline, weil sie eine cyclische Polypeptidstruktur besitzen.
(B) Sie sind cyclische Nucleotide mit Wachstumsfunktion.
(C) Sie sind Aktivatoren von Proteinkinasen im Zellzyklus.
(D) Sie sind Proteinkinasen im Zellzyklus.
(E) Sie sind Apoptose auslösende Proteasen.

137. *F16-2-11* Hinsichtlich des Zellzyklus befinden sich die meisten Nervenzellen eines Erwachsenen in der
(A) G_0-Phase
(B) frühen G_2-Phase
(C) späten G_2-Phase
(D) M-Phase
(E) S-Phase

138. *H16-2-12* Für die S-Phase des Zellzyklus ist typisch:
(A) Auflösung der Kernhülle
(B) Auseinanderwandern der Zentriolenpaare zu entgegengesetzten Seiten des Nukleus
(C) Replikation der nukleären DNA
(D) lichtmikroskopisches Sichtbarwerden der Chromatiden durch maximale DNA-Spiralisierung
(E) Konzentrationsmaximum von Cyclin B im Zellzyklus

1.1.7 Zelltod (s: 0.84)

139. H12-2-4 Der Austritt welches mitochondrialen Proteins in das Zytoplasma fördert am wahrscheinlichsten die Apoptose?
(A) Cytochrom c
(B) Protein Bcl-2
(C) Thermogenin
(D) Translokator-Komplex der äußeren Membran (TOM-Komplex)
(E) Translokator-Komplex der inneren Membran (TIM-23)

140. H13-2-8 Zytotoxische T-Zellen können mit anderen Zellen in Kontakt treten und deren Apoptose induzieren.
Welches der folgenden Proteine ist am wahrscheinlichsten Teil dieses Kontakts?
(A) Caspase 6
(B) Caspase 9
(C) FAS-Ligand
(D) Interleukin 2
(E) Interleukin 6

141. H14-2-13 Am ehesten typisch für die Apoptose ist:
(A) initiale Rupturierung der Plasmamembran
(B) Sekretion lysosomaler Enzyme
(C) Freisetzung von Histamin
(D) Entstehung membranbegrenzter Zellfragmente
(E) Auslösung einer Entzündungsreaktion

142. H13-1-60 Welche der folgenden Veränderungen einer Zelle spricht (bei noch erhaltener Kontinuität der Zellmembran) im typischen Fall für Nekrose und gegen Apoptose?
(A) Bildung von Zellmembranausstülpungen („blebbing") mit nachfolgender Abschnürung von Zellanteilen
(B) Caspase-Aktivierung
(C) DNA-Fragmentierung
(D) Freisetzung von Cytochrom c aus Mitochondrien
(E) Zellschwellung

1.2 Genetik (s: 0.57)
1.2.1 Organisation eukaryontischer Gene (s: 0.53)

143. F17-2-13 Welcher der DNA-Reparaturmechanismen ist am ehesten für die Beseitigung von 8-Oxoguanin (8-Hydroxyguanin) in der DNA zuständig?
(A) Basen-Exzisionsreparatur (BER)
(B) direkte Reparatur (Reversionsreparatur) durch O-Alkylguanin-Alkyltransferase
(C) homologe Rekombinationsreparatur
(D) nicht-homologe End-zu-End-Verknüpfungsreparatur (non-homologous end joining)
(E) Nucleotid-Exzisionsreparatur (NER)

144. H13-2-18 Wie hoch ist am ehesten der Anteil der DNA am menschlichen Kerngenom, der für Proteine kodiert (protein-coding exons)?
(A) 1 %
(B) 5 %
(C) 10 %
(D) 50 %
(E) 90 %

145. F15-2-13 Zu den Transposon-basierten Wiederholungssequenzen im Kerngenom gehören Retrotransposons und Transposons bzw. LINEs, SINEs, LTR-Retrotransposons und DNA-only-Transposons.
Welcher der folgenden Prozentsätze trifft für den Anteil Transposon-basierter Wiederholungssequenzen am menschlichen Kerngenom am ehesten zu?
(A) 1 %
(B) 5 %
(C) 10 %
(D) 45 %
(E) 90 %

146. H14-2-15 In welchem der folgenden Bereiche der Anzahl von Nucleotidabfolgen liegt die Länge einer Wiederholungseinheit bei einem Minisatelliten am ehesten?
(A) 3 - 100 nt
(B) 100 - 150 nt
(C) 150 - 200 nt
(D) 200 - 300 nt
(E) 300 - 500 nt

Biologie 1: Zytologie, Genetik I

147. *H15-2-1* In welcher der Strukturen entstehen (bei Eukaryonten) die prä-mRNA-Moleküle (precursor m-RNA) typischerweise?
(A) Euchromatin
(B) Nukleolus
(C) oktamerer Nukleosomenkern
(D) Ribosom
(E) Zentrosom

148. *F14-2-15* Welche Funktion haben mikroRNAs (miRNAs) am ehesten?
(A) Kodierung von Proteinen
(B) Initiierung der Transkription
(C) Regulierung der Translation
(D) Regulierung der genomischen Prägung
(E) Modifizierung von Basen der rRNA

149. *H14-2-14* Etwa wie viele aufeinanderfolgende Basenpaare sind im Allgemeinen in einer Windung der DNA-Doppelhelix enthalten?
(A) 10
(B) 13
(C) 16
(D) 20
(E) 25

150. *H15-2-13* Welche der Aussagen zum Anteil von Thymin an den Nucleotidbasen (Nucleobasen, Nucleinbasen) im gesamten humanen Kerngenom trifft am ehesten zu?
(A) Er entspricht dem Anteil von Adenin an den Nucleotidbasen.
(B) Er entspricht dem Anteil von Guanin an den Nucleotidbasen.
(C) Er beträgt 1 %.
(D) Er beträgt 18 %.
(E) Er beträgt 52 %.

151. *H13-2-27* Bei der embryonalen Entwicklung spielen Faktoren, die an die DNA binden, eine wichtige Rolle.
Welche der genannten Moleküle sind typischerweise solche Faktoren?
(A) BMP-Proteine
(B) Ephrine
(C) Hedgehog-Proteine
(D) Hox-Proteine
(E) Wnt-Moleküle

152. *F13-2-15* Welche epigenetische Veränderung bewirkt am wahrscheinlichsten die Inaktivierung von Genen (beim Menschen)?
(A) Crossing over
(B) DNA-Exzision
(C) DNA-Methylierung
(D) homologe Rekombination
(E) reziproke Translokation

2 Biologie 2: Genetik II, Mikrobiologie (s. 0.77)
2.2.1 Formale Genetik (s: 0.55)

153. *F13-2-14* Welchem der folgenden Erbgänge entspricht der Stammbaum am ehesten?

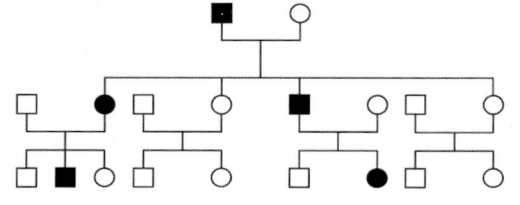

(A) autosomal-rezessive Vererbung
(B) autosomal-dominante Vererbung
(C) maternale (mitochondriale) Vererbung
(D) multifaktorielle Vererbung
(E) X-chromosomal-rezessive Vererbung

154. *H13-2-21* Ist es möglich, dass eine Person mit einer autosomal-dominanten Erkrankung ein nicht von dieser Krankheit betroffenes Kind hat?
(A) ja, aber nur, wenn der Ehepartner nicht die gleiche Erkrankung hat
(B) ja, und zwar auch, wenn der Ehepartner die gleiche Erkrankung hat
(C) ja, aber nur bei herabgesetzter Penetranz
(D) ja, und zwar nur, wenn es sich um eine Neumutation handelt
(E) nein

155. *F14-2-16* Unter phänotypisch gesunden Geschwistern eines Trägers einer autosomal-rezessiv vererbten Krankheit ist die Wahrscheinlichkeit, heterozygot zu sein, am ehesten:
(A) 1/4
(B) 1/3
(C) 1/2
(D) 2/3
(E) 3/4

156. *F15-1-86* Das leibliche Kind einer Mutter mit Blutgruppe A und eines Vaters mit Blutgruppe B hat die Blutgruppe 0.
Die Wahrscheinlichkeit, mit der ein anderes leibliches Kind dieser Eltern sowohl Antikörper gegen das Blutgruppenantigen A als auch gegen das Blutgruppenantigen B ausbilden wird, liegt am nächsten von
(A) 0 %
(B) 25 %
(C) 50 %
(D) 75 %
(E) 100 %

157. *H12-2-16* In einer Bevölkerung werden 10 000 Zwillingsgeburten erfasst. 3 500 von ihnen sind verschiedengeschlechtlich.
Aus diesen Zahlen ergibt sich als Schätzwert für den Anteil eineiiger Zwillingspaare:
(A) 25 %
(B) 30 %
(C) 35 %
(D) 40 %
(E) 65 %

158. *F15-2-14* Bei einem Ehepaar und dessen Kind werden anlässlich einer Untersuchung für Notfallausweise die folgenden Blutgruppen festgestellt:
Ehefrau: A, Rhesus-positiv (CCD.ee)
Ehemann: B, Rhesus-positiv (CcD.ee)
Kind: 0, Rhesus-negativ (Ccddee)
Danach treten Zweifel an der Abstammung des Kindes auf.
Welche Aussage trifft hinsichtlich der genannten Blutgruppenbefunde zu?
(A) Eine Kindesvertauschung ist anzunehmen.
(B) Es erfolgte eine Rekombination (crossing over) im Rhesus-System.
(C) Es liegt ein Vaterschaftsausschluss im AB0-System vor.
(D) Es liegt ein Vaterschaftsausschluss im Rhesus-System vor.
(E) Rhesus-negatives Kind bei Rhesus-positiven Eltern passt zu einer Segregation bei Mendelschem Erbgang (Spaltungsregel).

159. *F13-1-82* Die unterschiedlichen Blutgruppen im AB0-Blutgruppensystem beruhen auf einer unterschiedlichen Ausstattung der Individuen mit spezifischen
(A) Antikörpern
(B) Galactosidasen
(C) Glucosidasen
(D) Glycosyltransferasen
(E) Lipoproteinen

160. *H13-2-20* Was versteht man unter dem Begriff „multiple Allelie" am ehesten?
(A) Eine Zelle enthält mehr als zwei Chromosomen eines Typs.
(B) Ein Chromosom besteht aus mehr als 2 Chromatiden.
(C) Ein Chromatid kodiert für mehrere Gene.
(D) Ein Gen liegt in mehreren Abwandlungen vor.
(E) Mehrere verschiedene Gene an unterschiedlichen Genorten kodieren für dasselbe Merkmal.

161. *F17-2-15* Das erste Kind phänotypisch gesunder Eltern ist ein Sohn mit einer X-chromosomal vererbten (nicht durch Verlängerung repetitiver Sequenzen entstandenen) Erkrankung.
Seine Mutter ist heterozygote Anlageträgerin. Die (leiblichen) Eltern möchten wissen, wie groß bei einem zweiten Sohn bzw. bei einer ersten Tochter als zweitem Kind hinsichtlich dieser Erkrankung mit X-chromosomalem Erbgang im typischen Fall die Wahrscheinlichkeit wäre, (phänotypisch) krank zu sein.
Wenn das zweite Kind
(A) ein Sohn ist, beträgt sie 25 %
(B) ein Sohn ist, beträgt sie 50 %
(C) eine Tochter ist, beträgt sie 50 %
(D) ein Sohn ist, beträgt sie 100 %
(E) eine Tochter ist, beträgt sie 100 %

Biologie 2: Genetik II, Mikrobiologie

162. *H16-2-13* Compound-Heterozygotie bei einer autosomal rezessiven Erkrankung liegt vor, wenn
(A) an einem Locus ein Wildtyp-Allel sowie ein mutiertes Allel vorliegen
(B) an einem Locus zwei unterschiedlich mutierte Allele vorliegen, die jeweils von einem Elternteil vererbt wurden
(C) an zwei sehr eng gekoppelten Loci jeweils Heterozygotie für ein Wildtyp-Allel und ein mutiertes Allel besteht
(D) an einem Locus zwei identische Allele vorliegen
(E) Hemizygotie besteht

2.2.2 Populationsgenetik (s: 0.58)

163. *H12-2-17* Eine klinisch unauffällige Schwester eines Patienten mit der autosomal-rezessiven zystischen Pankreasfibrose (Mukoviszidose) hat einen nicht verwandten Mann geheiratet.
Sie fragt nach der Wahrscheinlichkeit für ein zu erwartendes Kind, auch an zystischer Pankreasfibrose zu erkranken. Die Häufigkeit der zystischen Pankreasfibrose in unserer Bevölkerung beträgt etwa 1 : 2 500.
Die Erkrankungswahrscheinlichkeit für das zu erwartende Kind beträgt:
(A) unter 1 %
(B) etwa 3 %
(C) etwa 12 %
(D) etwa 25 %
(E) etwa 30 %

164. *F15-2-15* Eine autosomal-rezessive Krankheit hat eine Häufigkeit von 1 : 160 000.
Etwa wie häufig sind die Heterozygoten unter der Voraussetzung, dass das Hardy-Weinberg-Gleichgewicht besteht?
(A) 1 : 80 000
(B) 1 : 40 000
(C) 1 : 400
(D) 1 : 200
(E) 1 : 40

165. *F16-2-16* Die Alkaptonurie ist eine Erbkrankheit, die von einem rezessiven Allel an einem autosomalen Genort abhängig ist. In einer Population sind 1 von 1 000 000 Personen erkrankt, wobei die Voraussetzungen des Hardy-Weinberg-Gleichgewichtes (weitgehend) gegeben sind.
Wie groß sind dann die Allelfrequenzen des normalen Allels (p) und des defekten Allels (q) in dieser Population?
(A) p = 0,05 q = 0,05
(B) p = 0,99 q = 0,01
(C) p = 0,995 q = 0,005
(D) p = 0,999 q = 0,001
(E) p = 0,9995 q = 0,0005

2.2.3 Mutationen (s: 0.71)

166. *H12-2-15* Welche Aussage über eine somatische Mutation trifft am ehesten zu?
(A) Sie betrifft alle Zellen des Organismus.
(B) Sie entsteht u. a. durch eine Fehlverteilung von Chromosomen bei der Meiose.
(C) Bei einer Genmutation betrifft sie in der Regel nur ein Allel.
(D) Sie folgt in der Regel einem autosomal-rezessiven Erbgang.
(E) Sie führt bei den Nachkommen zur Mosaikbildung.

167. *H15-2-16* Eine konstitutionelle Mutation im BRCA1-Gen (breast cancer 1 gene) einer Patientin mit Brustkrebs hat dazu geführt, dass an einer bestimmten Position der Aminosäuresequenz im translatierten Protein eine Aminosäure durch eine andere ersetzt ist.
Welche der folgenden Bezeichnungen trifft für diese Mutationsart am ehesten zu?
(A) Frameshift-Mutation
(B) In-Frame-Deletion
(C) Missense-Mutation
(D) Nonsense-Mutation
(E) Spleißmutation

168. H16-2-16 Eine konstitutionelle Mutation im BRCA1-Gen (breast cancer 1 gene) einer Patientin mit Brustkrebs hat zum isolierten Verlust eines Exons in der reifen mRNA geführt.
Welche der folgenden Bezeichnungen trifft für diese Mutationsart am ehesten zu?
(A) Frameshift-Insertion
(B) In-Frame-Insertion
(C) Nonsense-Mutation
(D) Spleißmutation
(E) stille Mutation

169. F16-2-15 Eine konstitutionelle Mutation im CFTR-Gen einer Patientin mit Mukoviszidose (Zystische Fibrose) hat zum isolierten Verlust einer Aminosäure im translatierten Protein geführt.
Welche der folgenden Bezeichnungen trifft für diese Mutationsart am ehesten zu?
(A) Frameshift-Mutation
(B) In-Frame-Deletion
(C) In-Frame-Insertion
(D) Nonsense-Mutation
(E) Spleißmutation

2.1 Allgemeine Mikrobiologie und Ökologie (s: 0.69)
2.1.1 Prokaryonten und Eukaryonten (s: 0.76)

170. H14-2-17 Über welche Strukturen verfügen sowohl Prokaryonten als auch Eukaryonten?
(A) Golgi-Vesikel
(B) Lysosomen
(C) Mitochondrien
(D) Nukleolen
(E) Ribosomen

171. F16-2-17 Zu welcher der Gattungen gehört der arthropodische Vektor typischerweise, der die Malaria-Plasmodien überträgt?
(A) Aedes (bzw. Stegomyia)
(B) Anopheles
(C) Culex
(D) Ixodes
(E) Pulex

2.1.2 Allgemeine Bakteriologie (s: 0.8)

172. F14-2-19 Für eine positive Gram-Färbung bei Bakterien ist/sind am ehesten entscheidend:
(A) die Dichte der Nukleoide
(B) die Speichergranula im Zytoplasma
(C) die Dichte der Ribosomen
(D) die Struktur der Zellwand
(E) die Polysaccharidkapsel

173. H14-2-18 Das differenzielle Bild der diagnostisch wichtigen Gram-Färbung bei grampositiven Bakterien (violett) und bei gramnegativen Bakterien (rot) beruht in erster Linie auf welcher Besonderheit der grampositiven Bakterien?
(A) stärkere Basophilie
(B) Undurchlässigkeit der Zellwand für den violetten Farbstoff
(C) mehrschichtiges Murein
(D) Wachse in der Zellwand
(E) Einlagerung von Glykogen

174. H15-2-19 Für welchen bakteriellen Pathogenitätsfaktor trifft am ehesten zu, dass er wirkt, indem er die Phagozytose des Bakteriums durch Phagozyten des Menschen erschwert?
(A) Fimbrium
(B) Geißel
(C) Hyaluronidase
(D) Kapsel
(E) Lipid A

175. F16-2-18 Welcher Begriff kennzeichnet (im Themenbereich der Bakteriengenetik) die Übertragung genetischer Information durch Bakteriophagen?
(A) Konjugation
(B) Transduktion
(C) Transformation
(D) Transkription
(E) Translation

176. H16-2-18 Welche der Beschreibungen trifft für ein bakterielles Plasmid am ehesten zu?
(A) Depotgranulum aus Polyhydroxybuttersäure
(B) der Konjugation dienende Struktur der Zelloberfläche
(C) in der Zellmembran eingebaute Ringstruktur einer Bakteriengeißel (eines Bakterienflagellums)
(D) lineare Anordnung von Ribosomen entlang einer mRNA (messenger RNA)
(E) ringförmiges Nucleinsäuremolekül zusätzlich zum Bakterienchromosom(enäquivalent)

Biologie 2: Genetik II, Mikrobiologie

177. H13-2-25 Welcher bakterielle Bestandteil/Faktor schützt den Erreger am ehesten gegen Phagozytose?
(A) Kapsel von Streptococcus pneumoniae
(B) Lipopolysaccharid von Neisseria meningitidis
(C) Flagellin von E. coli
(D) H-Antigen von Salmonella typhi
(E) Exotoxin von Clostridium tetani

178. H12-2-20 Einige Bakterien besitzen die Fähigkeit zur starken Adhärenz an Wirtsgewebe. Welche der folgenden Strukturen ist als typischer Adhärenzfaktor von Escherichia coli bekannt?
(A) Fimbrien (Pili)
(B) Geißeln
(C) Kapsel
(D) Mureinsacculus
(E) Zellmembran

179. F13-2-16 Geißeln von Stäbchenbakterien sind durch welche Eigenschaft gekennzeichnet?
(A) Verankerung im Zytoskelett
(B) Verankerung in der Zellwand und Zellmembran
(C) vollständige Membran-Umhüllung
(D) Bewegung infolge rhythmischer Biegung und Entspannung des Filaments
(E) Lipopolysaccharide auf der Geißel-Oberfläche

180. F15-2-17 Welche der genannten Strukturen vermittelt typischerweise die Anheftung (Adhärenz, Adhäsion) eines Bakteriums an Oberflächen im Wirtsorganismus?
(A) Fimbrium
(B) Geißel
(C) Lipid A (Endotoxin)
(D) metachromatisches Granulum (Volutin-Granulum, „Polkörperchen")
(E) Sex-Pilus

181. F14-2-21 Welches der Toxine wird typischerweise infolge des Absterbens von Bakterienzellen freigesetzt?
(A) Botulinumtoxin
(B) Tetanustoxin
(C) Endotoxin
(D) Exoenzyme
(E) Choleratoxin

182. F14-2-22 Die Bildung welcher Struktur(en) der Bakterienzelle wird durch Penicillin am wahrscheinlichsten gestört?
(A) Fimbrien
(B) Geißeln
(C) Nukleoid
(D) Zellmembran
(E) Zellwand

183. F15-2-16 Wo sind Lipopolysaccharide bei Bakterien typischerweise lokalisiert?
(A) äußere Membran der Zellwand gramnegativer Bakterien
(B) Mureinschicht der Zellwand gramnegativer Bakterien
(C) Zellmembran (innere Membran) gramnegativer Bakterien
(D) Mureinschicht der Zellwand grampositiver Bakterien
(E) Zellmembran grampositiver Bakterien

184. H15-2-18 Welcher Teilprozess beim Aufbau der Bakterienzellwand wird durch Penicillin typischerweise gehemmt?
(A) glykosidische Verknüpfung der N-Acetylglucosamin- und N-Acetylmuraminsäure- Moleküle zu langen Ketten
(B) Lipidsynthese für die Zellmembran der Zellwand
(C) Quervernetzung der Mureinstränge
(D) ribosomale Synthese der Proteine für die Zellwand
(E) Synthese der Monosaccharide für die Zellwand

185. H12-2-21 Grampositive und gramnegative Bakterien unterscheiden sich im Aufbau ihrer Zellwand.
Das Vorhandensein welcher der folgenden Zellwandstrukturen ist am ehesten charakteristisch für gramnegative Bakterien?
(A) Chitinwand
(B) Kapsel
(C) Lipopolysaccharide
(D) Mureinsacculus
(E) Zellulosewand

2.1.3 Antibiotika (s: 0.76)

186. *F13-2-17* Welches Antibiotikum wirkt über eine Transkriptionshemmung?
(A) Chloramphenicol
(B) Penicillin
(C) Rifampicin
(D) Streptomycin
(E) Tetracyclin

187. *H13-2-24* Tetracycline werden als antibakterielle Arzneistoffe eingesetzt. An welcher Struktur des Bakteriums wirken die Tetracycline typischerweise?
(A) Mitochondrium
(B) Ribosom
(C) Zellkern
(D) Zellmembran
(E) Zellwand

188. *H14-2-20* Welche Antibiotika blockieren die Translation in Bakterien?
(A) Glykopeptide, z. B. Vancomycin
(B) Gyrase-Hemmer
(C) Penicilline
(D) Sulfonamide
(E) Tetracycline

189. *F17-1-88* Welche antibakteriell wirksame Substanzklasse hemmt in erster Linie die bakterielle Folsäuresynthese?
(A) Aminoglykoside
(B) Makrolide
(C) Penicilline
(D) Sulfonamide
(E) Tetracycline

190. *F17-2-18* Worin besteht die antibakterielle Wirkung von Makroliden (z. B. Erythromycin) in erster Linie? Hemmung der bakteriellen
(A) Eisenverwertung
(B) Mureinsynthese
(C) Replikation
(D) Transkription
(E) Translation

2.1.4 Bakterienklassifizierung (s: 0.57)

191. *H12-2-19* Eine junge Frau mit Fieber klagt über Brennen beim Wasserlassen. Aus dem Urin werden Stäbchen-Bakterien angezüchtet, die sich in der Gram-Färbung rötlich darstellen. Um welche der folgenden Spezies handelt es sich am wahrscheinlichsten?
(A) Candida albicans
(B) Escherichia coli
(C) Neisseria gonorrhoeae
(D) Staphylococcus aureus
(E) Treponema pallidum

192. *F13-2-18* Endosporen als Dauerformen werden typischerweise gebildet von Erregern aus der Gruppe der
(A) grampositiven Stäbchen
(B) gramnegativen Stäbchen
(C) grampositiven Kokken
(D) gramnegativen Kokken
(E) Sprosspilze

193. *F13-2-19* Clostridium perfringens gehört zu den
(A) obligat aeroben Bakterien
(B) obligat anaeroben Bakterien
(C) fakultativ anaeroben, aerotoleranten Bakterien
(D) Mykobakterien
(E) Mykoplasmen

194. *F13-2-20* Ein junger, zuvor gesunder Erwachsener entwickelt schwere Atemnot, Fieber, schnellen Puls und niedrigen Blutdruck und wird auf die Intensivstation aufgenommen. Aus den tiefen Atemwegen und aus dem Blut werden kugelförmige grampositive Bakterien, die paarig gelagert sind und eine Kapsel tragen, nachgewiesen. Angesichts der Bakterienmorphologie handelt es sich mit hoher Wahrscheinlichkeit um welchen der genannten Erreger?
(A) Escherichia coli
(B) Mycoplasma pneumoniae
(C) Salmonella enteritidis
(D) Staphylococcus aureus
(E) Streptococcus pneumoniae

Biologie 2: Genetik II, Mikrobiologie

195. *F14-2-20* Ein Patient leidet an einer schlecht heilenden eitrigen Wundinfektion. Von einem Abstrichtupfer können auf einer Kulturplatte Bakterien angezüchtet werden, die sich in der Gram-Färbung als blauviolette Haufen runder Partikel nachweisen lassen.
Um welche der angegebenen Bakterienspezies handelt es sich mit höchster Wahrscheinlichkeit?
(A) Escherichia coli
(B) Mycoplasma species
(C) Pneumokokken
(D) Staphylokokken
(E) Streptokokken

196. *H14-2-19* Welche typische Bakterien-Morphologie erwarten Sie am ehesten bei der Gram-Färbung von Material aus einem abgekapselten, eitrigen Abszess?
(A) grampositive Kokken, paarig gelagert
(B) grampositive Kokken, in Reihen gelagert
(C) grampositive Kokken, in Haufen gelagert
(D) gramnegative Kokken, paarig gelagert
(E) gramnegative Stäbchen, in Haufen gelagert

197. *F17-2-17* Welche der folgenden Bezeichnungen passt zu kettenartig angeordneten, kugeligen Bakterien am besten?
(A) Bazillen
(B) Diplokokken
(C) Spirochäten
(D) Staphylokokken
(E) Streptokokken

198. *H16-2-17* Der zur Art (Species) Treponema pallidum gehörende Erreger der Syphilis (Lues), zählt (aufgrund seiner morphologischen Eigenschaften) zu den
(A) Chlamydien
(B) Mykobakterien
(C) Spirochäten
(D) Streptokokken
(E) Vibrionen

2.1.5 Pilze (s: 0.36)

199. *F16-2-19* Welcher der Stoffe ist ein von einem Pilz gebildetes Gift, zu dessen Wirkungen typischerweise eine Vasokonstriktion gehört (sodass z. B. Nekrosen an den Fingern entstehen können)?
(A) Aflatoxin
(B) α-Amanitin
(C) Amantadin
(D) Ergotamin
(E) Phalloidin

200. *H16-2-19* Der Schimmelpilz Aspergillus flavus kann Aflatoxin bilden.
Dieses ist ein typisches/typischer
(A) Halluzinogen
(B) Hemmer der Mikrotubuli-Polymerisation
(C) Kanzerogen
(D) Krämpfe erzeugendes Gift
(E) Vitamin-K-Antagonist

2.1.6 Viren (s: 0.68)

201. *F15-2-19* Welche Virusspezies integriert ihre (provirale) DNA regelhaft in das Genom von Wirtszellen?
(A) Hepatitis-A-Virus (HAV)
(B) humanes Immundefizienzvirus (HIV)
(C) Influenza-A-Virus
(D) Masern-Virus (Morbilli-Virus)
(E) Norovirus

202. *F16-2-20* Am ehesten welcher der folgenden Krankheitserreger neigt durch Reassortment des segmentierten Genoms zur Entwicklung von Pandemien?
(A) Aspergillus flavus
(B) Escherichia coli
(C) Hepatitis-B-Virus
(D) Influenzavirus
(E) Staphylococcus aureus

203. *H15-2-20* Wo wird das Genom der humanpathogenen DNA-Viren im Allgemeinen repliziert?
(A) an der Zellmembran
(B) im Zellkern
(C) im Zytoplasma
(D) in den Lysosomen
(E) in den Mitochondrien

204. *F17-2-20* Welcher der Begriffe bezeichnet einen typischen Bestandteil vieler humanpathogener Virus-Spezies?
(A) Endotoxin
(B) Flagellin
(C) Lipoteichonsäure
(D) Nukleokapsid
(E) Polysom

205. *H16-2-20* Influenzaviren
(A) gehören zu den Retroviren
(B) haben ein Kapsid mit Ikosaeder-Struktur
(C) haben ein zirkuläres nichtsegmentiertes Genom
(D) sind behüllte Viren
(E) sind Doppelstrang-DNA-Viren

2.1.7 Ökologie (s: 0.63)

206. *H13-2-26* Wie gelangt Methyl-Quecksilber am wahrscheinlichsten in den menschlichen Organismus?
(A) über die Atemluft
(B) durch die Hautoberfläche
(C) über die Nahrungskette
(D) über Trinkwasser
(E) aus Zahnfüllungen

207. *F15-2-18* Sowohl für Chlamydien als auch für Viren ist typisch:
(A) eigener (selbstständiger) Energiestoffwechsel
(B) Empfindlichkeit gegen Penicillin
(C) Entwicklungsphase in einer Wirtszelle (intrazellulär)
(D) grampositive Zellwand
(E) Vermehrung durch Zweiteilung

208. *F17-2-19* Welche der folgenden Bakterien werden zu den sich obligat intrazellulär vermehrenden Erregern gezählt?
(A) Chlamydien
(B) Clostridien
(C) Enterobacteriaceae
(D) Staphylokokken
(E) Vibrionen

209. *H15-2-17* Welcher der Begriffe passt am besten für eine ökologische Beziehung zweier Spezies zueinander, bei welcher beide Spezies deutliche Vorteile haben?
(A) Episitismus
(B) Kommensalismus
(C) Parasitismus
(D) Separation
(E) Symbiose

Lösungsbogen

Nr.	Frage	L	s.	Nr.	Frage	L	s.	Nr.	Frage	L	s.	Nr.	Frage	L	s.
1	F16-2-7	B	0.56	54	H12-2-10	D	0.58	107	H16-2-4	A	0.85	160	H13-2-20	D	0.35
2	H16-2-7	D	0.98	55	H13-1-57	D	0.21	108	F17-2-14	B	0.43	161	F17-2-15	B	0.72
3	F13-2-7	B	0.80	56	F15-1-54	D	0.44	109	F17-2-16	A	0.43	162	H16-2-13	B	0.36
4	F14-2-3	D	0.64	57	H16-2-3	A	0.95	110	H15-2-21	A	0.84	163	H12-2-17	A	0.63
5	F13-1-68	A	0.61	58	F13-2-2	D	0.75	111	H15-2-36	B	0.60	164	F15-2-15	D	0.38
6	F17-2-8	A	0.74	59	F14-2-1	E	0.88	112	F13-2-10	B	0.21	165	F16-2-16	D	0.74
7	H15-2-9	D	0.86	60	F17-2-5	E	0.91	113	F15-2-12	C	0.80	166	H12-2-15	C	0.60
8	F14-2-11	A	0.96	61	H12-2-1	D	0.97	114	F13-2-12	D	0.71	167	H15-2-16	C	0.82
9	H15-2-3	A	0.65	62	F14-1-51	B	0.26	115	F14-2-14	A	0.87	168	H16-2-16	D	0.79
10	F13-1-67	A	0.58	63	F15-1-50	E	0.87	116	F17-2-12	C	0.68	169	F16-2-15	B	0.61
11	H12-2-12	D	0.96	64	H14-2-6	D	0.97	117	F16-2-12	B	0.74	170	H14-2-17	E	0.90
12	F13-2-6	B	0.95	65	H12-2-6	E	0.76	118	H15-2-12	D	0.85	171	F16-2-17	B	0.61
13	H13-2-2	C	0.98	66	H12-2-5	E	0.92	119	F16-2-13	A	0.35	172	F14-2-19	D	0.87
14	F16-2-1	D	0.98	67	H13-2-6	A	0.79	120	H16-2-14	A	0.30	173	H14-2-18	C	0.92
15	H16-1-47	C	0.97	68	H13-2-22	B	1.00	121	F17-2-77	E	0.49	174	H15-2-19	D	0.95
16	F17-2-2	C	0.99	69	F14-2-13	C	0.90	122	F14-2-18	E	0.57	175	F16-2-18	B	0.64
17	H16-2-11	C	0.99	70	F16-2-4	D	0.95	123	F13-2-13	C	0.60	176	H16-2-18	E	0.96
18	H12-2-14	E	0.80	71	H15-2-14	E	0.47	124	F14-2-17	C	0.95	177	H13-2-25	A	0.85
19	H15-2-8	B	0.98	72	F13-2-4	D	0.95	125	H14-2-16	D	0.98	178	H12-2-20	A	0.88
20	H16-2-9	A	0.67	73	F13-2-5	D	0.72	126	F16-2-14	D	0.75	179	F13-2-16	B	0.19
21	F13-2-9	B	0.83	74	F17-2-9	C	0.84	127	H16-2-15	C	0.94	180	F15-2-17	A	0.73
22	H12-1-57	E	0.75	75	H15-2-5	C	0.99	128	H12-2-9	E	0.10	181	F14-2-21	C	0.83
23	H13-2-4	D	0.20	76	H16-2-6	C	0.86	129	F17-2-11	D	0.73	182	F14-2-22	E	0.85
24	H14-2-7	C	0.90	77	H12-2-3	E	0.65	130	H13-2-17	C	0.88	183	F15-2-16	A	0.68
25	H14-2-8	E	0.52	78	H14-2-5	D	0.97	131	F15-2-11	A	0.81	184	H15-2-18	C	0.87
26	F15-2-6	E	0.87	79	F16-2-6	C	0.98	132	H15-2-11	D	0.45	185	H12-2-21	C	0.92
27	F16-2-5	D	0.54	80	F14-2-24	D	0.73	133	F15-2-10	A	0.65	186	F13-2-17	C	0.85
28	H12-2-11	C	0.82	81	F16-2-21	B	0.91	134	F13-2-11	C	0.92	187	H13-2-24	B	0.88
29	F13-2-8	A	0.89	82	H14-2-3	C	0.68	135	H15-2-15	E	0.76	188	H14-2-20	E	0.87
30	H13-2-12	A	0.76	83	H16-2-5	E	0.82	136	F15-1-48	C	0.65	189	F17-1-88	D	0.80
31	F14-2-10	C	0.86	84	H12-2-2	C	0.79	137	F16-2-11	A	0.90	190	F17-2-18	E	0.42
32	H14-2-10	B	0.65	85	F14-2-4	E	0.93	138	H16-2-12	C	0.98	191	H12-2-19	B	0.61
33	F15-2-8	A	0.60	86	H14-2-4	A	0.46	139	H12-2-4	A	0.90	192	F13-2-18	A	0.28
34	H16-2-10	B	0.75	87	F15-2-4	C	0.82	140	H13-2-8	C	0.77	193	F13-2-19	B	0.52
35	H16-2-1	E	0.77	88	F17-1-55	D	0.93	141	H14-2-13	D	0.80	194	F13-2-20	E	0.81
36	H12-2-13	B	0.39	89	F13-1-65	D	0.89	142	H13-1-60	E	0.87	195	F14-2-20	D	0.72
37	F14-2-6	A	0.70	90	H16-1-32	D	0.89	143	F17-2-13	A	0.73	196	H14-2-19	C	0.54
38	F16-2-9	D	0.88	91	F17-1-54	B	0.86	144	H13-2-18	A	0.34	197	F17-2-17	E	0.73
39	F15-2-1	B	0.95	92	F17-2-7	B	0.90	145	F15-2-13	D	0.22	198	H16-2-17	C	0.32
40	F17-2-10	D	0.88	93	H15-2-4	B	0.92	146	H14-2-15	A	0.19	199	F16-2-19	D	0.15
41	H15-2-10	D	0.85	94	F14-2-2	E	0.82	147	H15-2-1	A	0.62	200	H16-2-19	C	0.56
42	H13-2-11	D	0.91	95	F14-2-5	D	0.67	148	F14-2-15	C	0.32	201	F15-2-19	B	0.76
43	F14-2-9	A	0.65	96	H14-2-2	E	0.74	149	H14-2-14	A	0.57	202	F16-2-20	D	0.81
44	F15-2-9	E	0.85	97	F15-2-2	B	0.71	150	H15-2-13	A	0.96	203	H15-2-20	B	0.79
45	H13-2-1	A	0.80	98	F17-2-3	B	0.74	151	H13-2-27	D	0.77	204	F17-2-20	D	0.72
46	F14-2-7	A	0.84	99	F16-2-2	E	0.84	152	F13-2-15	C	0.62	205	H16-2-20	D	0.30
47	F15-2-5	E	0.91	100	H16-2-2	A	0.88	153	F13-2-14	B	0.55	206	H13-2-26	C	0.30
48	F17-1-57	C	0.92	101	H13-1-56	B	0.17	154	H13-2-21	B	0.78	207	F15-2-18	C	0.91
49	H12-2-8	E	0.47	102	F17-2-6	C	0.96	155	F14-2-16	D	0.59	208	F17-2-19	A	0.34
50	F17-2-4	D	0.80	103	H15-2-2	D	0.97	156	F15-1-86	B	0.85	209	H15-2-17	E	0.95
51	F13-2-1	D	0.75	104	F16-2-3	B	0.97	157	H12-2-16	B	0.57				
52	H13-2-5	C	0.89	105	H15-1-64	A	0.91	158	F15-2-14	E	0.40				
53	H13-2-19	E	0.61	106	F13-2-3	C	0.56	159	F13-1-82	D	0.33				

Heute Behandlungsvorteile von morgen sichern.

Genießen Sie erstklassige Leistungen in Betreuung, Service und Komfort:

Machen Sie mit VIAmed den ersten Schritt in die private Krankenversicherung und sichern Sie sich jetzt beste Voraussetzungen für den späteren Wechsel. Gerade wenn Sie noch studieren oder Ihr Einkommen noch unter der gesetzlich vorgeschriebenen Grenze liegt.

- Grundlage für die Gesundheitsprüfung ist Ihr heutiger Gesundheitszustand – egal, was passiert
- Freie Tarifwahl bei AXA – vom Basisschutz bis zur Top-Absicherung
- Nur 5 Euro Beitrag pro Monat – bis zum Eintrittsalter von 34 Jahren
- Geld zurück – beim Wechsel in die private Krankenvollversicherung von AXA die Hälfte der gezahlten Beiträge zurückerhalten

Im Ausland schon heute privat versichert – z.B. im Urlaub und bei Reisen im Rahmen des Studiums.

Lassen Sie sich beraten!
Nähere Informationen und unseren Repräsentanten vor Ort finden Sie im Internet unter
www.aerzte-finanz.de

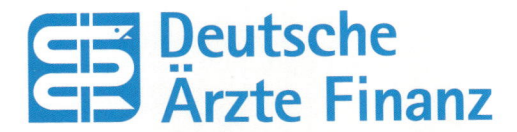

Deutsche Ärzte Finanz

Standesgemäße Finanz- und Wirtschaftsberatung

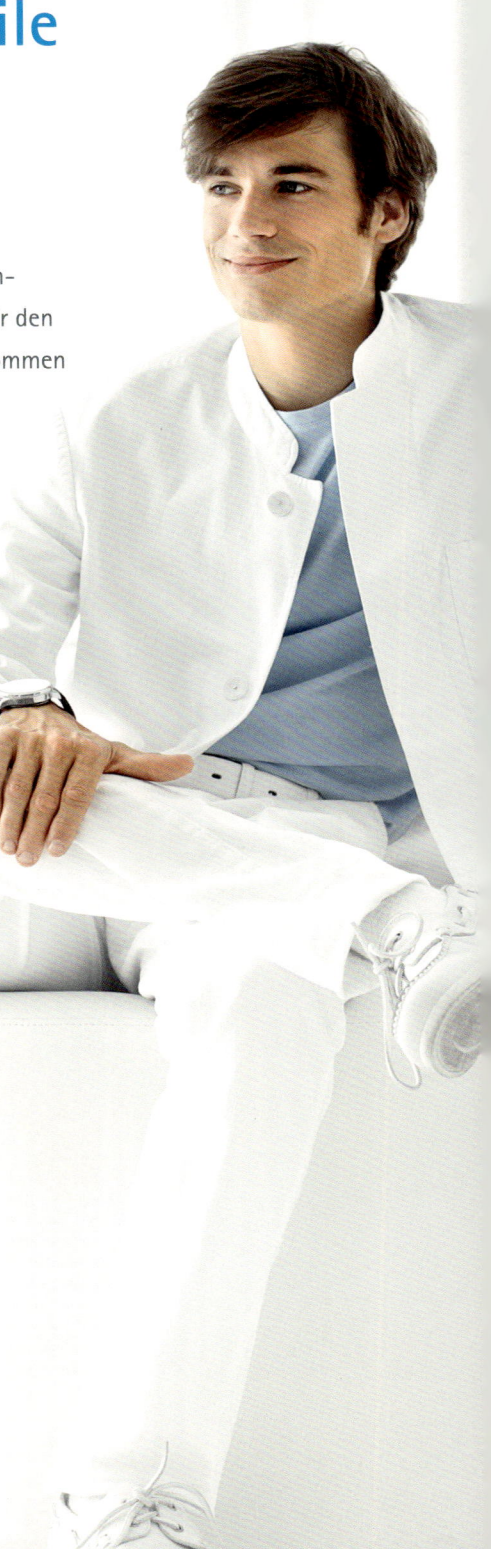

MEDI-LEARN Skriptenreihe

Biologie 1
Zytologie, Genetik

Durchfallen? Kommt nicht in die

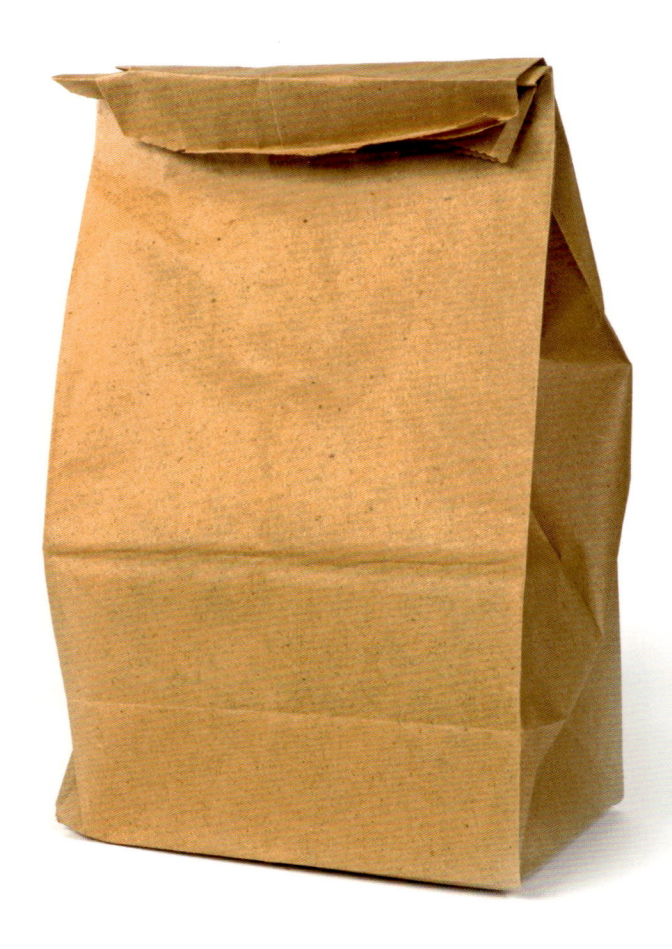

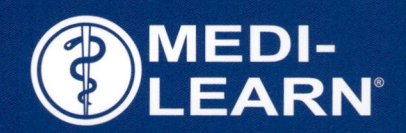

Intensivkurse in Marburg
Mehr Infos unter www.medi-learn.de/kurse

MEDI-LEARN